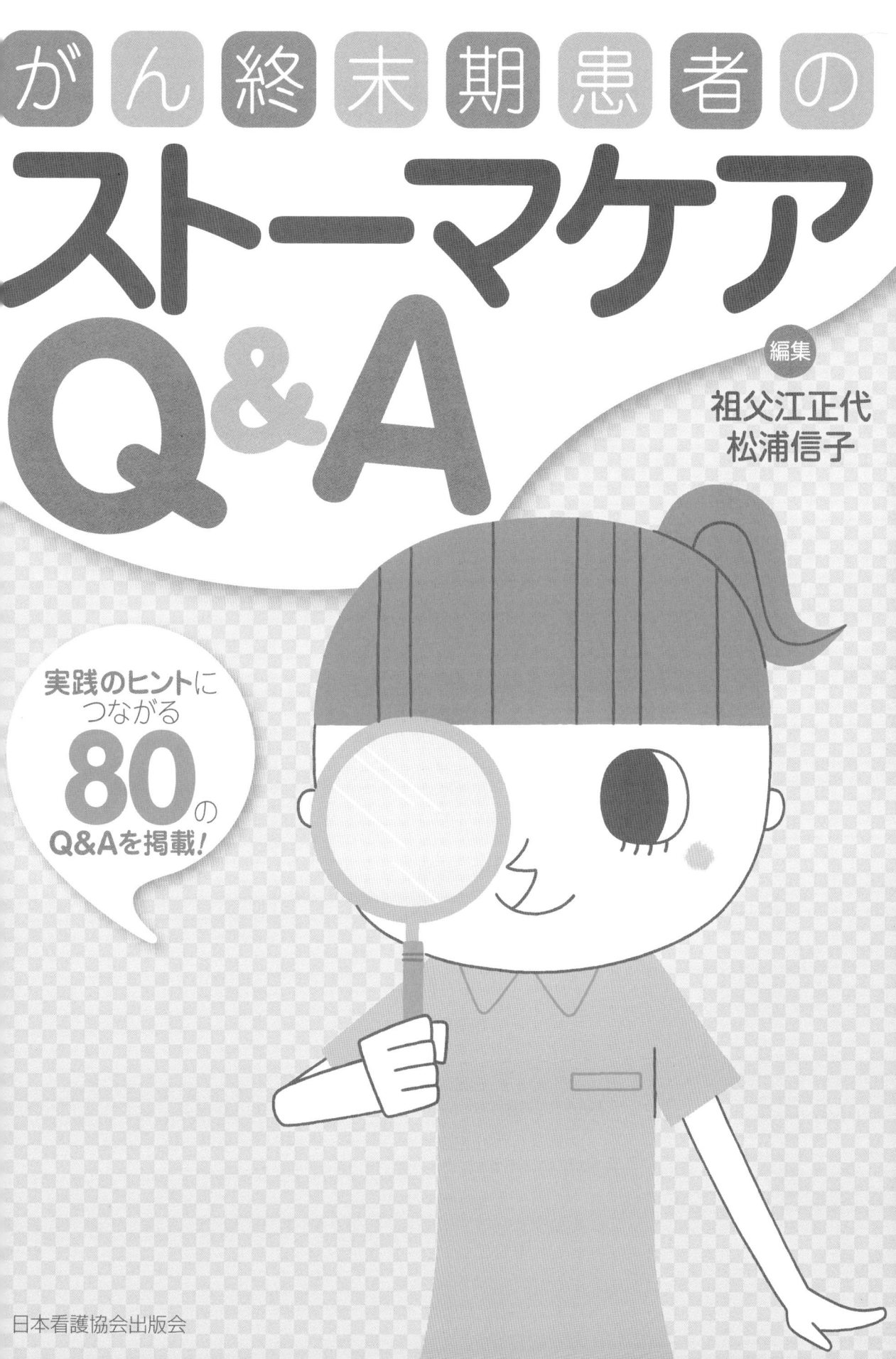

執筆者一覧

編集

祖父江正代
JA愛知厚生連江南厚生病院看護部 がん看護専門看護師
皮膚・排泄ケア認定看護師

松浦信子
公益財団法人がん研有明病院看護部 WOC支援室 WOCナース

執筆（執筆順）

祖父江正代
前掲

三浦英一朗
神奈川リハビリテーション病院外科

松浦信子
前掲

三富陽子
京都大学医学部附属病院看護部管理室 WOCナース

山田陽子
産業医科大学病院看護部 皮膚・排泄ケア認定看護師

野田智子
JA愛知厚生連江南厚生病院地域医療福祉連携室
医療ソーシャルワーカー

［ まえがき ］

　近年，がんの根治手術に伴うストーマ造設に比べて，がんの進行に伴う消化管あるいは尿路の閉塞による症状緩和の目的でストーマ造設される方の割合が増加してきました。

　がん終末期患者の症状緩和を目的とするストーマ造設の場合（本書籍では「緩和ストーマ造設」と定義しています），根治を目指す場合に比べて，腸閉塞など腹部膨満による腹壁形状の変化，るいそうによる骨突出や平面の確保困難，使用できる腸管や尿管の長さの予測困難などによってストーマサイトマーキングに難渋したり，新たな身体症状の出現によってセルフケアが困難になったり，ストーマ脱出や浮腫，ストーマ周囲がんの自潰をはじめとするストーマ合併症の出現，るいそうや腹部膨満感による体型の変化などによって局所管理に難渋したりといった問題が発生することも少なくありません。臨床現場の中でもこのような問題に対してどのようにケアしたらよいのか，日々悩みながらケアを実践していることと思います。

　がん終末期ストーマ保有者のQOL向上のためには，起こり得るさまざまなストーマケア上の問題の予防や解決，身体的苦痛や精神的苦痛も考慮したストーマケアの提供が求められています。つまり，一般的なストーマリハビリテーション技術に加えてがん終末期患者の心身の特徴に合わせたストーマケアの応用や工夫が必要になると考えます。

　ストーマ保有者の身体的苦痛や精神的苦痛が増強しないようなストーマケアを提供し，ストーマ保有者や家族が安心して療養生活を送ることができるよう支援したいという思いから，今回，このような書籍を作りました。本書籍では，緩和ストーマ造設を受ける終末期患者だけでなく，ストーマ保有者が長い経過の中で終末期を迎える場合も含めて，臨床の中で多くみられるがん終末期ストーマケア上の問題を抽出して，解決策がわかりやすいようQ&A方式でまとめ，現在，私たちが行っているケア方法やそのポイントを紹介させていただきました。

　ケアの疑問や問題にぶつかったときに，この書籍を活用していただき，一人でも多くのがん終末期ストーマ保有者が死を迎える最期のときまで，QOLが維持・向上できることを願いたいと思います。

2012年4月

祖父江正代・松浦信子

Contents

Chapter 1
がん終末期ストーマ保有者の心身の特徴とストーマケアの視点 ... 1

1 | がん終末期患者と家族の心身の特徴 　　　　　　　　　　　　　［祖父江正代］
- Q1　がん終末期患者はどのような身体状態なの？ ... 2
- Q2　がん終末期患者はどのような心理状態なの？ ... 7
- Q3　がん終末期患者のトータルペイン（全人的苦痛）って何？ ... 11
- Q4　がん終末期患者の家族はどのような心身の状態なの？ ... 14

2 | がん終末期患者のストーマケア 　　　　　　　　　　　　　　　［祖父江正代］
- Q5　がん終末期のストーマ保有者にはどのようなトータルペイン（全人的苦痛）がある？ ... 17
- Q6　ストーマ造設後の適応を促すためにはどのようなことに注意すればよい？ ... 20
- Q7　がん終末期のストーマ保有者のケアで大切なことは？ ... 23

Chapter 2
がん終末期に緩和ストーマ造設を受ける患者の周術期ストーマケア ... 25

1 | 緩和ストーマとは 　　　　　　　　　　　　　　　　　　　　　［三浦英一朗］
- Q1　緩和ストーマ造設って何？ ... 26
- Q2　緩和消化管ストーマ造設はどのような人に適応する？ ... 28
- Q3　緩和尿路ストーマ造設はどのような人に適応する？ ... 30
- Q4　緩和ストーマにはどのような特徴がある？ ... 31
- Q5　がん終末期にストーマ造設するとどのような効果が期待できるの？ ... 35

2 | インフォームド・コンセントとストーマオリエンテーション 　　［松浦信子］
- Q6　ストーマ造設時のインフォームド・コンセントはどのように行えばよい？ ... 36
- Q7　インフォームド・コンセント時の環境ではどのようなことに注意すればよい？ ... 40
- Q8　つらい話を伝えなければならないときにどのように行えばよい？ ... 43
- Q9　インフォームド・コンセント時に看護師はどのような役割を果たせばよい？ ... 47
- Q10　緩和ストーマオリエンテーションはどのように行えばよい？ ... 49
- Q11　ストーマ造設を拒否し，ストーマケアの話を聞きたくないという場合はどのようにかかわればよい？ ... 52

Contents

3 | ストーマサイトマーキング [三富陽子]

- **Q12** なぜ，ストーマサイトマーキングは必要なの？ 54
- **Q13** ストーマサイトマーキングはどのように行えばよい？ 57
- **Q14** 緊急ストーマ造設の場合のストーマサイトマーキングはどのように行えばよい？ 63
- **Q15** 腸閉塞などにより腹部膨満がある場合やるいそうが著しい場合のストーマサイトマーキングはどのように行えばよい？ 65

4 | 緩和ストーマ造設術直後の全身管理とストーマケア [松浦信子]

- **Q16** 緩和ストーマ造設を受ける患者に起こり得る全身合併症には何がある？ 67
- **Q17** 緩和ストーマ造設直後のストーマスキンケアではどのようなことに注意すればよい？ 69
- **Q18** 緩和ストーマ造設後の術直後にはどのような装具を選択すればよい？ 71
- **Q19** 緩和ストーマ造設後のストーマセルフケアはどのように行えばよい？ 73
- **章末写真** 76

Chapter 3

緩和ストーマ保有者とがん終末期を迎えたストーマ保有者のストーマケア 79

1 | 患者の心身の状態に合わせたストーマ周囲スキンケアとセルフケア [祖父江正代]

- **Q1** がん終末期患者の皮膚の状態はほかの患者と何が違う？ 80
- **Q2** ストーマ周囲スキンケアではどのようなことに注意すればよい？ 83
- **Q3** 使用するスキンケア用品にはどのような物がある？ 87
- **Q4** 化学療法がストーマ周囲スキンケアとセルフケアに及ぼす影響には何がある？ 91
- **Q5** 放射線療法を受けている患者の場合はどのようにスキンケアすればよい？ 95
- **Q6** 末梢神経障害や手足症候群がある患者の場合はどのようにスキンケアすればよい？ 98
- **Q7** ストーマ周囲に痛みがある場合はどのようにスキンケアすればよい？ 101
- **Q8** 骨転移があり，体動時に痛みがある場合はどのようにスキンケアすればよい？ 105
- **Q9** 呼吸困難感がある場合はどのようにスキンケアすればよい？ 108
- **Q10** 全身倦怠感がある場合はどのようにスキンケアすればよい？ 111
- **Q11** 不穏があり装具を外そうとする場合はどのようにケアすればよい？ 113
- **Q12** ストーマケア中に「早く死なせてほしい」と言われたら，どのようにケアすればよい？ 117
- **Q13** 今まで行ってきたケアができなくなった場合はどのようにすればよい？ 122

2 | ストーマ装具の選択 [山田陽子]

- **Q14** 皮膚保護剤にはどのような作用がある？ 124

- Q15 皮膚保護剤の種類によって何が違う？ ……………………………………………… 126
- Q16 ストーマ装具選択に必要なフィジカルアセスメントは？ ……………………… 128
- Q17 がん終末期のストーマ保有者のストーマ装具選択ではどのようなことを基準にすればよい？ ……………………………………………………………… 132
- Q18 水様便の場合はどのような装具を選択すればよい？ ………………………… 134
- Q19 るいそうで骨突出が強い場合はどのような装具を選択すればよい？ ………… 136
- Q20 腹水が貯留し，腹部膨満がある場合はどのような装具を選択すればよい？ … 137
- Q21 腫瘍によって面板貼用部の皮膚に凹凸がある場合はどのような装具を選択すればよい？ ……………………………………………………… 138
- Q22 骨突出部位に近い位置にストーマがある場合はどのような装具を選択すればよい？ …… 139
- Q23 ストーマ周囲にしわがある場合はどのような装具を選択すればよい？ ……… 140
- Q24 ストーマサイズが大きい場合はどのような装具を選択すればよい？ ………… 142

3｜ストーマ合併症　　　　　　　　　　　　　　　　　　　　　　　　［ 松浦信子 ］

- Q25 がん終末期のストーマ保有者に起こりやすいストーマ合併症には何がある？ …… 144
- Q26 ストーマ粘膜皮膚離開がある場合はどのようにケアすればよい？ …………… 148
- Q27 ストーマ浮腫が強い場合はどのようにケアすればよい？ ……………………… 150
- Q28 ストーマ脱出がある場合はどのようにケアすればよい？ ……………………… 152
- Q29 ストーマ傍ヘルニアがある場合はどのようにケアすればよい？ ……………… 155
- Q30 ストーマ静脈瘤がある場合はどのようにケアすればよい？ …………………… 158
- Q31 ストーマ出血がある場合はどのようにケアすればよい？ ……………………… 161
- Q32 ストーマ周囲皮膚にがんの自潰がある場合はどのようにケアすればよい？ … 163

4｜ストーマ周囲皮膚障害　　　　　　　　　　　　　　　　　　　　　［ 祖父江正代 ］

- Q33 ストーマ周囲皮膚障害を起こす要因には何がある？ …………………………… 166
- Q34 ストーマ周囲皮膚障害が発生した場合にどのように原因を見分けるの？ …… 169
- Q35 ストーマ近接部に発赤がある場合はどのようにケアすればよい？ …………… 173
- Q36 ストーマ近接部にびらんや潰瘍，浸軟（PEHを含む）がある場合はどのようにケアすればよい？ …………………………………………… 176
- Q37 皮膚保護剤貼付部位全体に発赤や丘疹，膿疱などがある場合はどのようにケアすればよい？ ………………………………………………… 179
- Q38 粘着テープ部に発赤や水疱，びらんがある場合はどのようにケアすればよい？ …… 182

5｜日常生活支援　　　　　　　　　　　　　　　　　　　　　　　　　　［ 山田陽子 ］

- Q39 腸閉塞予防のためにどのようなことに気をつければよい？ …………………… 185
- Q40 消化管狭窄がある場合はどのようなことに気をつければよい？ ……………… 187
- Q41 オピオイドを使用している場合はどのようなことに気をつければよい？ …… 189

Contents

Q42 便臂に加えて悪臭が強い場合はどのようにケアすればよい？ ………… 191
Q43 外出や旅行する場合はどのようなことに気をつければよい？ ………… 193
Q44 ストーマ装具の購入ではどのようなことに気をつければよい？ ………… 195
Q45 ストーマ外来ではどのようなことを観察していけばよい？ ………… 196

6 ｜ 社会福祉サービス　　　　　　　　　　　　　　　　　　　　［ 野田智子 ］

Q46 がん終末期のストーマ保有者が受けられる社会福祉サービスには何がある？ …… 198
Q47 社会福祉サービスを紹介する時期はどれくらいがよい？ ………… 200
Q48 身体障害者手帳の制度を紹介する場合にどのようなことに気をつければよい？ … 201
Q49 介護保険サービスはどのように利用するの？ ………… 203
Q50 生活保護を受けている場合はどのようなサービスが受けられる？ ………… 205
Q51 在宅療養に移行する場合の準備はどのように行えばよい？ ………… 207
章末写真 ………… 209

Chapter 4
臨死期・死後のストーマケア　　　　　　　　　　　　　　　　　231

1 ｜ 臨死期ストーマ保有者のストーマケア　　　　　　　　　　　　　［ 祖父江正代 ］

Q1 臨死期の患者と家族はどのような状態なの？ ………… 232
Q2 臨死期のストーマケアではどのようなことに気をつければよい？ ………… 234

2 ｜ エンゼルケアにおけるストーマケア　　　　　　　　　　　　　　［ 松浦信子 ］

Q3 ストーマ保有者へのエンゼルケアはどのように行えばよい？ ………… 236

Index ………… 238

Chapter 1

がん終末期ストーマ保有者の心身の特徴とストーマケアの視点

1 がん終末期患者と家族の心身の特徴
2 がん終末期患者のストーマケア

1 | がん終末期患者と家族の心身の特徴

がん終末期患者はどのような身体状態なの？

A >>> がん終末期患者は，がん悪液質症候群によって，るいそう，浮腫，筋力低下などをみとめるようになります。また，痛み，食欲不振，便秘や下痢，悪心・嘔吐，全身倦怠感，呼吸困難感，腹部膨満感などの身体症状がみられます。とくに余命数週に入ると，さまざまな症状が出現します。これらの症状の程度は原発がんや転移の部位，余命によって異なります。いつ，どこが，どのように，どの程度，どうなるのか，そして，どうすると楽になるのかを知ることが大切です。

Point 1 がん悪液質症候群について知っておこう！

がん悪液質症候群はがん終末期患者の2/3以上またはほぼ全員に出現し，80％以上の人に体重減少が生じます[1]。腫瘍壊死因子（tumor necrosis factor-α；TNF-α）やインターロイキン（interleukin-1；IL-1, interleukin-6；IL-6），インターフェロン（interferon；IFN）といったサイトカインがん悪液質症候群に影響しているといわれています。TNF-αによって脂肪が分解されることに加えて，腫瘍細胞そのものが脂肪とタンパクの分解因子や分解促進因子を産生し，直接的に脂肪とタンパクの合成を阻害して分解するといわれています[1]。このがん悪液質症候群によって，るいそうや皮膚のたるみ，皮膚の乾燥，浮腫などがみられます。そして，腹壁の形状が変化して，骨の突出が強くなり平面が得られなくなったり，しわが増えたりして装具の密着が不良になることがあります。さらに，浮腫や皮膚の乾燥によって皮膚が脆弱化し，装具の剥離刺激などによる皮膚障害が発生しやすくなることもあります。

Point 2 がん終末期患者の余命と症状の出現について知っておこう！

がん終末期になると，痛み，食欲不振，便秘や下痢，悪心・嘔吐，全身倦怠感，呼吸困難感，腹部膨満感などの身体症状がみられます（図1）[2]。これら症状の出現頻度や程度はがんの部位や余命によって異なります。

痛みや食欲不振，全身倦怠感，呼吸困難感はどの部位のがんでも起こります。消化器がんでは，腹膜播種転移や消化管狭窄によって

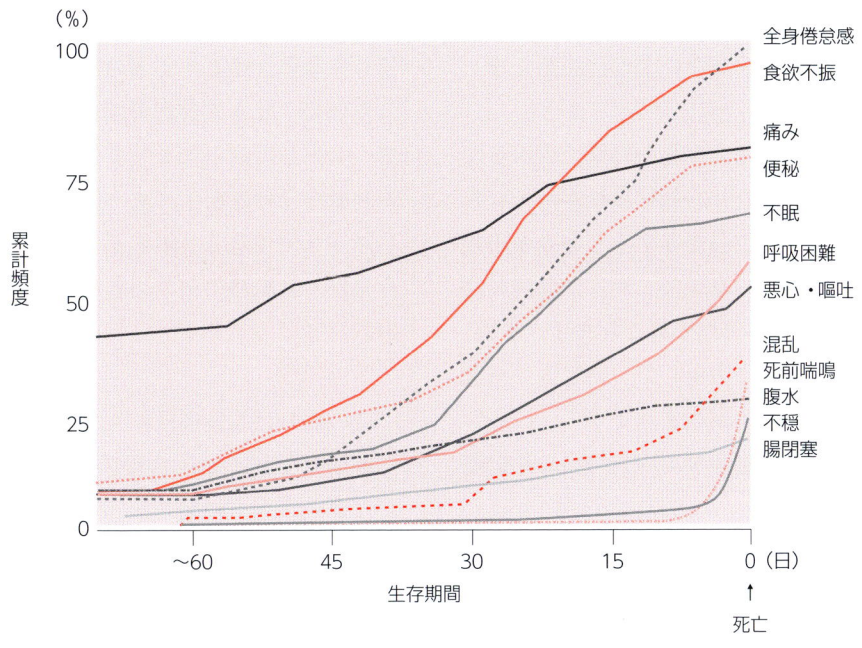

図1 | がん終末期患者にみられる症状

(恒藤暁:最新緩和医療学, p.19, 最新医学社, 1999 より引用)

便秘や下痢，悪心・嘔吐，腹部膨満感がみられます。一方，尿路のがんでは，骨転移をみとめる頻度が高く，痛みや脊椎転移に伴う麻痺症状がみられることがあります。

余命数カ月の場合は，痛みの出現頻度が最も高く，余命数週に入ると，食欲不振や全身倦怠感の出現頻度が高くなります。

Palliative Prognostic Index (PPI) という余命を予測できるスケールがあります[3]。筆者の経験では，肺がんや脳転移，脳腫瘍患者以外ではおおよそ，余命を推測できています。これをもとに考えると，余命3週未満の場合は歩行困難となり，臥床時間が長くなります。また，食事摂取量が数口以下になってきます。そのほか浮腫，臓器不全に伴うせん妄などの症状をみとめます。PPIを使用することで，ケアや治療の目標設定を検討しやすくなりますので，知っておくとよいでしょう。

Point 3 | 多くの人にみられる「痛み」について知っておこう！

がん終末期になると，70〜80％の人が痛みを体験するといいます。ストーマ保有者が体験する痛みには次のようなものがあげられます。

❶ がんの浸潤や圧迫による内臓の痛み（内臓痛）

臓器の損傷や，がんが周囲の組織への浸潤や圧迫，組織の壊死や炎症を起こすことで痛みを感じます。痛みの部位は明確ではなく，「ドーンとした重たい痛み」や「鈍い痛み」と表現されることが多いです[4]。内臓が炎症や充血しているときには比較的軽微な刺激でも激痛を引き起こします。また，慢性的に痛みが起こっていると，笑うこともできるので，

軽度な痛みや心理的な痛みと判断されてしまいがちですが，誤解しないように注意しましょう。

大腸がんの場合は，大腸の外壁に広がって骨盤腔内に浸潤したり，肝転移巣が増大したり，通過障害が起こったりすると痛みが出現します。膀胱がんの場合は，がんが膀胱に浸潤すると，下腹部の鈍痛が起こります。また，膀胱がんから大量に出血して，膀胱内で血液が凝固すると，痛みが強まります。

この内臓痛は非ステロイド性抗炎症薬（Non-Steroidal Anti-Inflammatory Drugs；NSAIDs）やオピオイド（オキシコドンや塩酸モルヒネ，フェンタニルなど）が効きやすいです

❷骨転移による痛み（体性痛）

骨転移は，乳がん，肺がん，腎がん，前立腺がん，膀胱がん，子宮がんで多くみられるといわれています[5]。骨転移があると，がん細胞からの産生物質による炎症性の痛み（体性痛）や腫瘍の増大，骨髄内の神経の圧迫や損傷によって後述する神経障害性疼痛もみとめ，難治性です。病的骨折がみられると，さらに痛みが強くなります。

骨転移がある場合は限局する激しい，鋭い痛みが起こります。とくに，体動によって痛みが増強するのが特徴です。「ズキズキする痛み」「うずくような痛み」と表現されることが多く，NSAIDsや放射線照射が効きやすい痛みです[4]。体動時の痛みの緩和を目標にしてしまうと，オピオイドの量が多くなり，眠気や便秘，吐き気などの副作用が強くなるので，突出した痛みに対しては，痛みを誘発する刺激を受ける前，つまり動く前に予防的にレスキュー（屯用の鎮痛薬）を使用するというのが，骨転移の痛みの緩和方法です。

❸神経を損傷するために起こる痛み（神経障害性疼痛）

この痛みは腹膜播種転移や骨転移，原発がんの増大などによって末梢神経や中枢神経にがんが浸潤して神経を損傷するために起こります。「電気が走るような痛み」「締めつけられるような痛み」「つっぱるような痛み」「刺すような痛み」と表現されることが多いです[4]。そして，この痛みはオピオイドがあまり効かず，鎮痛補助薬という抗うつ薬や抗けいれん薬，抗不整脈薬など普段は鎮痛薬として使用しない薬剤が効果を発揮します。

また，直腸がんによる肛門周囲のがんの浸潤の場合は内臓痛に加えて神経障害性疼痛をみとめることがあり，神経ブロックが有効といわれています。

痛みの緩和は患者の痛みを知る，信じることから始まります。いつ，どこが，どのように，どの程度痛むのか情報を収集することが大切です。痛みはストーマセルフケアや装具交換時の体位などにも影響します。

Point 4　食欲不振，悪心・嘔吐，腹部膨満感について知っておこう！

食欲不振はどこの部位のがんにもみられる症状です。とくに余命数週になると，食事摂取量は今までの量より減少したり，数口以下の量となります。悪心・嘔吐は消化器系がんの場合には比較的多い症状です。「食」は人間が生きていくうえで基本的欲求の一つであり，楽しみにしている人も多いです。物が食べられない，食べても吐いてしまう，吐いてしまうから食べられないといった状況は身体的な苦痛だけでなく，身体の衰えを感じたり，

生きていけるだろうかと精神的にもつらくなってしまいます。食べられる物を食べられる程度に無理せず摂取するようにします。患者や家族の安心感のために輸液を行うこともあります。しかしながら，進行がん患者では，食欲不振に対して過度に高カロリーやアミノ酸，水分を投与すると，サードペースに水分が貯留し，浮腫や腹水，胸水などが増悪することもあるので，Performance Status（PS）や推定余命を考慮して輸液量を検討します[6]。また，周囲の人々から「頑張って食べて」と言われることが精神的な負担になることがあるため，無理に食事を勧めないことも大切なケアです。

悪心・嘔吐の原因には，がんの浸潤による消化管狭窄（腸閉塞を含む），便秘，オピオイドの副作用などが考えられます。大腸がんの場合，ストーマから腫瘍の壊死物や血液などが排出されることによって悪臭になることがあり，便の処理時，装具交換時にこの臭いが影響して症状が増強することもあります。悪心・嘔吐には，一般にプロクロルペラジン（ノバミン®）やハロペリドール（セレネース®）などが効果があります。

腹部膨満感は腹膜播種転移や肝転移巣の増大，腹水貯留やガスの停滞などによってみられ，腹部膨満によって腹部が引っ張られるような痛みや腰の痛みが起こります。消化管の通過障害がみられる場合には，オクトレオチド酢酸塩（サンドスタチン®）を使用したり，イレウス管などを挿入したりして管理します。また，腹部の引っ張られる痛みには，ジアゼパム（セルシン®）や塩酸リドカイン（キシロカイン®）を使用したり，腰部のマッサージを行ったりします。仰臥位や同一体位をとることが苦痛になるので，ストーマケアをすばやく行うことが大切です。さらに，腹部膨満によって，ストーマや腹壁の形状が変化したり，皮膚が脆弱になったりするので，ストーマ局所ケアに工夫が必要となります。

Point 5　全身倦怠感について知っておこう！

全身倦怠感は，私たちが経験したことのないような著しい身体のだるさで，がんの進行に伴うがん悪液質症候群や炎症性サイトカインの影響によるエネルギー消費亢進，貧血，感染症などによって起こるといわれています[7]。患者は「何もする気が起こらない」「身のおき所がない」と表現することが多いです。この全身倦怠感は，余命数週になると強くなり，最も多くの患者が経験する症状です。しかしながら，見逃されやすく，緩和方法も確立していないのが現状です。余命数週～数日になると，身体のだるさが最もつらいと訴える患者が多く，この時期には緩和困難なことが多いです。全身倦怠感は時間帯や日によっても異なります。

余命数カ月では副腎皮質ステロイド剤を使用したり，休息時間の確保や軽い運動を促したりしますが，余命数週～数日ではその強さによって一時的あるいは最終セデーションを行うこともあります。

Point 6　呼吸困難感について知っておこう！

呼吸困難は末期がん患者の50％，肺がん患者の70％にあらわれるといわれています。

患者は「息苦しい」「息がしにくい」と表現することが多いです。呼吸困難感は，あくまでも主観的なものであり，肺機能の障害の程度と必ずしも一致しません。そのため，SpO_2のデータや胸部X線の所見に異常をみとめない場合でも，それほど苦しくないだろうと判断せず，患者の「息苦しい」「息がしにくい」という訴えを受けとめ，呼吸困難感の緩和を検討することが大切です。

呼吸困難感の原因には，肺転移巣の増大やがん性リンパ管症による呼吸面積の減少，気管・気管支の狭窄や喀痰貯留による気道狭窄，貧血，発熱などがあります。

胸水穿刺など原因となっていることへの対処や酸素療法を行います。それでも改善がみられなければ，副腎皮質ステロイド剤や塩酸モルヒネ製剤が使用されます。また，薬剤に加えて体位，室温などの調整で緩和されることもあります。体動時に呼吸困難感がある場合には，動く前に予防的にレスキュー（屯用の塩酸モルヒネ製剤）を使用して緩和します。呼吸困難感が強い場合には，患者も家族も不安が強くなるので，看護師は患者や家族の緊張をとくように落ち着いた態度で声をかけ，呼吸介助を行うようにすることも大切です。

Point 7 身体症状をより理解するために情報を収集し，医療者間で共有しよう！

先に述べたように，がん終末期患者はさまざまな身体症状をみとめます。この苦痛を軽減するためには，なぜ，その症状が出現しているのかをアセスメントすることが必要です。そのためには，いつ，どこが，どのように，どの程度，どうなるのか，和らぐときはどんなときか，強くなるときはどんなときかなどについて確認することがとても大切です。患者の苦痛が少ないときに情報収集し，医師，看護師，薬剤師など緩和ケアチームも含めた医療者間で情報を共有しましょう。また，薬剤を使用して症状緩和を図っている場合も，効果があるのかどうか，どれくらいで効果がみられるのかなども確認しましょう。

❖引用・参考文献
1）田中桂子：がん患者の褥瘡に向き合う―がん悪液質症候群とは何か，看護技術，52（10）：14-16，2006．
2）恒藤暁：末期がん患者の特徴，最新緩和医療学，pp.11-24，最新医学社，1999．
3）Morita T., et al.：The Palliative Prognostic Index: A scoring system for survival prediction of terminally ill cancer patients, Supportive Care in Cancer, 7（3）：128-133,1999．
4）的場元弘：がん疼痛治療のレシピ 2007年版，春秋社，2007．
5）川井章，他：がん骨転移の疫学，骨・関節・靱帯，17（4）：363-367，2004．
6）日本緩和医療学会編：終末期癌患者に対する輸液治療のガイドライン 第1版，2007．
7）渡辺正：がん患者の倦怠感―その原因と病態，看護技術，51（7）：581-584，2005．

Q2 がん終末期患者はどのような心理状態なの?

A >>> 化学療法に伴う脱毛やがん悪液質症候群によるるいそうによってボディイメージが変化したり、死を意識して恐怖感や不安感が強くなったり、悲嘆状態になったりします。また、「生きていたい」という気持ちと「もうダメかもしれない」という気持ちが揺れ動きます。死が近づき、症状の緩和が困難になってくると、生きていることがつらくなったり、生きている意味が見いだせなくなってしまったりすることもあります（スピリチュアルペイン）。そのほか精神症状として、せん妄や不眠もみとめます。

Point 1　脱毛やるいそう、浮腫などによるボディイメージの変化について知っておこう！

ボディイメージとは、自分の身体の心理像で、自分の身体が自分にどう見えるかという概念のことです[1]。たとえば、「太っている」「痩せている」もボディイメージです。ボディイメージの障害とは、加齢や病気、障害の結果で、自分の身体について肯定的に思えないことです。変化に対する対応の仕方も個人個人によって大きく異なります。

がん終末期患者の場合は、がん治療による脱毛や、手指や爪の色調変化、がん悪液質症候群によるるいそうや浮腫、皮膚転移によるがんの自潰、腹膜播種転移による腹水の貯留、黄疸、呼吸器症状緩和のための酸素療法に伴う経鼻カニューレや酸素マスクの使用なども

ボディイメージの変化をきたす要因につながります。

これらの外観の変化によって「惨めな身体になった」や「女性（男性）らしさがなくなった」「がんが進行して衰えた身体になった」「死が近づいてきた」などと感じることがあります。鏡を見るたびにつらくなったり、家族以外の人と会うのを避けたくなったりすることも少なくありません。

ボディイメージは他者の受けとめ方によっても変化するため、まずは医療者が患者の外観の変化を受けとめ、肯定的に表現していくことで患者の感じ方も変わってくるといわれています。

1 | がん終末期患者と家族の心身の特徴

Point 2　悲嘆反応について知っておこう！

　悲嘆とは，喪失に伴って起こる一連の心理過程で，経験される落胆や絶望の情緒的体験であると定義されています[2]。人が喪失を乗り越え，それを受容するためには，その人自身が十分に悲しむこと，喪失による抑うつ反応によって悲嘆作業を十分にやり遂げることが重要といわれています。喪失が起こる以前に喪失が起こったときのことを想定して嘆き悲しむことを予期的悲嘆といいます。前もって悲嘆，苦悩することで，喪失に対する心の準備を行います。術前にストーマ造設に関する説明を行うこともこれに相当します。

　悲嘆（アルフォンス・デーケン氏）には，精神的打撃と麻痺状態，否認，パニック，怒りと不当感，敵意と恨み，罪責感，空想形成，孤独感と抑うつ，精神的混乱と無関心，あきらめ―受容，新しい希望―ユーモアと笑いの再発見，立ち直り―新しいアイデンティティの誕生といった情緒的反応があります。この心理状態は何かを失うときに起こる正常な反応です。現実感がなく，ぼんやりした状態やがんの治療ができなくなったという事実を否定したり，運命や医師，自分自身などに怒りを表出したり，もっと検診を受けておけばよかったなどと自分を責めたり，もう治療できないことは仕方がないと次の目標をみつけていくなどです。これらの情緒的反応は順序よく起こるわけではなく，行ったり，来たりしながら徐々に状況を受け入れていきます。

　ストーマ造設の場合も直腸や膀胱という排泄機能を失うため，悲嘆反応をみとめます。悲嘆反応は正常であるため，無理に励ましたりせず，患者のつらい状況を受けとめることが大切です。

　また，がん終末期患者から「死ぬのは仕方がないと思えるようになったが，死ぬときにどんな苦しみが起こってくるかと思うと怖い」と死に対する恐怖感を訴えられることもあります。このような場合は悲嘆に対するケアだけでなく，臨死期の苦痛が緩和できるよう努力することを約束することも大切です。

Point 3　がん終末期患者がもつ生きる希望と死ぬ覚悟について知っておこう！

　がん終末期患者は医師から治療の効果がなく，治療の終了を告げられたとき，先に述べたような悲嘆反応をみとめます。がんと診断された当初は「がんを治したい」という希望をもって治療に望みますが，がんの再発や転移が判明すると，「がんが進行しなければよい」という希望に変化し，がんの進行が避けられなくなると，「がんによる症状が和らいでほしい」「日常生活を穏やかに送りたい」などその状況に応じて希望の内容も変化します。しかしながら，その反面，死ぬかもしれないという覚悟の気持ちも併せもっています。緩和ケア病棟入院時は"苦痛の緩和"を希望していますが，亡くなる前には"頑張ったのだから終わりにしたい"という希望に移行していくという報告があります[3]。

　がん終末期患者が3年後，5年後のことを語ったとき，医療者は「病状を理解していないのではないか」と判断することがありますが，先に述べたように患者は日々の症状や周囲の人々との関係性などから常に生きる希望と死ぬ覚悟とが揺れ動いていることを理解し

ておきましょう。

Point 4 スピリチュアルペインについて知っておこう!

スピリチュアルペインとは，自己の存在と意味の消滅から生じる苦痛で[4)]，生きる意味を見いだせない状態のことをいいます。患者は「早く楽にしてほしい」「もう死なせてほしい」「放っておいてほしい」「死にたい」「生きていても仕方がない」などと表現します。

人はただ単に今を生きているのではなく，過去に経験したさまざまな出来事に支えられながら，将来の夢に向けて今を生きようとしています。たとえ，今が苦しくても将来に希望がもてると，それを我慢して乗り越えようとします。また，人は人やペットなどとのかかわりのなかで自分の存在を意識します。さらに，自分のことを自分で決められる，自分のことが自分でできることで自由に生きることができます。

がん終末期患者の場合を考えてみましょう。身体症状が出現し，なかなか症状が緩和されなかったり，死を意識したりして将来に希望をもつことができない，死によって大切な人（ペット）と別れなければならない，徐々に動けなくなり，歩行，排泄や食事，清潔行為など自分のことが自分でできなくなるといった状態になります。それによって生きている意味が見いだせなくなってしまいます。死期が近づくほど，身体的苦痛，苦悩から死にたいという願望が強くなり[5)]，終末期患者の90％以上にスピリチュアルペインをみとめます。

患者から死について語られると，どう声をかけたらよいかわからなくなり，逃げたくなってしまうでしょう。しかし，患者は自分のつらさをわかってほしくて「もう死にたい，早く楽にしてほしい」と話したりするので，

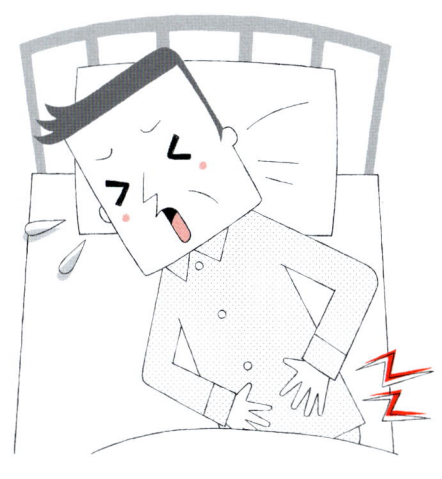

「死にたいと思うくらいつらいんですね」とそのつらさを受けとめることが大切です。そして，その背景にある問題を確認し，それに対するケアを行うことがスピリチュアルケアにつながります。

Point 5 せん妄について知っておこう！

せん妄は，がん患者の場合，高い頻度で出現する精神症状で，高齢入院患者の10〜40％，終末期患者の30〜90％程度にみとめられます[6]。せん妄については，まだ十分に知られておらず，認知症と混同されてしまいがちですが，両者は全く別の症状なので，判別が必要です。

せん妄は数時間や数日など急激に発症し，いつ頃から症状が出現したということが明確で，幻覚や思考がまとまらないなど注意力が障害されるのが特徴です。そして，常に同じ症状があるわけではなく，夜間に症状の増悪をみとめることが多いです。一方，認知症はいつ頃から発症したとは断定できず，主に記憶力が障害されるのが特徴です。また，認知症がある場合でも，急に怒りっぽくなった，落ち着かなくなった，危険な行動がみられるようになったなどの場合は，せん妄も出現している可能性が高いです。

せん妄の原因には，感染症，電解質異常（高カルシウム血症，低ナトリウム血症），脳転移をはじめとする脳の器質変化，抗うつ薬やオピオイドなどの薬剤の副作用，腎機能障害，肝機能障害，貧血などがあります。そこに加齢，環境の変化，不眠などが加わることでせん妄が誘発されるのです。

せん妄を緩和するためには，まずは原因を明確にし除去することが必要です。また，原因の除去と同時に，抗精神病薬（ハロペリドール，リスペリドンなど）の投与や見当識回復のための環境調整を行います。身体抑制は患者の人間としての尊厳を損ねるだけでなく，興奮を高めてしまい，せん妄がさらに悪化するため，極力避けることが大切です。家族は，気がおかしくなってしまったのではないかとショックを受けることが多いので，決してそうではないことを伝えると同時に，患者の発言を強く否定しないように伝えることが重要です。

❖引用・参考文献

1) Salter M.（前川厚子訳）：ボディ・イメージとは何か，ボディ・イメージと看護, pp.1-26, 医学書院, 1992.
2) 小島操子：危機状況にある患者の理解と看護の役割―喪失と悲嘆―危機のプロセスと看護の働きかけ，看護学雑誌, 50(10)：1107-1113, 1986.
3) 横山利枝, 他：終末期がん患者の欲求と希望に関する研究―マズローの理論を用いた分析, 看護実践の科学, 30(12)：69-74, 2005.
4) 村田久行：終末期がん患者のスピリチュアルペインとそのケア―アセスメントとケアのための概念的枠組みの構築, 緩和医療学, 5(2)：157-165, 2003.
5) Lichtenthal WG., et al.：Do rates of mental disorders and existential distress among advanced stage cancer patients increase as death approaches?, Psychooncology, 18(1)：50-61, 2009.
6) Lawlor P.G., et al.：Occurrence, Causes, and Outcome of Delirium in Patients With Advanced Cancer：a prospective study, Arch.Intern.Med., 160(6)：786-794, 2000.

Q3 がん終末期患者のトータルペイン（全人的苦痛）って何？

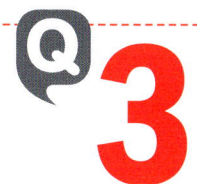

A >>> トータルペイン[1]とは，身体的苦痛，精神的苦痛，社会的苦痛，スピリチュアルペイン（霊的苦痛あるいは魂の叫び）をいいます。これらは一つひとつの苦痛が単独で起こるのではなく，相互に関連し合っており，一側面の苦痛が強くなると他の苦痛も強くなります。

Point 1 トータルペインとは何かを理解しておこう！

　トータルペインとは1993年にSaundersがまとめた概念で全人的苦痛ともいい，身体的苦痛，精神的苦痛，社会的苦痛，スピリチュアルペインで構成されています。これらは一つひとつの苦痛が単独で起こるのではなく，相互に関連し合っており，一側面の苦痛が強くなると他の苦痛も強くなります（図1）。たとえば，痛みや呼吸困難感などの身体的苦痛が強くなると，家事や仕事ができなくなったり（社会的苦痛），死が近づいたのではないかと不安になったり（精神的苦痛），その状況が持続すると生きていることに意味が見いだせなくなり，早く楽になりたいと思ったり（スピリチュアルペイン）します。

Point 2 がん終末期患者の身体的苦痛について知っておこう！

　がん終末期患者の場合，余命数週では痛みに加えて全身倦怠感，食欲不振，便秘，不眠，呼吸困難感，悪心・嘔吐，混乱，腹水貯留などの症状が著しくなることが明らかにされており[2]，余命が数週，数日になればなるほど，これら身体症状は強くなり，症状が十分に緩和されないとトータルペインも増強します（**詳細はchapter1のQ1を参照**）。そのため，トータルペインの緩和には，とくに身体的苦痛を除去することが重要です[3]。

Point 3 がん終末期患者の精神的苦痛について知っておこう！

　先に述べたような身体的苦痛が続くと，死が近づいたのではないかと不安や恐怖が出現します。また，がん悪液質症候群でいそうが強くなったり，化学療法によって脱毛が起

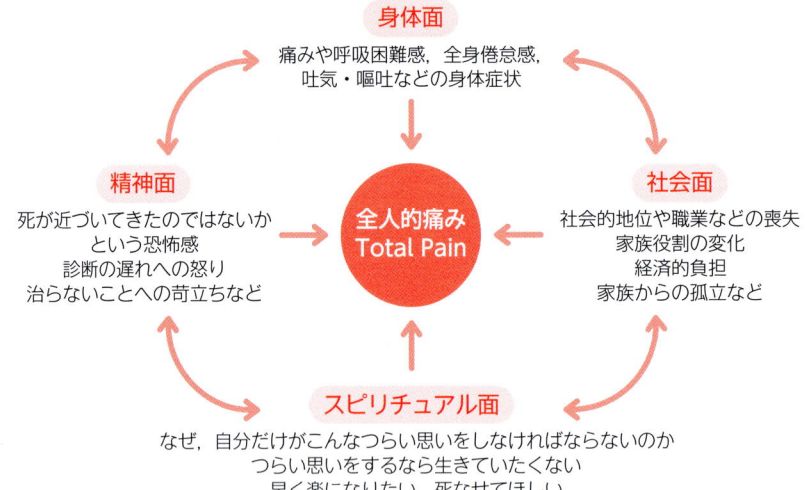

図1 | がん患者のトータルペイン

〔Twycross R., et al.（武田文和監訳）：トワイクロス先生のがん患者の症状マネジメント，p.18, 医学書院，2003 より改変〕

こったりすると，ボディイメージの変化を起こすこともあります。さらに，診断が遅れたり，治療に効果が得られなかったりすることに苛立ちや腹立たしさを感じたり，もっと早く気づけばよかったと後悔したりします。精神的苦痛が強いと不眠やそれに伴う倦怠感など身体的苦痛が強くなったり，スピリチュアルペインが強くなったりします（**詳細はchapter1のQ2を参照**）。

Point 4 | がん終末期患者の社会的苦痛について知っておこう！

　身体的苦痛や精神的苦痛が強くなると，今までできていた趣味や家事，育児，地域の社会活動などができなくなり，生活に支障をきたします。また，仕事も継続困難になり，収入が減ってしまったり，職位を失ったりすることもあります。場合によっては，休職が続き，退職を迫られてしまうこともあります。そして，がんに伴う治療費による経済的負担も多くの例にみられます。なかには家族の役割が変化することで他の家族員との関係がくずれ，孤立してしまう場合もあります。さらに，身体的苦痛が緩和されていても，麻痺や活動性の低下となり，介護力の問題から在宅療養が困難となる例も少なくありません。このような社会的苦痛によって精神的苦痛やスピリチュアルペインが増強することもあります。

Point 5 | がん終末期患者のスピリチュアルペインについて知っておこう！

　スピリチュアルペインとは自己の存在と意味の消滅から生じる苦痛のことをいいます[4]。そして，生きていることに無意味さや無価値感を抱き，「早く楽にしてほしい」「も

う死なせてほしい」「放っておいてほしい」「死にたい」「生きていても仕方がない」などと訴えます。村田は，人が生きる意味と存在は「時間」「関係」「自律」で成立しているが，がん終末期患者の場合，将来を喪失することで現在の意味が成立しない，自分自身の存在や他者との関係を失うことで自己存在の意味を喪失する，日常生活の自立や意思決定など自律を喪失することで依存や無用を体験して無価値と感じることによって生きる意味が見いだせなくなるといっています[4]。がん終末期患者の場合は生の限界や将来の喪失によって大半の患者にみられます。そして，身体的苦痛が強いと「こんな状態がいつまで続くのか」と将来に希望がもてず，今を生きることもつらくなり，スピリチュアルペインも増強します（**詳細はchapter1のQ2を参照**）。

Point 6 トータルペインは相互に関連し合っていることについて知っておこう！

このトータルペインは一側面だけではなく，相互に関連して起こることから，これらの苦痛をみとめるときには，さまざまな視点からケア介入しなければなりません。たとえば，精神的苦痛やスピリチュアルペインが強い場合，それだけに着目するのではなく，身体的苦痛や社会的苦痛はないかなど他の側面の情報収集，アセスメントも行い，背景にある問題を解決することがトータルペインの緩和につながります。

❖引用・参考文献
1）Twycross R., et al.（武田文和監訳）：トワイクロス先生のがん患者の症状マネジメント, p.18, 医学書院, 2003.
2）恒藤暁：末期がん患者の特徴, 最新緩和医療学, pp.11-24, 最新医学社, 1999.
3）月山淑：がん患者の全人的苦痛における身体的苦痛除去の重要性, ストレス科学, 23（1）：9-15, 2008.
4）村田久行：終末期がん患者のスピリチュアルペインとそのケア―アセスメントとケアのための概念的枠組みの構築, 緩和医療学, 5（2）：157-165, 2003.

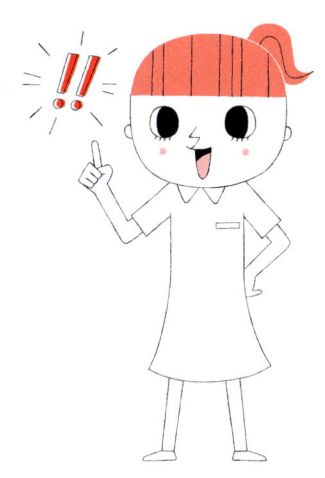

1 | がん終末期患者と家族の心身の特徴

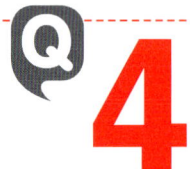

がん終末期患者の家族はどのような心身の状態なの？

A >>> がん終末期患者の家族も患者と同様に身体的苦痛，精神的苦痛，社会的苦痛，スピリチュアルペインといったトータルペインを抱いています。また，大切な家族員を喪失するかもしれないという悲嘆反応や死を覚悟しているものの，1％の奇跡が起こってくれたらという希望をもち続けています。患者だけでなく，家族の苦痛も緩和するとともに，家族の希望にも寄り添えるようなケアが必要です。

Point 1 家族が抱えるトータルペインについて知っておこう！

　がん終末期患者を抱える家族は，患者と同様にトータルペインを抱えています（**図1**）。

❶身体的苦痛

　患者の入院や治療によって患者が担っていた役割を他の家族員が担ったり，介護役割など社会的苦痛に関連して疲労をみとめます。また，大切な家族員を喪失するかもしれないという不安から食欲不振や不眠になることもあります。

❷精神的苦痛

　患者のつらい姿を目にすることでいたたまれない気持ちになったり，家族員を失うことによる悲嘆反応をみとめたり，新たな転移や症状の出現に伴って患者のつらさを共体験して動揺したりします。そして，患者が衝撃を受け苦悩することから守りたいと思い，患者とのコミュニケーションがぎくしゃくしてしまったりすることもあります。

　悲嘆反応とは，喪失に伴って起こる一連の心理過程で，経験される落胆や絶望の情緒的体験であると定義されています[1]。人が喪失を乗り越え，それを受容するためには，その人自身が十分に悲しむこと，喪失による抑うつ反応によって悲嘆作業を十分にやり遂げることが重要といわれています。患者を失うかもしれないと感じながら，悲嘆，苦悩することで，喪失に対する心の準備を行います。

　悲嘆の情緒的反応（アルフォンス・デーケン氏）には，精神的打撃と麻痺状態，否認，怒りと不当感，罪意識，孤独感と抑うつ，精神的混乱，あきらめ，新しいアイデンティティの誕生などがあります。とくに，なぜ，病気を早く発見できなかったのだろうなどと後悔や罪責感をもったりします。また，何もしてあげられないという無念さを感じたり，患者に限っては死ぬはずがないと否認したりし

14

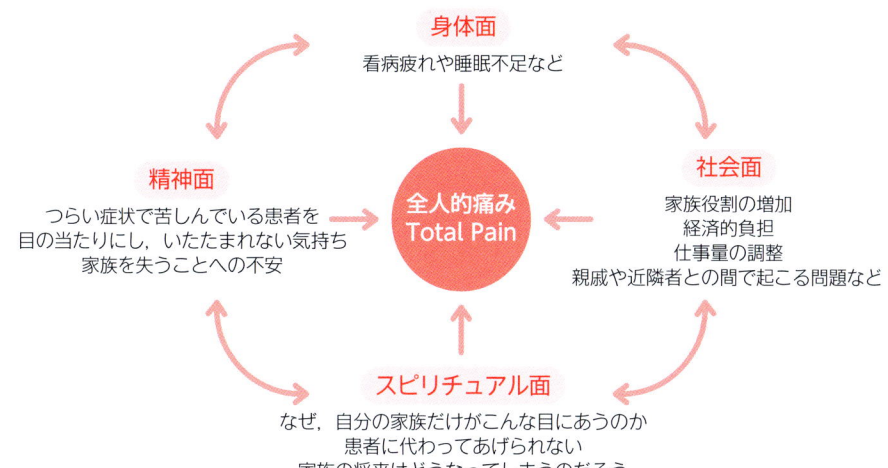

図1 がん患者の家族のトータルペイン

ます。この心理状態は何かを失うときに起こる正常な反応です。これらの情緒的反応は順序よく起こるわけではなく，行ったり，来たりしながら徐々に状況を受け入れていきます。

❸社会的苦痛

患者の入院や活動性の低下などによって，今まで患者が担っていた役割を他の家族員が分担しなければならなくなります。また，新たな役割として介護役割を担う必要性も出てくるでしょう。今までの生活パターンが大きく変化してしまい，役割交替によって負担が増えることもあります。家族の中で，患者がリーダー的存在となり，最終意思決定を担っていた場合，家族内のリーダーの変化によってさまざまな意思決定に支障をきたしてしまうこともあります。さらに，親戚や近隣者から治療や看取りについてさまざまな意見を言われ，混乱してしまう家族も少なくありません。そして，経済的負担や，友人との付き合いや趣味ができなくなったりすることもあります。これらの社会的苦痛によって精神的苦痛も増強します。

❹スピリチュアルペイン

患者の身体的苦痛や精神的苦痛を目の当たりにし，なぜ，こんな目にあわせてしまったのだろう，代われるものなら代わりたいなどと考えたり，患者がいなくなった後の生活を想像し，生きている意味が見いだせなくなってしまうこともあります。

| Point 2 | 生への希求と死への覚悟とが揺れ動いていることについて知っておこう！

先に述べたように，家族は患者のつらさを共体験して動揺し，何も援助できない無力感を抱きます。患者の症状が十分に緩和されない現実に直面し，患者の生存を願う気持ちや回復への期待をもちたいという「生への希求」と，安らかな人生の終焉を迎えてほしい，患者の苦しみを見たくないという「死にゆく人の安寧の切望」を感じ，日々葛藤しています[2]。

死が近いことを「覚悟」していても，1％の奇跡でも信じたいと思う気持ちが続いていることを理解しましょう。

Point 3 がん終末期患者の家族の願いについて知っておこう!

Hampe[3]による調査では，終末期患者の家族のニーズとして，

①死にゆく人とともにいたいというニード
②死にゆく人の役に立ちたいというニード
③死にゆく人の安楽の保証に関するニード
④患者の状態を知りたいというニード
⑤感情表出のニード
⑥家族のメンバーによる慰めと支えに対するニード

があるといわれています。患者とともに一喜一憂する家族がどのような願いをもっているのか把握してかかわることが大切です。

❖引用・参考文献
1）小島操子：危機状況にある患者の理解と看護の役割—喪失と悲嘆—危機のプロセスと看護の働きかけ，看護学雑誌，50(10)：1107-1113，1986．
2）大川宣容，他：終末期がん患者の家族の死への気づきに対する反応，高知女子大学紀要，51：1-12，2002．
3）Hampe SO.(中西睦子，他訳)：病院における終末期患者および死亡患者の配偶者のニード，看護研究，10(5)：386-397，1977．

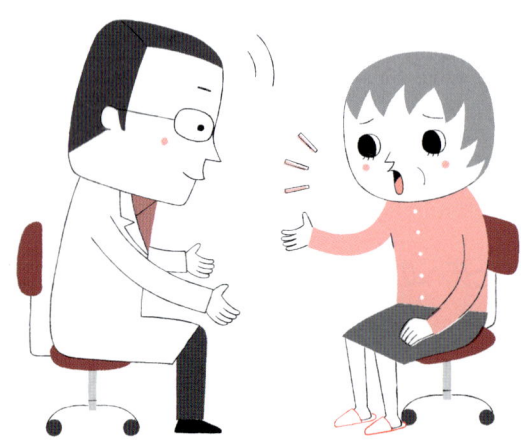

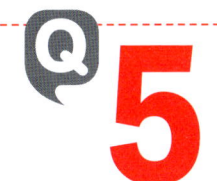

Q5 がん終末期のストーマ保有者にはどのようなトータルペイン（全人的苦痛）がある？

A >>> がん終末期患者にみられるトータルペイン（詳細はchapter1のQ3を参照）に加えて排泄物の漏れや，皮膚障害やストーマ周囲にみられるがんの自潰などによる管理困難さ，ストーマ脱出やストーマ旁ヘルニアなど合併症の有無，セルフケアの困難さなどによってトータルペインが出現します（図1）。

Point 1　がん終末期ストーマ保有者の身体的苦痛について知っておこう！

　痛みや呼吸困難感などがんに伴う苦痛に加えて，ストーマ管理によって身体的苦痛が出現します。たとえば，肛門周囲に腫瘍があり，ストーマ装具交換時に座位をとることで痛みが増したり，ストーマ周囲に腫瘍がある場合は，そこに触れることで痛みが出現することもあります。また，排泄物の漏れや皮膚障害によってしみるような痛みを感じたり，かゆみが生じたりします。

　緩和ストーマを造設する人の場合は，食事摂取困難や下痢，腸閉塞による腹痛や嘔気・嘔吐をみとめる場合もあり，苦痛が出現している状態でのストーマ造設となることが多いでしょう。また，緩和ストーマ（消化管ストーマ）造設の場合，ストーマ脱出やストーマ旁ヘルニアなどをきたしやすく[1]，それらの発生による苦痛も起こりやすいです。

　一方，ストーマ保有者が終末期を迎えた場合は，るいそうや腹部膨満によって腹壁の形状が変化し，今まで使用していた装具との密着が困難になって排泄物の漏れが生じることがあります。

Point 2　がん終末期ストーマ保有者の精神的苦痛について知っておこう！

　排泄物の漏れや皮膚障害が続くと，「この先，きちんと管理できるだろうか」という不安を抱きます。とくに，排泄はもともと羞恥心の強い行為で，排泄物が漏れて臭ったり，衣類が汚れたりすると，自尊心が低下します。そのため，排泄物の漏れが起こると「人にわかるのではないか」「臭うのではないか」「惨めだな」という不安や屈辱感が強くなります。

　また，緩和ストーマは腸閉塞など腸管が浮腫んだ状態で造設されることもあり，ストーマのサイズが大きいことで触れることに恐怖

2 | がん終末期患者のストーマケア

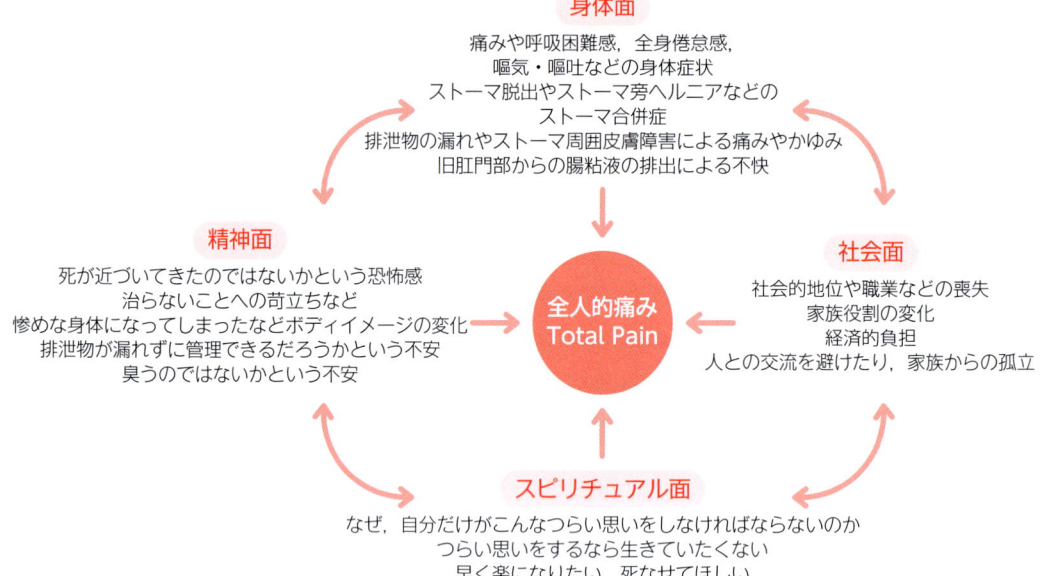

図1 | がん終末期のストーマ保有者のトータルペイン

を感じたりすることもあります。ストーマ保有者が終末期を迎えた場合は，体力の低下や症状の進行によって今まで自分でケアしていたのにできなくなってしまったり，ストーマに浮腫をみとめたりすることで病状の進行を自覚し不安を感じたりします。

Point 3　がん終末期ストーマ保有者の社会的苦痛について知っておこう！

排泄物の漏れが起こると，臭いの漏れなどを危惧して人との交流を避けたり，場合によっては家族から孤立してしまうこともあります。また，皮膚障害や排泄物の漏れによって短期間に装具を交換しなければならない場合は使用装具量が増加し，経済的負担につながることもあります。ストーマセルフケアができない場合には，家族が援助したり，訪問看護師などが介入したりします。

Point 4　がん終末期ストーマ保有者のスピリチュアルペインについて知っておこう！

スピリチュアルペインとは，自己の存在と意味の消滅から生じる苦痛のことをいいます[2]。そして，生きていることに無意味さや無価値感を抱き，「早く楽にしてほしい」「もう死なせてほしい」「放っておいてほしい」「死にたい」「生きていても仕方がない」などと訴えます（詳細はchapter1のQ2とchapter3のQ12を参照）。便意や尿意，排泄を我慢するなどといった排泄機能を失ったことで，ストーマを保有しない自分に戻ることができないという「時間存在」，ストーマ造設後の夫婦関係の破綻や不安，排泄物が漏れることによって他人に不快な思いをさせてしまうことへの不安，人との交流を避ける孤独感など

18

の「関係存在」，排泄物の漏れがある場合やセルフケアできない場合，自分で排泄の管理ができないもどかしさなどの「自律存在」が影響して生きる意味が見いだせなくなってしまうことがスピリチュアルペインの構成要素としてあげられます[3]。がん終末期の場合はストーマ脱出やストーマ傍ヘルニアによる外観の変化などの「時間存在」，社会活動や家族役割の喪失などの「関係存在」，近い将来，排泄管理ができなくなるのではないかという不安や自分の好む方法で排泄管理されないもどかしさなどの「自律存在」が影響してスピリチュアルペインをみとめます[4]。

Point 5　トータルペイン緩和のために漏れない，かぶれない管理が必要なことを理解しておこう！

このトータルペインは一側面だけではなく，相互に関連して起こることから，これらの苦痛をみとめるときには，さまざまな視点からケア介入しなければなりません。とくに，ストーマケアにおいては，漏れない，かぶれない管理を行うことが最も大切です。たとえば，精神的苦痛やスピリチュアルペインが強い場合，それだけに着目して精神的ケアをいくら行っても，排泄物の漏れや皮膚障害が改善しない限り，苦痛の緩和は図れません。

「よい局所ケアのないところによい精神的ケアは存在しない」[5]ことを知っておきましょう。

❖引用・参考文献

1) 山田陽子：術式別，要注意合併症—終末期における姑息的ストーマ造設術，消化器外科NURSING，9(4)：379-384，2004．
2) 村田久行：終末期がん患者のスピリチュアルペインとそのケア—アセスメントとケアのための概念的枠組みの構築，緩和医療学，5(2)：157-165，2003．
3) 祖父江正代，他：ストーマ保有者にみられるスピリチュアルペイン構造，日本ストーマ・排泄リハビリテーション学会誌，25(1)：62，2009．
4) 祖父江正代，他：壮年期ストーマ保有者への心理的サポートのために—がん終末期ストーマ保有者のスピリチュアルペイン構造とスピリチュアルケア，日本ストーマ・排泄リハビリテーション学会誌，26(1)：57，2010．
5) 松本睦子：オストメイトに対するフォローアップの必要性—ストーマ相談室の現状から，東海ストーマリハビリテーション研究会誌，13(1)：79-82，1993．

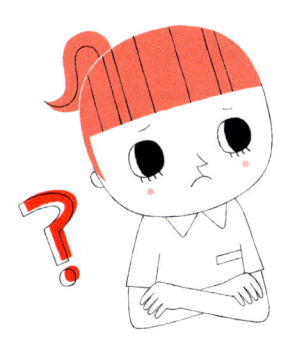

2 | がん終末期患者のストーマケア

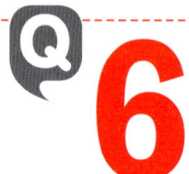

ストーマ造設後の適応を促すためにはどのようなことに注意すればよい?

A >>> ストーマ造設後には，日常生活やストーマ局所管理に対する不安を抱えながら，ストーマ管理を経験して新たな生活パターンを取り入れ，徐々に生活に自信をつけて生活を再構築し適応していきます[1]。適応に影響する要因には，健康状態，病気の進行度，術前の十分な説明の有無，ストーマサイトマーキングの有無や参加，ストーマ位置の満足度，排泄の考え方に関する教育の有無，術前からの段階的指導の有無，セルフケア状況，装具の満足度，ストーマ外来指導の満足度，皮膚障害の有無，排泄物の漏れがあります[2]。緩和ストーマとして造設する場合は，身体症状の程度やがんの進行度などによってもストーマに対する受けとめ方は異なるでしょう。

Point 1 | ストーマ保有者の適応について知っておこう!

　ストーマ造設後に，新たな排泄ケアを自分の生活の中に取り込み，生き方に折り合いをつけていく過程を「自己適応」といいます[3]。

　ストーマ造設が必要であるという説明を受けると，ストーマ造設後の生活を想像して，日常生活やストーマ局所管理に対して不安を抱き，ストーマ手術によって気持ちが落ち込んだり，ストーマ造設に対して前向きに考えようと努力したりします。そして，手術後も日常生活やストーマ局所管理に対して不安を抱きながら，徐々にストーマ管理を経験して新たな生活パターンとして取り入れていきます。それによってストーマを保有した状態での生活に自信をつけ，生活を再構築し，ストーマ保有者である自分と折り合いをつけて適応していきます[1]。排泄物の漏れがある場合，日常生活やストーマ局所管理に対する不安が続き，生活への自信が生まれない場合には，生活を著しく制限してしまいます。また，そのほかの適応に影響する要因には，健康状態，病気の進行度，術前の十分な説明の有無，ストーマサイトマーキングの有無や参加，ストーマ位置の満足度，排泄の考え方に関する教育の有無，術前からの段階的指導の有無，セルフケア状況，装具の満足度，ストーマ外来指導の満足度，皮膚障害の有無があります[2]。

　がんの進行に伴う腸閉塞や尿閉などによって緩和ストーマを造設した場合には，術前の身体症状の程度やがんの進行度，ストーマ造設による症状緩和の可否などによっても受け

とめ方は異なるでしょう。

Point 2　術前に患者や家族が理解できるよう十分に説明しよう！

　術前に医師や看護師から十分に説明を受け，ストーマ造設の必要性やストーマ造設後の生活について理解できると適応の程度が高くなります[2]。

　ストーマ造設が必要であると医師から初めて聞いたときには，ストーマとは何のことなのか，どのように変化するのか全くイメージがつかないものです。機械がつくのか，寝たきりになってしまうのか，食事の制限が必要になってしまうのかなどと誤解する人もいます。

　ストーマとはどのようなものなのか正しく理解できる，どのように生活が変化するのかイメージできることを目標にします。ストーマ造設後も今までの生活と近い生活が送れることを説明します。

　ストーマケアは患者にとって未知なものであり，医療者のケアがそのまま反映されます。したがって，医療者は常に正しい知識と技術をもち，適切なケアを提供することが大切です（詳細はchapter2のQ6〜10を参照）。

Point 3　必ずストーマサイトマーキングを行おう！

　ストーマ管理を容易にするためや術前の心理調整のために，ストーマサイトマーキングを必ず行います。そして，医療者が一方的に行うのではなく，患者が一緒に位置を決められるよう意見を求めながら行います。ストーマサイトマーキングは一般にマーキングディスクを用いて行いますが，患者はどのように装具がつくのか想像できなかったといいます。ストーマサイトマーキング後はストーマ装具を用いながら，どの部位にストーマ袋があたるのかなど術後の身体の状況がイメージできるように行うことが大切です。緊急手術の場合には，ストーマ造設部位が不明確なこともありますが，造設可能な範囲や造設不可能な範囲に印をつけるといった工夫が必要です（詳細はchapter2のQ12〜15を参照）。

Point 4　ストーマ袋は直腸や膀胱の代用臓器として考えられる説明をしよう！

　ストーマ袋は排泄物を収集するためだけの袋ではなく，代用臓器（直腸もしくは膀胱）としての役割をもちます[4]。つまり，ストーマ袋に排泄物が貯留し，重みを感じることは，新しい便意や尿意であり，排出口（＝肛門や尿道口）の開閉は排泄行為に相当します。排泄物がストーマ袋に貯留したら，トイレで排出口から廃棄します。ストーマには禁制はありませんが，装具を使用することによって，排泄コントロールが可能になります。ストーマ装具を排泄物をためる物として，オムツと同様に考えると，便や尿が漏れるという認識になってしまい，自尊心の低下にもつながります。

　先に述べたような排泄の考え方を看護師が理解してかかわることが，ストーマ保有者の自己適応促進の一助となります。

Point 5 セルフケアできるよう術前から段階的に指導しよう！

　ストーマセルフケアとは，ストーマ保有後に日常生活や局所管理を自分で自信をもって行うことができることです。ストーマ装具を交換することができることではありません。そのため，ストーマ装具交換の方法の指導だけでなく，食事や入浴，排泄，更衣，活動など退院後にストーマ保有者が困らないように指導することが大切です。また，これらの内容を退院前に慌てて指導するのではなく，術前から計画的に，段階的に指導します。さらに，パンフレットを渡すだけであったり，ビデオを見せるだけではなく，術前の生活と照らし合わせながら，一緒に日常生活の工夫について考えていくことが大切です[5]。がん終末期の場合，ストーマ保有者の身体状況が安定しているときは，何か1つでもストーマ保有者自身がストーマ管理できるよう支援します。反対に，身体症状が緩和されていない場合は，苦痛が増強しないよう配慮して無理のない範囲で他者の支援も受けながらストーマ管理できるようにします。

Point 6 漏れない，かぶれない確実なストーマ管理を行おう！

　排泄物の漏れが続くと，外出できなくなったり，人と会いたくなくなったりします。そして，お風呂に入らないようにしよう，外出しないようにしよう，仕事は辞めよう，便や尿の量を減らすために食事や水分をとらないようにしようなど日常生活を制限してしまいます。また，スピリチュアルペインの出現にもつながってしまいます。皮膚障害がある場合も同様です。排泄物が漏れない，皮膚障害が起きない管理を行うことが最も大切です。

Point 7 加齢に伴う変化に適応できるようストーマ外来で継続してケアしよう！

　ストーマ保有者の心身の状況や社会状況は常に変化しています。ストーマ造設時に比べて病状が進行すると，腹壁やストーマの形状が変化したり，活動性が変化したり，経済状況が変化したりします。これらの身体的・精神的・社会的変化に適応できるようストーマ外来で定期的に経過観察を行います。ストーマ外来で「大丈夫です」「うまくいっている」と声をかけられることで，生活への自信もついてきます[1]。自信がつくことで，また新たな行動にチャレンジできることもあります。困ってからではなく，困らないようにケアを行うことが大切です。

❖引用・参考文献
1）祖父江正代，他：結腸ストーマ保有者の自己適応過程とそのパターン分析，日本創傷・オストミー・失禁ケア研究会誌，11（2）：41-51，2007．
2）祖父江正代，他：ストーマ保有者が受けたケアと自己適応との関連性の分析，日本創傷・オストミー・失禁ケア研究会誌，10（2）：30-39，2006．
3）前川厚子：ストーマ保有者の自己適応とその関連要因，お茶の水医学雑誌，48（1）：13-22，2000．
4）作間久美：オストミー看護の基本，総合消化器CARE，1（1）：59-65，1996．
5）祖父江正代，他：ストーマケアにおける患者と看護師間の相互行為と自己適応との関連性，日本創傷・オストミー・失禁管理学会誌，14（2）：221-229，2010．

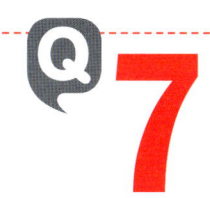

Q7 がん終末期のストーマ保有者のケアで大切なことは？

A >>> がん終末期ストーマ保有者のケアの場合，精神的ケアに重点をおきがちですが，最も大切なことは，漏れない，かぶれない管理です。そして，がんの進行によって身体症状や精神症状をみとめるため，これらの症状を把握し，増強しないようケアを工夫する必要があります。また，死が近づいてきたストーマ保有者のケアでは，通常，適切と思われるケアが，かえって患者の症状緩和を妨げ，身体面や精神面に苦痛を与えてしまうことがあります。ストーマ保有者にとってのメリット，デメリットをもとに，柔軟に最良のケア方法を選択していくことが大切です。

Point 1　最期までストーマ保有者のQOLの向上を目指すためには，確実な局所ケアが必要であることを理解しておこう！

　がん終末期患者がケアの対象となると，とかく精神的ケアに重点をおきがちですが，ストーマ保有者が終末期を迎えた場合も，がん終末期患者が緩和ストーマを造設する場合も，最も大切なことは，漏れない，かぶれないようストーマ管理することです。「よい局所ケアのないところによい精神的ケアは存在しない」といわれ[1]，ストーマケアにおいては局所管理の善し悪しがストーマ保有者の精神面やQOLに大きく影響します[2]。

　排泄物が漏れたり，皮膚障害で苦痛を伴ったり，複雑なケアを余儀なくされたりすると，頻回な装具交換が必要となるばかりか，ケアに時間を要したり，生活を制限したりして，こんなに大変ならもう生きていたくないというスピリチュアルペインにもつながるからです。

　そして，これらの問題はストーマを造設するときに予防できることが多く，最期までQOLの向上を目指すためには，ストーマ造設に関する説明やストーマサイトマーキングなど，死を迎えるときだけではなく，ストーマ造設前からそれらを念頭に入れたケアを提供することが重要です。

Point 2　身体症状や精神症状を考慮したストーマケアを行おう！

　がん終末期患者の場合は，がんの進行によって痛みや呼吸困難感，全身倦怠感，嘔気・嘔吐，腹部膨満感，下痢・便秘，せん妄，不眠などの身体症状や精神症状をみとめます。ストーマ周囲スキンケアを行う場合には，これらの身体症状や精神症状を悪化させないよう配慮しながらケアを行う必要があります。そのため，通常のストーマ周囲のスキンケア方法に加えて，何をすると症状が強くなるのか，何をすると症状が楽になるのかを知ったうえで，ケアを行うことが大切です。

　たとえば，痛みがある場合は，右を向くと痛みが楽になる，食事の後に痛みが強くなるなど人それぞれ症状の起こり方が異なります。右側臥位をとると痛みが楽になる場合は，右を向いて過ごすことが多いため，ストーマ袋の向き，ストーマ周囲スキンケア時の体位などを考慮する必要があります。また，右側臥位時の腹壁のしわやくぼみの有無などを確認して装具選択を行うことが，排泄物の漏れを防ぐケアにつながります。身体症状や精神症状を把握しないままケアを行うと，ストーマ保有者にとってストーマケアが苦痛になってしまうこともあるので，注意が必要です。

Point 3　余命やストーマ保有者にとってのメリット，デメリットをもとに柔軟に最良のケア方法を選択しよう！

　がん終末期ストーマ保有者のケアの中でも，とくに死が近づいてきたストーマ保有者のケアでは通常，適切と思われるケアがかえって，ストーマ保有者の症状緩和を妨げ，身体面や精神面に苦痛を与えてしまったり，セルフケアができなくなり，スピリチュアルペインを増強させてしまったりすることがあります。たとえば，ストーマ近接部にびらんが発生した場合，一般的には，原因に対する対策に加えて治癒を促すために装具の交換間隔を短くするという計画を立てますが，装具の交換回数が増えることで痛みや全身倦怠感などの身体的苦痛を増強させてしまう危険性もあります。

　このようにストーマ保有者にメリットとデメリットがあると医療者もどちらを選択したらよいのか悩んでしまうことでしょう。そのような場合には，ストーマ保有者の余命や身体症状などの医学的な情報，患者の意向，今まで何を大切にしてきたのかなどをもとにケア方針を検討します。また，通常であれば，実施するのは好ましくない方法であっても，場合によっては取り入れるという柔軟性や発想の転換も必要です。

❖引用・参考文献
1）松本睦子：オストメイトに対するフォローアップの必要性—ストーマ相談室の現状から，東海ストーマリハビリテーション研究会誌, 13(1)：79-82, 1993.
2）祖父江正代, 他：結腸ストーマ保有者の自己適応過程とそのパターン分析，日本創傷・オストミー・失禁ケア研究会誌, 11(2)：41-51, 2007.

Chapter 2

がん終末期に緩和ストーマ造設を受ける患者の周術期ストーマケア

[
1 | 緩和ストーマとは
2 | インフォームド・コンセントとストーマオリエンテーション
3 | ストーマサイトマーキング
4 | 緩和ストーマ造設術直後の全身管理とストーマケア
]

1 | 緩和ストーマとは

Q1

緩和ストーマ造設って何?

 >>> 現在，日本ストーマ・排泄リハビリテーション学会の用語集には，緩和ストーマについての用語の定義はまだ掲載されていませんので，ここでは，緩和ストーマを，「終末期における患者の苦痛や症状を改善し，快適な生活が送れるようにするために造設するストーマ」と仮に定義したいと思います。

Point 1　緩和ケアの意味とともに緩和ストーマについて理解しておこう!

現在，日本ストーマ・排泄リハビリテーション学会の用語集には，緩和ストーマについての用語の定義はまだ掲載されていません。ストーマとは，「消化管や尿路を人為的に体外に誘導して造設した開放孔（前者を消化管ストーマ，後者を尿路ストーマという。広義にはその他に生じた開放孔を含む）」と定義されています[1]。一方，緩和とは，「ゆるめ，やわらげること」（広辞苑）とされ，看護学大辞典では，緩和ケアとして，「根本的ではないが，苦しい症状を和らげるケア」とされ，次のような場合のケアの形態とされています。

①治癒や長期の症状コントロールが不可能
②生命の量（quantity）よりも生命の質（quality）を重視する
③患者の快適さを求めることが第一である場合

そのためには，痛みなどの身体的苦痛の除去とともに，その後の治療の可能性を考慮することなどを目的とします。

また，WHOでは，「緩和ケアとは，生命を脅かす疾患による問題に直面している患者とその家族に対して，疾患の早期より痛み，身体的問題，心理社会的問題，スピリチュアルな（霊的な，魂の）問題に関してきちんとした評価を行い，それが障害とならないように予防したり対処したりすることで，クオリティ・オブ・ライフ（生活の質，生命の質）を改善するためのアプローチである」と定義され，診断期や治療期から緩和ケアを行い，終末期になるほど治療より緩和ケアの比重を高くするべきだといわれています。

したがって，ここでは，緩和ストーマを，「終末期における患者の苦痛や症状を改善し，快適な生活が送れるようにするために造設するストーマ」と仮に定義します。

消化管では，主として排泄を目的とする消化管ストーマと栄養や水分を補給する胃瘻や腸瘻を含むものが対象となりますが，本項で

は排泄を目的としたものについて説明します。緩和消化管ストーマを造設する対象と目的，造設の方法（術式），造設後の患者の変化などについては後述します（**詳細はchapter2のQ2を参照**）。

一方，泌尿器では，生成された尿を排泄する尿路ストーマについて説明します。同様に緩和尿路ストーマを造設する対象と目的，造設の方法（術式），造設後の患者の変化などについては後述します（**詳細はchapter2のQ3を参照**）。

Point 2 緩和ストーマ造設の目的について知っておこう！

緩和ストーマは，緩和ケアを適切に行うために造設されます。緩和ストーマを造設すればすべての患者がよい影響を得ることができるとは限りません。患者の病状，消化管や尿路の閉塞部位，行われる手術の術式，使用される麻酔方法によっては，症状の軽快，解消が得られず，さらに状況が悪化する場合もみとめられます。また，造設後の生命予後が短期間の場合もみとめられます。したがって，患者個人ごとの現在の病状や家族を含めた希望などに配慮して，緩和ストーマの必要性と造設方法などを検討することが重要です。そして，造設されたストーマに対する医療やケア，看護も大切です。

❖引用・参考文献
1）日本ストーマリハビリテーション学会編：ストーマリハビリテーション学用語集 第2版, p.66, 金原出版, 2003.

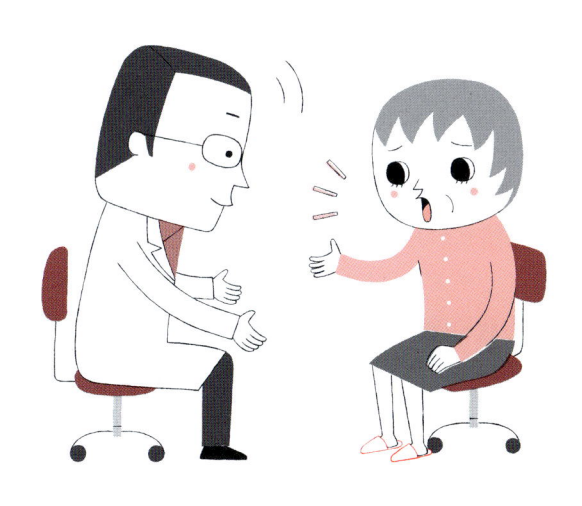

1 | 緩和ストーマとは

Q2 緩和消化管ストーマ造設はどのような人に適応する？

A >>> 排泄目的の消化管ストーマと栄養や水分の補給目的の2つの目的により適応が異なります。排泄目的のストーマを造設する適応としては，原因としてがんにより腸閉塞を生じている場合で，悪性腸閉塞と呼ばれる状態の人です。また，手術を安全に行える条件を満たしている人です。

Point 1　悪性腸閉塞について知っておこう！

　Chapter2のQ1で述べたように排泄目的の消化管ストーマと栄養や水分の補給目的の2つの目的により適応が異なりますが，ここでは，本来の排泄目的のストーマを造設する適応について説明します。原因としてがんにより腸閉塞を生じている場合で，悪性腸閉塞と呼ばれる状態の人です。

　悪性腸閉塞とは，
①現病歴・現症・検査などにより腸閉塞の状態が確認されている
②トライツ靱帯(十二指腸と空腸の境界の部分)よりも遠位側に腸閉塞がある
③不治の腹腔内原発のがんがあるか，腹腔内以外のがんの場合でも腹腔内にがんの転移や再発を伴っている場合[1]
で，具体的には，腹腔内の小腸，結腸，直腸など消化器のがんや，子宮，卵巣などの婦人科がんにより消化管が閉塞された状態，膀胱がんや前立腺がんの進展で消化管が閉塞された場合，さらには，腹腔内・外を問わずがんの転移により，がん性腹膜炎を生じた場合など，いろいろな状態が考えられます。

　このような状態にある人でも，手術のほかに抗がん剤を用いた積極的な内科治療，苦痛を和らげる緩和ケアなどさまざまな治療法が選択できます。緩和消化管ストーマ造設は手術療法の一つですが，患者の状態や手術によるメリットやデメリットを考慮して，医療者だけでなく患者・家族とともに手術適応を考える必要があります。また，術後の生命予後が90日以上あることを緩和消化管ストーマ造設の条件とする報告もあります[2]。

Point 2　緩和消化管ストーマ造設術を安全に行える条件について知っておこう！

手術を安全に行える条件として，

①手術のための麻酔を受けることができる

くらい，ある程度よい全身状態にあること
②ストーマを安全に造設し管理できるために，腹水がないか，腹水のコントロールが可能なこと
③ストーマを造設するときに，腸管を体外に持ち上げることが可能なために，消化管の腸間膜を収縮させるような高度ながん性腹膜炎がないこと
④悪性腸閉塞の部位が複数でないこと

があります。これらの条件を満たした患者には排泄目的の緩和消化管ストーマを造設することができると考えられます[3]。

✤引用・参考文献
1）Helyer L.,et al.：Surgical approaches to malignant bowel obstruction, J.Support.Oncol., 6：105-113, 2008.
2）中田健，他：切除不能進行癌・再発癌に対する緩和的人工肛門造設術の検討, 外科治療, 96：101-105, 2007.
3）恒藤暁：最新緩和医療学, p.99, 最新医学社, 1999.

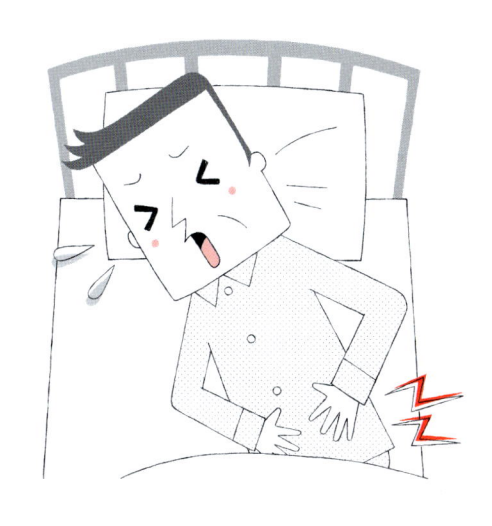

1 | 緩和ストーマとは

Q3 緩和尿路ストーマ造設はどのような人に適応する？

A >>> がん終末期に排尿障害を生じ，尿路の閉塞（尿閉）をきたした患者が対象となります。また，手術を安全に行える条件を満たしている人です。

Point 1 尿閉を引き起こす状態について知っておこう！

がん終末期に排尿障害を生じ，尿路の閉塞（尿閉）をきたした患者が対象となります。一般的に，尿閉をきたすと腎機能障害を併発しています。

排尿障害から尿閉を引き起こす状態には，以下のような場合があります。

① 進行した膀胱がんや前立腺がんによって尿道への尿の流出が困難な場合
② 進行した子宮がんや直腸がんによって尿道が狭窄され，尿の流出が困難な場合
③ 腎臓がんや尿管がんによって腎臓で生成された尿が尿管の狭窄部のために膀胱へ移送できない場合（多くは片側性）
④ がん性腹膜炎により腹腔内下部や後腹膜に腫瘤を形成し，それによってがんが尿管や尿道へ浸潤することによって尿管や尿道が狭窄し，尿の移送ができない場合
⑤ 尿路と腸管や膣などに瘻孔が生じた場合（この場合は尿閉にはなりませんが，膣から尿が漏れたり下痢となることが考えられます。また，逆行性尿路感染症を併発することもあります）

このような状態になった患者で，緩和尿路ストーマを造設することにより，苦痛や症状が和らぐことが期待できる場合，排尿が可能となり生命予後が延びるとともに，QOLの改善が望める場合，造設後に後療法を行う可能性がある場合などに，医療者，患者そして家族などと検討することが必要です[1]。

Point 2 緩和尿路ストーマ造設術を安全に行える条件について知っておこう！

手術を安全に行うためには，全身状態がよいことが望まれます。全身状態によっては，造設する尿路ストーマの種類や造設方法が変更されることがあります。麻酔方法も各種の尿路ストーマによって異なります。

❖引用・参考文献
1）緩和医療ガイドライン作成委員会泌尿器症状作業部会：終末期がん患者の泌尿器症状対応マニュアル，日本緩和医療学会，2008．

Q4 緩和ストーマにはどのような特徴がある？

A >>> 緩和消化管ストーマには単孔式ストーマ，ループ式ストーマ，二連銃式ストーマがあります。患者の全身状態，腸管や腹壁の状態によって適応が異なります。そして，患者の状態によって使用する腸管やストーマの形状が異なります。また，緩和尿路ストーマには腎瘻，膀胱瘻，尿管皮膚瘻，回腸導管などがあげられます。排尿障害を生じている部位や原因疾患，そして尿路ストーマ造設後の後療法が可能で生命予後の延長が期待できる場合と，苦痛や症状の緩和とQOLの改善を目的とした場合で，造設されるストーマが異なる場合があります。

Point 1 緩和消化管ストーマの場合，患者の状態によって使用する腸管やストーマの形状が異なることを知っておこう！

①全身状態がよく，麻酔に耐えることができ初回の手術の場合，腸管や腹壁の状態が通常の場合，多くは結腸か直腸の進行がん，あるいは子宮・卵巣がんなどの他臓器がんの浸潤による腸閉塞や消化管と膀胱や膣などとの間に瘻孔を形成した場合は，原発巣を切除し通常の単孔式ストーマを造設することができる場合もあり，切除ハルトマン手術と呼ばれます（**図1**）。できあがるストーマは，一般的な消化管ストーマと変わることはあまりありませんが，腸閉塞になっていることが多く，大きなストーマが造設されることもあります。腸管の内容を術中に排出すると，直径3cm程度の通常に近い消化管ストーマを造設できます。

②がんの再発やがん性腹膜炎による悪性腸閉塞の場合は，2回目以降の手術となり，腹壁の状態や，癒着やがん性腹膜炎などが重なり腸管を腹壁外に引き出すことが困難になったり，装具を良好に装着できる皮膚面を確保することが難しくなったりすることが多くなります。腸閉塞の原因となる狭窄を形成するがんによる腫瘤が切除できない場合や複数存在する場合が多いため，ループ式ストーマを造設する（**図2**）だけでなく，場合によってはバイパスを併設し腸閉塞の状態を改善する工夫がなされることもあります。閉塞する部位より口側にストーマを造設しますが，大腸がん原発腫瘍の場合は口側結腸に，がん性腹膜炎の場合は小腸に造設されることが多いよ

1 | 緩和ストーマとは

①腫瘍部を切除　　②単孔式ストーマ造設

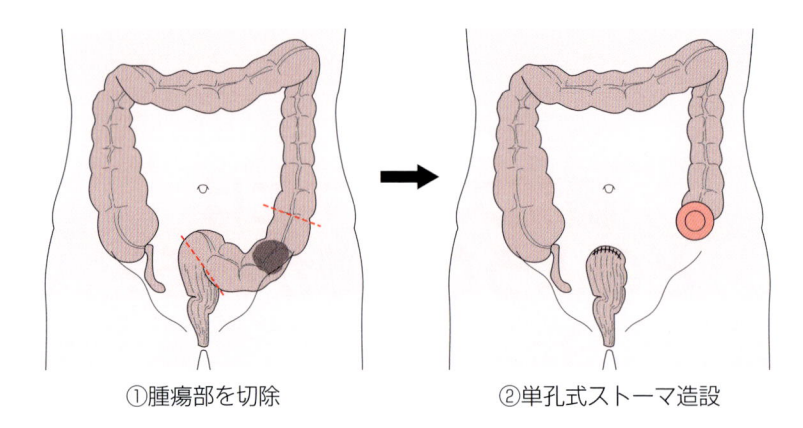

図1 | 切除ハルトマン手術

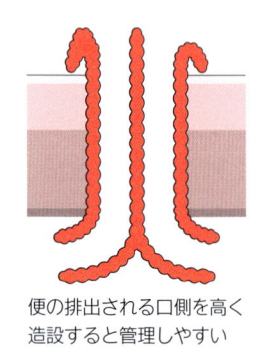

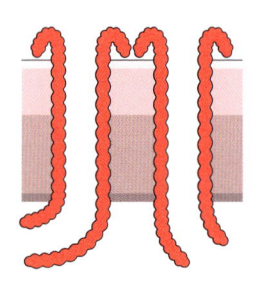

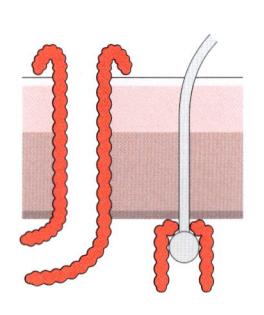

便の排出される口側を高く
造設すると管理しやすい

図2 | ループ式（双孔）ストーマ　　**図3** | 二連銃式（双孔）ストーマ　　**図4** | 単孔式ストーマと粘液瘻

うです。

③がん性腹膜炎によって腸間膜が短縮すると腸管を腹壁外にループ状に引き出すことができないことがあります。とくに小腸の腸間膜はがん性腹膜炎により短縮することがしばしばみとめられます。この場合には，二連銃式ストーマ（**図3**）を造設したり，単孔式のストーマを造設し肛門側の腸管は粘液瘻としてチューブを挿入したりすること（**図4**）もあります。

④腸閉塞が高度な場合は，腸管が拡張していることが多く，消化管内容を術中に排泄できない場合は大きなストーマや，円形でないストーマが造設されてしまうこともあります。このように悪性腸閉塞の患者に対して造設される緩和消化管ストーマは直腸がんに対して待機的に造設されるストーマと異なり，ループ式のストーマで，大きく高さの低い円形でないストーマが造設されることが多く，術後の合併症も多いことが予想されます。

Point 2 緩和尿路ストーマの場合，患者の状態によってストーマの種類が異なることを知っておこう！

尿路ストーマには腎瘻（**図5**），膀胱瘻（**図6**），尿管皮膚瘻（**図7**），回腸導管（**図8**）な

どがあります。

　がんによる尿閉の場合，麻酔方法や手術術式が簡便であることにより，緩和尿路ストーマとして腎瘻か膀胱瘻，尿管皮膚瘻が造設されることが一般的です。排尿障害を生じている部位や原因疾患，そして尿路ストーマ造設後の後療法（抗がん剤による治療や放射線治療など）が可能で生命予後の延長が期待できる場合と，苦痛や症状の緩和とQOLの改善を目的とした場合で，造設されるストーマが異なる場合があります。

　①がんが尿管や尿管膀胱移行部に狭窄や閉塞を起こした場合，尿管の閉塞による尿閉を生じ，尿管，腎盂の拡張をきたします。尿管の片側的閉塞であれば片側に，左右両側の閉塞の場合は両側に腎瘻を造設します。麻酔は腰椎麻酔や硬膜外麻酔が多用されますが，局所麻酔でも造設可能です。

　②原発巣が切除できない尿道や前立腺，膀胱に進行したがんがある場合で，膀胱前面に正常な部分が残っている場合は，苦痛や排尿障害を改善するために膀胱瘻が造設されます。腰椎麻酔や硬膜外麻酔さらには局所麻酔でも膀胱瘻を造設することができます。尿道の閉塞による尿閉の場合は緩和尿路ストーマとして膀胱瘻が造設されます。

　③原発巣が切除不能でも後述する④と同様に後療法が期待できる場合で全身状態がよく

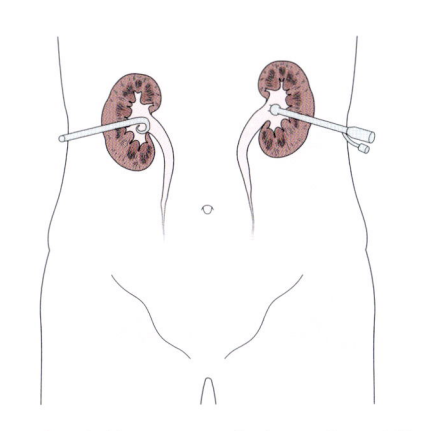

図5｜腎瘻（左：pigtail型，右：バルーン型）

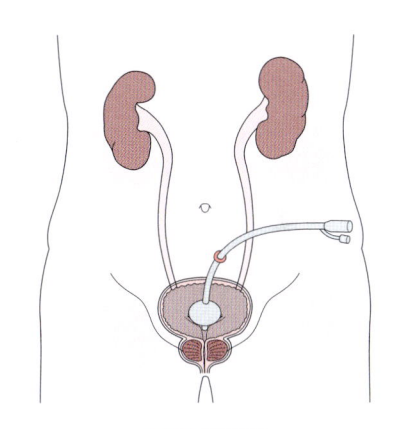

図6｜膀胱瘻

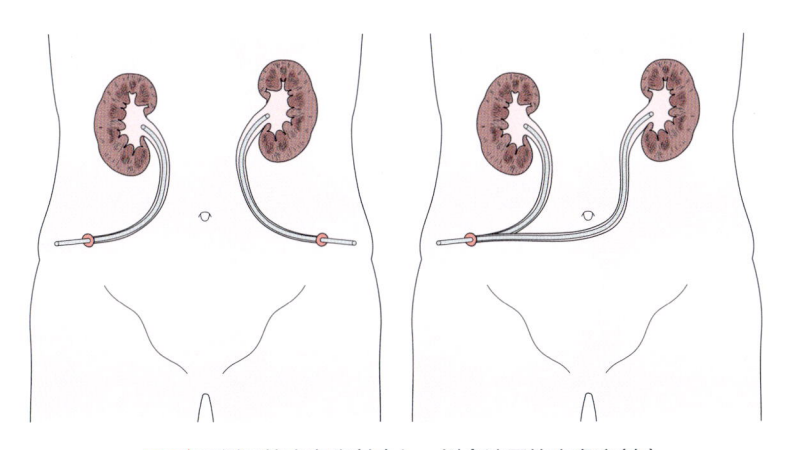

図7｜両側尿管皮膚瘻（左）と一側合流尿管皮膚瘻（右）

1　緩和ストーマとは

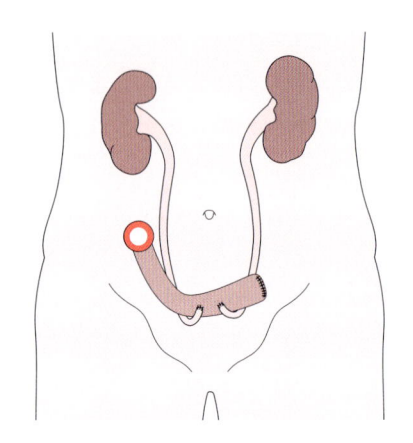

図8｜回腸導管

全身麻酔が可能な場合，回腸導管や尿管皮膚瘻が造設されることがあります。尿管皮膚瘻は左右別々に2カ所造設される場合，片側のみの造設の場合，左右の尿管を吻合し1カ所の尿管皮膚瘻として造設する場合があります。

　④原発巣を切除することができ，後療法が期待できる場合，主として膀胱がん，前立腺がん，子宮がんの浸潤などが考えられますが，これらの場合には，全身麻酔下に原発巣を切除し，回腸導管や尿管皮膚瘻を造設される場合が多いです。術後に放射線治療を計画する場合には，照射部位に金属のクリップなどで印をつけることがあります。しかし，原発巣の切除が原則となり，大きな手術となるため，緩和ストーマとして回腸導管が造設されることは少ないようです。

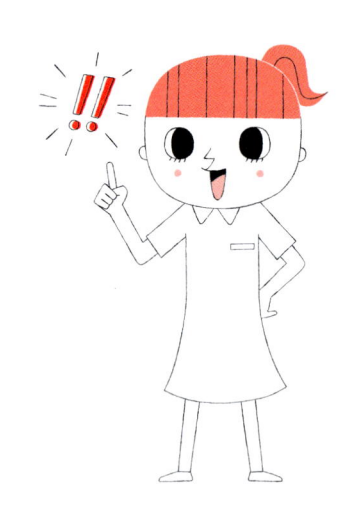

Q5 がん終末期にストーマ造設するとどのような効果が期待できるの?

A >>> 緩和消化管ストーマでは，①腸閉塞によって膨満した腹部から腸管内容(便)が排出される，②それにより腸閉塞の治療として挿入されていた経鼻胃管やイレウス管の抜去などが，緩和尿路ストーマでは，①排尿が可能となり，それまでに生じていた腎機能障害の改善，②拡張した腎盂，尿管，膀胱などが収縮することによって，痛みが消失，または軽減するなどの効果が期待できます。

Point 1 緩和消化管ストーマ造設により，腸閉塞の改善，それによる腹部膨満感の緩和，経口摂取などが可能になることを知っておこう!

緩和消化管ストーマ造設の目的はがんによる腸閉塞の改善であり，腸閉塞が改善されることにより，次の効果が期待できます。
①腸閉塞によって膨満した腹部から腸管内容(便)が排出されること
②それによって腸閉塞の治療として挿入されていた経鼻胃管やイレウス管を抜去できること
③腸閉塞による腹部の膨満や苦痛から解放または改善されること
④その結果として，水分や食事の摂取が可能となること
⑤行われていた点滴が抜去できること

術後の状況がよければ，患者は自宅に帰り，家族とともに食事をしたり，散歩や旅行に出かけることもできます。

Point 2 緩和尿路ストーマ造設により，尿路の閉塞の改善，それによる腎機能障害の改善，痛みの緩和などが可能になることを知っておこう!

緩和尿路ストーマ造設の目的は尿路の閉塞を改善することです。その効果として，
①排尿が可能となり，それまでの期間に生じていた腎機能障害が改善する
②拡張した腎盂，尿管，膀胱などが収縮することによって，痛みが消失，または軽減する
③制限されていた水分や食事の摂取が可能となる
などが考えられます。

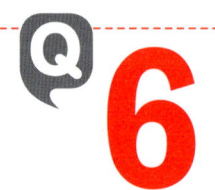

2 インフォームド・コンセントとストーマオリエンテーション

Q6 ストーマ造設時のインフォームド・コンセントはどのように行えばよい？

A >>> 術前にストーマ造設することの事実を伝え，手術を受けることでどのような症状緩和ができるのかを明確にしたインフォームド・コンセントを行います。

Point 1　インフォームド・コンセントとは何かを知っておこう！

「インフォームド・コンセント」という法律用語は，1957年米国・カリフォルニア州控訴裁判所における医療過誤裁判で誕生しました。患者の権利を守るための裁判基準の法理に対して「インフォームド・コンセント（informed consent）」と名づけました。1972年には米国病院協会の「患者の権利章典」の中で提唱されるようになり，インフォームド・コンセントの法理は，医療者をはじめ患者を含む社会の人々に広く普及しました。

日本では，1990年代に「説明と同意」として導入されはじめ，現在では医療のあらゆる場面で日常的に活用されてきています。患者には，医療を受ける患者としての権利（表1）と，それに対して医療者には患者の権利を尊重して，患者が満足する診療・看護サービスを提供する医療者としての義務（表2）があります。

このインフォームド・コンセントは医療法で定められており，医師だけでなく，看護師，薬剤師などにも義務づけられています。

Point 2　ストーマリハビリテーションにおけるインフォームド・コンセントの必要性について理解しておこう！

がんの情報提供は，患者につらい状況や衝撃を与えることもありますが，逆にがんの情報不足は患者をより不安にさせます。つらい話でも術前にきちんと真実を説明することが非常に重要です。

ストーマ造設時には，がん終末期での多くの症状を抱えるなかで，さらに症状緩和のため手術という治療法を選択することになります。人生最後のステージで人間にとって最も羞恥心を抱く排泄方法の変化（ストーマ造設）を余儀なくされるので，患者がとてもつらい状況に陥ることは自然なことです。そのため，医療者も真実をどのように伝えるべきか悩んでしまうのではないでしょうか。たと

表1｜患者に前もって話しておくべきインフォームド・コンセントの前提条件

①代理意思決定者
知的精神的判断能力のある成人患者（competent adult patient）以外には，代理意思決定（proxy consent）をするために選ばれた代理者にインフォームド・コンセントについて説明する。

②患者から医師への質問の自由
医師がそれぞれの患者にわかるようにと説明した場合でも，質問は自由で，医師の説明を患者が理解し納得できるまで繰り返し質問しても差し支えない。

③患者が同意した医療の実施上の責任
患者が，インフォームド・コンセントの説明の後で，特定の医学的侵襲を伴う医療行為を自分にすることに同意した場合でも，その医療行為の実施上の責任は，実施した医師にあり，同意したからといって患者にその責任を転嫁することは許されない。

④患者の選択権と同意拒否権
医師が説明した診療行為の選択肢の中に，同意したい選択肢のない場合には，法律で許す範囲内で同意拒否権があるので，患者はいずれの選択肢にも同意しなくてもよく，同意を拒否して診療を受けない場合に起こりうる医学的な結末について，説明を受ける権利がある。

⑤患者の同意撤回権
患者が医師にある特定の医療行為（服薬・注射・その他）について同意を与えた後でも，患者の考えが変わった場合には，同意を撤回したり，変更を求める権利があり，同意した医療が開始前なら中止，開始後でも中止が可能な場合には中止してもらう権利がある。そのような場合でも，医師は患者との人間関係を悪化させてはならないことになっている。

⑥患者の診療権拒否
患者は，医師の治療行為に満足しなければ，診療の継続を拒否する権利がある。前項の「患者の同意撤回権」の場合と同一の結果となる。

⑦医師を選ぶ患者の権利
患者には医師を選ぶ権利があり，また，病院を選ぶ権利もある。診療担当の医師の治療行為に満足しない場合には，医師を代えてもらう権利もある。

⑧患者の医療の選択権の制限
患者は，医師が説明した選択肢の中から選択する権利があるのであって，説明されなかった医療行為を医師に要求しても，医師が承諾しない限り強制することはできない。やむを得ない場合には，「転院の薦め」も選択肢の一つとなりうる。たとえば，患者が人工妊娠中絶を希望しても，医師の宗教上の理由などでしてあげられないと断られた場合に，患者は医師に強制することこはできない。もし患者がどうしても人工妊娠中絶を希望するならば，医師を代える他ない。この場合，医師が患者に説明した選択肢の中の医療行為を自分自身で拒否したわけでないから，医師による診療の拒否には当たらない。

⑨真実を知る権利をもつ患者は，その権利を放棄する自己決定権もある
真実を知る権利を放棄した患者には，説明を受け放っておいてもらいたいプライバシー権があるので，インフォームド・コンセントで説明したりすることは，患者の自己決定権の侵害であり，プライバシー権の侵害となる。それゆえに，真実を知りたい意思のある患者のみに説明するのが原則である。

（星野一正：ナースが知っておきたいインフォームド・コンセント，メディカ出版，pp.16-17, 2003 より引用）

えば，医療者側の勝手な考えで「術前にストーマ造設をすることを伝えると患者がショックを受けるだろうし，拒否するのではないか」「今からストーマを造設することを伝えるとショックだろうし不安になってしまう。本人へは希望がもてるようにバイパス術をする予定で，もしかしてストーマかもしれない程度で説明しよう」「本当は永久的なストーマ造設が必要だが，今からそれを伝えるとショックになってしまう。患者へは，最悪もしかしたらストーマを造るかもしれないが，造っても一時的なストーマと説明すれば，少しは患者の気持ちが楽になり不安も少なくてすむのではないか」と考えて対応することがあるのではないでしょうか。これは，医療者の利己的動機から医療者が望むかかわりをしており，事実を伝えないことが結果的には患者のことを考えていないことになります。

2 | インフォームド・コンセントとストーマオリエンテーション

表2 | インフォームド・コンセントの法理

患者の権利	対	医療者の義務
診療・看護を受ける権利 診療・看護を拒否する権利	⇒	診療・看護サービスを提供する義務 患者の権利ならびに意思を尊重する義務 業務上知り得た患者などの秘密の守秘義務
真実を知る権利 ①説明を求める権利	← ⇄ ←	**患者に関する情報** 説明を求められる義務 説明する義務
②患者の比較検討・選択権	⇒	患者の選択権を満足させる義務 複数の選択肢をあげて比較して説明する義務 選択肢が単一である場合の、その理由の説明
③患者自身の選択後の自主的判断（autonomy）の達成	← ⇄	患者が比較検討して選べるように、複数の選択肢をつけて、わかりやすく説明する義務があるので、それぞれの選択肢について、目的・内容・利点と欠点・効果と危険性・治癒率と死亡率・やむを得ない医学的侵襲の内容と危険性の程度、主治医の推薦の理由などについて、患者から質問を受けながら説明する義務
④医療者が説明した範囲の医学的侵襲を含む特定の医療・看護行為を受けてもよいと同意する患者の自己決定権（self-determination）に基づき決定した医療・看護を希望し要請する	← ⇒ ⇒	説明した医学的侵襲が避けられないことと、その危険性について、患者に念を押すこと 患者自身が選択・決定した医療・看護行為を、患者のためにベストをつくして実施すること 合法的医療の実施が法的に可能になる

（星野一正：ナースが知っておきたいインフォームド・コンセント，メディカ出版, p.18, 2003 より引用）

　がん終末期に緩和ストーマ造設術を受けなければならないという情報は、患者にとってつらいことですが、正しい情報を提供し、その内容が十分に理解でき、患者自身で治療の決定ができるように相互の尊重と参加に基づいた意思決定が重要となります。

Point 3　緩和ストーマ造設を受ける患者のインフォームド・コンセントの内容を覚えておこう！

　がん終末期における緩和ストーマ造設は、<u>腸閉塞の予防</u>、または<u>腸閉塞の解除</u>、<u>尿閉の予防・改善</u>を目的としたインフォームド・コンセントが主になります。腸閉塞の解除のための消化管ストーマ造設の場合を例に示します。

❶**それぞれの治療方法の適応と不適応**

・保存的治療（絶食または食事療法、症状緩和、イレウス管挿入など）
・ストーマ造設術

❷**手術を選択した場合の治療法**
● 現在の症状からストーマ造設術を受けることで、どのような症状が緩和されるのか、または改善できるのか。たとえば、

- 腸閉塞により現在どのような症状があるため，身体的につらいのか
- ストーマ造設術を受けることで，腸閉塞の改善と，腹部症状が緩和されること
- 食事が摂取できる可能性があること
- 食事摂取ができなかったこと（絶食）での点滴治療が終了できること
- 治療（化学療法など）が開始できる，または再開できること

● ストーマ（人工肛門）とはどういうものか
- ストーマの造設方法と使用腸管について
- ストーマが永久的なのか，一時的なのか
  ＊がん終末期の緩和ストーマ造設は基本的には永久的になります。
- ストーマの形状（単孔式ストーマ，ループ式ストーマ，二連銃式ストーマ，分離式ストーマ）
- 今までの肛門での排泄とストーマからの排泄の違い
- ストーマの管理方法
- ストーマサイトマーキングの必要性と，いつどのように決めるのか
- 現在の腹部状況によってマーキングの位置が複数になることや，術前にマーキングした位置に造設されない可能性やその理由
- ストーマを造設することで，症状の改善により日常生活がどのように改善されるのか

❸ 手術に関連した合併症の可能性や危険性
- ストーマ造設術の場合の下部消化管に関連した合併症：出血，癒着，腸閉塞，創感染，膿瘍
- ストーマに関連した術後合併症：ストーマ循環障害，ストーマ粘膜皮膚離開，ストーマ壊死，ストーマ陥没，ストーマ陥凹，ストーマ周囲の蜂窩織炎，ストーマ旁ヘルニア，ストーマ脱出，ストーマ浮腫，ストーマ周囲皮膚障害など
- 手術一般における合併症
- 血栓症（心筋梗塞，脳梗塞，肺梗塞），心臓合併症（狭心症，心不全，不整脈），肺合併症（肺炎，無気肺），肝機能障害，腎機能障害，胆囊炎，腹壁瘢痕ヘルニア，薬剤や輸血によるアレルギー，輸血についてなど

❖ 引用・参考文献
1) 内富庸介, 他編：がん医療におけるコミュニケーション・スキル─悪い知らせをどう伝えるか, 医学書院, 2007.
2) 星野一正：ナースが知っておきたいインフォームド・コンセント, メディカ出版, 2003.
3) Buckman R.(恒藤暁監訳)：真実を伝える─コミュニケーション技術と精神的援助の指針, 診断と治療社, 2000.
4) 田村恵子：真実（がん）を伝えるための看護師の役割と技術, ターミナルケア, 13(3)：196-200, 2003.
5) 田村恵子：インフォームドコンセンセントにおける看護師の役割─どのように悪い知らせを伝えるか, がん患者と対症療法, 17(2), 2006.

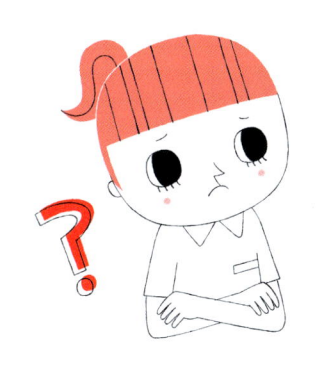

2 | インフォームド・コンセントと
ストーマオリエンテーション

Q7

[インフォームド・コンセント時の環境ではどのようなことに注意すればよい？]

A >>> 周囲にほかの人がいる環境で「人工肛門・人工膀胱・ストーマ」と言うことをできるだけ避けて，プライバシーが保てるよう環境に配慮します。また，静かな場所を選んだり，ゆっくり話せる時間に行ったり，座る位置にも配慮します。

Point 1 | プライバシーが保てる場所を選択しよう！

インフォームド・コンセント時に患者が不快感を抱いてしまう環境は，大部屋やほかの患者が出入りするような人の多い解放された場所，たとえば談話室では個人的な話や不安な気持ち，苛立ちなどの感情が表出しにくく真の話ができない場合があります。とくに，排泄障害やボディイメージの変化のあるストーマ造設術については，一般的に人工肛門や人工膀胱，ストーマとはどういうものか正確な情報や知識が普及していませんので，患者は医療者からその言葉を聞くと「お腹から便（尿）が出て汚いし，臭うから外出して人と会うこともできなくなってしまう」「もし自分が人工肛門（膀胱）と聞くと周りが自分のことを避けるのではないか」などと第一印象は悪いイメージを抱きがちです。

ほかの患者や周囲に人がいる状況で話を持ち出すことさえも，不快にさせてしまうことがあります。たとえば，大部屋で医療者が患者へ「これから人工肛門の手術の話をしますので，お部屋を移動して話しましょう」と声かけをするだけでも，患者の思いとして「ほかの患者へ自分が人工肛門を造ることがばれてしまった。人工肛門という言葉を人前で使わないでほしいし，大きな声で言わないでほしい」と嫌な思いをする場合もあります。

大部屋などのほかの人が多くいる場面では，大きな声で人工肛門やストーマと言うことをできるだけ避けます。説明のために別室に案内するときは，たとえば「○日の手術の準備の説明をしますので，○○室に来てください」と伝えます。

プライバシーが保てる空間と時間を確保し，個室でもほかの医療者が出入りするような時間帯や人が往来する場所は避けます。

Point 2　静かな場所を選択しよう!

静かで整理整頓された快適な部屋で，電話や医療用の院内携帯電話の音がならないように配慮します。

Point 3　ゆっくり話せる時間に行おう!

約束の時間を厳守しますが，時間通りに開始できない場合は事前に患者へ連絡します。プライバシーが保てる場所の場合は内容が深まり心理的な動揺も表出されやすいです。そのため，週末や夕方から就寝に近い時間帯の後は，医療者が患者の状況を把握しサポートしにくいこともあるため，可能であれば時間帯の工夫をします。

Point 4　座る位置にも配慮しよう!

必ず目線は同じ高さを保ち相手の目を見て話し，気楽な気持ちになるような雰囲気づくりと表情（笑顔など）づくりをします。座る位置と離れすぎず近すぎずに適度な距離を保ちます。

一般的に相手の緊張感がとれリラックスでき円滑なコミュニケーションがとりやすい位置は，90度斜めの場所（**図1**）で，身体の緩衝地帯（body buffer zone）50〜90cm程度がプライベートな事柄にかかわる場合は適当です。

がん終末期の緩和ストーマ造設を受ける患者は，全身状態によってはベッド上で臥床したままでインフォームド・コンセントを受けることもあります。ベッドサイドで話す場合は，椅子に腰かけて目線を同じ高さにし，ベッド上で臥床している患者を医療者が立位で上から見下ろすような視線は避けます。

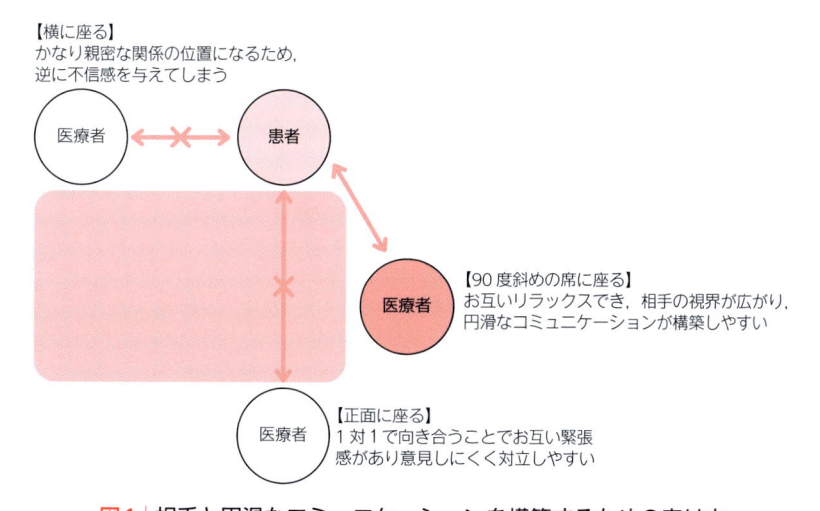

図1｜相手と円滑なコミュニケーションを構築するための座り方

【横に座る】かなり親密な関係の位置になるため，逆に不信感を与えてしまう

【90度斜めの席に座る】お互いリラックスでき，相手の視界が広がり，円滑なコミュニケーションが構築しやすい

【正面に座る】1対1で向き合うことでお互い緊張感があり意見しにくく対立しやすい

Point 5　挨拶をしてから行おう!

コミュニケーションの基本である挨拶と名前を述べるときは礼儀正しくし，身だしなみを整えて接します。最初は立って挨拶することで，より好感的になり心理的距離を近づけるのに役立ちます。

Point 6　患者の身体状況に注意しよう!

がん終末期の症状緩和目的で手術を受ける状態のため，身体的に何らかの症状を抱えている場合があります。そのため，患者の表情や痛みなどの身体状況を見ながら，時間的な配慮を考えます。痛みが強く予定通りの時間が確保できない場合は，再度別の時間帯で調整するなどの工夫をします。

❖引用・参考文献
1) 内富庸介, 他編：がん医療におけるコミュニケーション・スキル—悪い知らせをどう伝えるか, 医学書院, 2007.
2) 星野一正：ナースが知っておきたいインフォームド・コンセント, メディカ出版, 2003.
3) Buckman R.(恒藤暁監訳)：真実を伝える—コミュニケーション技術と精神的援助の指針, 診断と治療社, 2000.

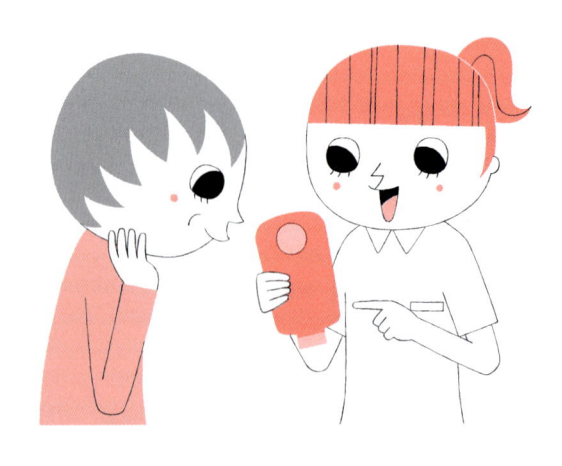

Q8 つらい話を伝えなければならないときにどのように行えばよい?

A >>> 効果的なコミュニケーションを実践するための態度や行動は,ロバート・バックマンの「悪い知らせの伝え方─6段階のアプローチ」,ピーター・ケイの「10段階からなるアプローチ」,「SHARE」によって示されていますので,これらのコミュニケーション技術を習得することが重要です。

Point 1 つらい話とは何かを理解しておこう!

つらい話とは,つまり悪い知らせ(バッドニュース)のことであり,「患者の将来に対する展望を徹底的に否定的(悪い)な方向に変えてしまうさまざまな情報」であると定義されています[1)-3)]。がん医療の現場において一般的な悪い知らせとは,がんの診断,治療をしてもその効果がないこと,再発,転移,積極的な治療(手術,抗がん剤,放射線など)の中止,緩和医療中心への移行などがあります[1)2)]。悪い知らせを伝えること(検査や治療に関する説明)は患者の治療の選択などの意思決定権を有している医師が行うべき行為であるとされています。

Point 2 悪い知らせの伝え方の基本について知っておこう!

悪い知らせを上手に伝えることは,卵を割ることに似ており,ある程度の熟練さが必要とされます。患者の満足度は医師による説明に費やされた時間ではなく,相互作用の質,つまり効果的なコミュニケーションを成立させることが成功のカギになります。

悪い知らせの伝え方には,ロバート・バックマンの「悪い知らせの伝え方─6段階のアプローチ」(**表1**)[2)5)],ピーター・ケイの「10段階からなるアプローチ」(**表2**)[7)],「SHARE」(**表3**)[1)]などがあります。

本項では,ロバート・バックマンの「悪い知らせの伝え方─6段階のアプローチ」を中心に解説します。

2 | インフォームド・コンセントとストーマオリエンテーション

表1 | Buckmanによる6段階のアプローチ

第1段階：面接にとりかかる
第2段階：患者がどの程度理解しているか知る
第3段階：患者がどの程度知りたいか理解する
第4段階：情報を共有する
第5段階：患者の感情へ応答する
第6段階：計画を立てて完了する

〔Buckman R.(恒藤暁監訳)：真実を伝える―コミュニケーション技術と精神的援助の指針, 診断と治療社, 2000〕

表2 | Kayeによる10段階アプローチ

第1段階：準備
第2段階：患者は何を知っているか
第3段階：さらに情報を欲しがっているか
第4段階：否認することを許す
第5段階：警告を発する
第6段階：説明(求められた場合)
第7段階：心配事を引き出す
第8段階：感情の表出
第9段階：まとめと計画
第10段階：いつでも相談に乗ることを伝える

〔Kaye P.(柿川房子, 他訳)：悪いしらせを伝える―10ステップアプローチ, がん看護, 3(3)：130-135, 1998〕

表3 | SHARE文例

準備：重要な面接であることを伝える		
プライバシーが保たれる場所(直接会って伝える)，十分な時間を確保する(電話がならないようにする)	大部屋のベッドサイドやカーテンで仕切られているだけの外来はできるだけ避け，面談室を使う。忙しい外来時間を避ける あらかじめ電話を他の人に預ける 面談の初めに患者に断る。電話が鳴った場合，患者に断ってから，電話に出る	S
検査結果が出揃って，最終的な判断が出るのが次回の面談であることを患者に伝える	「7日後に検査結果が出揃い，当院の呼吸器グループでミーティングした結果をお話しすることができますので，次の面談は7日後の○月○日はいかがでしょうか」 など	S
次回の面談は重要なので，家族など他の人が同席できることを伝える。	「次回は検査結果をお伝えする重要な面接ですので，ご家族の方などどなたかご一緒にいらっしゃっていただくこともできます」 「おひとりでも結構ですが，心細いようであればご家族に同席していただいてもかまいませんよ」 など	H
基本：面談中に気をつけること		
礼儀正しく患者に接する	初対面のときには自己紹介する 面談室に患者が入ってきたら挨拶をする	S
患者の目や顔を見て接する		S
患者に質問を促し，その質問に十分に答える	「ご質問はありますか？」	H
患者の質問にいらいらした様子で対応しない	患者の言葉を途中で遮ること 貧乏ゆすり ペンを回す マウスをいじる，など	S
STEP1：面談を開始する(患者が面談室に入ってから悪い知らせを伝えるまで)		起
大事な話の前には患者は緊張しているので，患者の気持ちを和らげる言葉をかける	身近なことや時節の挨拶，患者の個人的な関心事などについて一言触れる 表情(微笑む)などのノンバーバル・コミュニケーション 「最近寒いですが風邪は引いていませんか？」 「暑い日が続いていますが，夜は眠れていますか？」 「ずいぶん長くお待たせしましたね」 など	RE
病状，これまでの経過，面接の目的について振り返り，患者の病気に対する認識を確認する	「前の病院の先生からはどのような説明を受けましたか？」 「病気についてどのようにお考えですか？」 「前回お会いしたときの説明をどのようにご理解していらっしゃいますか？」 「初診のときの話について，その後どのように感じましたか？」 「前回お話したことについて，おうちに帰ってからどんな風に感じましたか？」 「今一番のご心配は何ですか？」 「家に戻られてから奥様にはどのようにお話ししましたか？」 「治療効果について，ご自分ではどのように感じていますか？」 など	H
家族に対しても患者と同じように配慮する	視線を向ける 家族が突然発言したときには，後で十分答える準備があることを伝えるなど 患者に，家族に対しても配慮していることを認識してもらうことが重要である	RE
他の医療者(例えば，他の医師や看護師)を同席させる場合は，患者の了承を得る	「看護師の○○を同席させてもよろしいでしょうか？面談後にわからないことなどありましたら，何でも結構ですので，私か○○にお話しください」 など	S

STEP：2　悪い知らせを伝える		承
悪い知らせを伝える前に，患者が心の準備をできるような言葉をかける	「大切なお話しです」 「お時間は十分にありますか」 「予想されていた結果かもしれませんが」 「少し残念なお話しをしなければならないのですが」 「気になっている結果をお話します」 「一番ご心配されていたことをこれからお話します」 家族の同席を勧める「今日はご家族と一緒に来ていただきましたが」など	RE
悪い知らせをわかりやすく明確に伝える	「率直に申し上げます」など	H
患者が感情を表に出しても受け止める	沈黙の時間をとる，患者の言葉を待つ 気持ちを聞く オープン・クエスチョン「今，どのようなお気持ちですか？」	RE
悪い知らせによって生じた気持ちをいたわる言葉をかける	「つらいでしょうね」 「混乱されたでしょうか」 「驚かれたことでしょう」，「大丈夫ですか？」など	RE
実際の写真や検査データーを用いる		H
患者に理解度を確認しながら伝える	「ご理解いただけましたか？」 「後から質問ができることや看護師にも質問できることを伝える「わからないことがありましたら，後からでも結構ですからご質問ください。看護師に聞いていただいてもかまいません」	H
今の話の進み具合でよいか尋ねる	「話ははやくないですか？」 「はやいと感じたら，いつでもおっしゃってください」など	H
病状（例えば，進行度，症状，症状の原因，転移の場所など）について伝える		H
質問や相談があるかどうか尋ねる	「何か質問はありますか？」など	H
専門用語を用いた際には患者が理解しているか尋ねる		H
紙に書いて説明する		H
STEP3：治療を含め今後のことについて話し合う		転
患者の今後の標準的な治療方針，選択肢，治療の危険性や有効性を説明したうえで，推奨する治療法を伝える		A
がんの治る見込みを伝える	「治療は非常に難しい状況で，今の生活を如何に保つかが今後の目標です」	A
患者が他のがん専門医にも相談できること（セカンド・オピニオン）について説明をする		A
誰が治療選択に関わることを望むか尋ねる	患者本人がひとりで決める 医師にまかせる 家族，医師と一緒に決める，など	A
患者が希望をもてるように，「できないこと」だけでなく「できること」を伝える	「がんをやっつける治療よりも，痛みをとる治療に重点をおきましょう」など 抗がん治療以外にも可能な医療行為があることを伝える	RE
患者が希望をもてる情報も伝える	「痛みが取れます」 「治療効果が期待できます」 「新薬が来年承認される予定です」など	RE
患者が利用できるサービスやサポート（例えば，医療相談，高額医療負担，訪問看護，ソーシャル・ワーカー，カウンセラー）に関する情報を提供する		A
患者のこれからの日常生活や仕事についても話し合う	「例えば，日常生活やお仕事のことなど，病気以外のことも含めて気がかりはありますか？」	A
STEP：4　面談をまとめる		結
要点をまとめて伝える（サマリーを行う）		H
説明に用いた紙を患者に渡す		H
今後とも責任をもって診察にあたること，見捨てないことを伝える	「私たち診療チームはあなたが良くなるように努力し続けます」 「今後も責任をもって診察にあたります」 「最善を尽くします」など	RE
患者の気持ちを支える言葉をかける	「大丈夫ですよ」 「一緒にやっていきましょうね」など	RE

S：場の設定　H：悪い知らせの伝え方　A：付加的情報　RE：情緒的サポート
（内富庸介，他編：がん医療におけるコミュニケーション・スキル―悪い知らせをどう伝えるか，医学書院，2007より引用）

Point 3 | 「悪い知らせの伝え方―6段階のアプローチ」をもとに伝えよう!

❶第1段階：面接にとりかかる

面接に適切な環境を整え，どこで誰が同席することが望ましいのかを決定し開始します。

❷第2段階：患者がどの程度理解しているか知る

医学的な病状に関する理解度や，患者の話し方から患者の理解力と表現力を知り，それに応じて情報を提供します。患者の言葉で表現される感情と言葉以外で表現される感情からどの程度理解しているかを知ります。

❸第3段階：患者がどの程度知りたいか理解する

悪い知らせを伝えることでこの段階で大切なことは，患者が「何を知りたいのか」ではなく，「今の状況について，どの程度知りたいのか」を医療者が尋ねて知ることです。この段階の目的は，患者がより詳しい情報を知りたいと望めば情報を共有することに同意を得ることができ，次の段階に進むことができます。逆に，たとえ患者が今の状況について詳しい情報を望まない場合でも，治療計画やケアについて話し合うこと，つまりその後も患者が望めばいつでも意見が言える関係を維持することが必要です。

❹第4段階：情報を共有する（整理と教育）

医師の目的（診断，治療計画，予後，援助）を決定します。診断，治療計画，予後，援助についてどの程度の情報が共有されるかは，病気，治療の選択肢，患者の希望や反応などによります。患者が面談の概要を理解しやすいように，「まずは，病気と治療についてお話しましょう。それから病気や治療以外に，今後のことやその他どんなことでも話し合いましょう」と導入するとよいでしょう。この段階で医療者は患者がどの程度病状を知っているのか，病状の理解度はどの程度かを知っているため，患者の理解度に応じて情報提供を行います（情報の調整）。

専門用語ではなく患者の理解度に適した日常語を使いながら少しずつ情報提供します。医療者の情報がどのように理解されているか何度も確認しながら行うコミュニケーション技術が必要です。情報を繰り返して強調して明確にするために，重要な点は繰り返し伝え，両者の意図することが一致していることを確認しながら行います。図や文字を使ったり，面談を録音したり冊子を使用することも有効です。心配ごとや不安なことのリストを引き出すようにして，隠れた質問や言葉に耳を傾けます。

❺第5段階：患者の感情へ応答する

悪い知らせを伝える面談が成功するか否かは，患者の感情や反応に気づき，それを受けとめて応答することが重要です。

❻第6段階：計画を立てて完了する

今後の計画（戦略）や援助プランを計画し，次回の面接の約束をして完了します。要約と今後の計画なしに面談を終了してはいけません。

❖引用・参考文献
1) 内富庸介，他編：がん医療におけるコミュニケーション・スキル―悪い知らせをどう伝えるか，pp.115-124, 医学書院，2007.
2) Buckman R.(恒藤暁監訳)：真実を伝える―コミュニケーション技術と精神的援助の指針，診断と治療社，2000.
3) 三木徹生，他：がんの病状説明（バッドニュースの伝え方・いわゆる告知）についてのアンケート結果，緩和医療学，7(4), 2005.
4) 田村恵子：真実（がん）を伝えるための看護師の役割と技術，ターミナルケア，13(3)：196-200, 2003.
5) 田村恵子：インフォームドコンセントにおける看護師の役割―どのように悪い知らせを伝えるか，がん患者と対症療法，17(2), 2006.
6) 星野一正：ナースが知っておきたいインフォームド・コンセント，メディカ出版，2003.
7) Kaye P.(柿川房子，他訳)：悪いしらせを伝える―10ステップアプローチ，がん看護，3(3)：130-135, 1998.

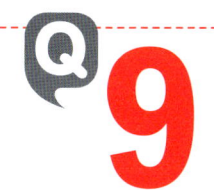

Q9 インフォームド・コンセント時に看護師はどのような役割を果たせばよい？

A >>> インフォームド・コンセントは医師だけでなく看護師にも義務づけられています。看護師は医師がインフォームド・コンセントを行った後，看護を通して医師よりも患者や家族と過ごす時間が長い身近な存在なため，インフォームド・コンセントの質をよいものとする重要な役割があります。ストーマ造設に関する説明の場合，看護師はインフォームド・コンセントへの同席とその後のフォローアップを行い，患者が治療について意思決定できるように支援します。

Point 1 インフォームド・コンセントに同席して患者を支援しよう！

医師のインフォームド・コンセントに同席して，看護師は以下の点に配慮してかかわります。

①看護師は，インフォームド・コンセントの前に患者や家族は現状をどう理解しているのか，また心配や不安，恐怖に思うことはないかなどを確認して，事前に医師と情報を共有化する

たとえば，以下のような言葉かけをするとよいでしょう[1]。

- 「先生からのお話の前に，少しお話を伺ってもよろしいですか？」
- 「今の状況について，先生からはどのように聞いていますか？」
- 「今の状況について，どのように感じていますか？」
- 「今の病状について，どの程度までお知りになりたいと考えていらっしゃいますか？」
- 「病気以外のことで，何か心配なことはありますか？」
- 「今後のことで，一番大切だと思われることは，どういったことがありますか？」

②医師からのどのような情報提供が行われているのかを確認する

③医師からの情報により，患者はどのような表情や態度であるのかを観察し，患者の話し方や質問，疑問の内容から患者の理解度を確認する

④患者の表現力や質問の内容を観察しながら，必要なときはわかりやすい言葉で医師の説明を代弁したり，患者が質問したい内容や確認したい内容の補足説明をする

⑤患者が真実を受容できるように支援し，治療決定のプロセスや状況を正しく見極める

2 | インフォームド・コンセントと
　　ストーマオリエンテーション

⑥ほかの医療スタッフに伝えて情報を共有化する

Point 2 インフォームド・コンセント後に患者のフォローアップを行い，治療について意思決定できるように支援しよう！

　インフォームド・コンセント後は，患者が情報の整理ができるように少し考える時間をとってから，以下の点に配慮してかかわります。

①医師の説明をどの程度理解しているのかを確認する

　たとえば，以下の言葉かけをするとよいでしょう。

・「先生の説明を聞かれて，どう思われましたか？」

②患者や家族へ情緒的支援をする

　医師の説明後1週間程度は，信じられない気持ち，ショック，否認，恐怖や不安，怒りや非難，絶望などに陥るため，看護師は患者のつらい気持ちに寄り添う態度や情緒的な支援をします。

　たとえば，以下の言葉かけをするとよいでしょう[1]。

● 共感を示す言葉かけ
・「……」（沈黙）
・「先生のお話はショックでしたね…」
・「つらかったですね…」
・「何で私が…という気持ちになりますよね…」
・「これからのことが心配ですよね…」
・「これまで本当によく頑張ってこられたんですね」
・「どうしていくことが○○さんにとって一番よいか，一緒に考えていきましょう」

● 気持ちを理解する言葉かけ
・「今の気持ちをもう少し詳しく教えていただけませんか？」
・「今，どんなことを考えていますか？」
・「○○さんに対してできる限りのサポートを行っていきたいと考えていますので，よかったら今一番気にかかっていることについて教えていただけませんか？」

③情報の整理やより深く具体的な理解ができるように補足説明をする

④患者の希望をできる限り満たせるように意向を確認して，医師への働きかけや再説明する場を設定する

　患者が何を知りたがっているのか，どのように伝えてほしいのか，伝えた後にどのように援助してほしいのかなど患者の意向を的確に把握できるコミュニケーションを心がけます。

⑤医療チームによる全人的ケアを保障する

　安易な励ましや非現実的な希望を抱くかかわりは避け，患者の希望を支え，苦痛の緩和を医療チームで最善を尽くして行っていく姿勢を示します。

❖引用・参考文献
1）内富庸介，他編：がん医療におけるコミュニケーション・スキル―悪い知らせをどう伝えるか，p.121, 医学書院, 2007.
2）草刈淳子：インフォームド・コンセントと看護職，保健の科学，40（2）：126-130, 1998.
3）吉田智美：インフォームド・コンセントと看護者の役割，臨牀看護，21（12）：1179, 1995.
4）飯塚京子，他：インフォームド・コンセントにおける看護の役割，臨牀看護，22（13）：2056-2061, 1996.
5）星野一正：ナースが知っておきたいインフォームド・コンセント，メディカ出版，pp.65-69, 2003.
6）前掲書1）pp.115-124.
7）田村恵子：真実（がん）を伝えるための看護師の役割と技術，ターミナルケア，13（3）：196-200, 2003.

Q10 緩和ストーマオリエンテーションはどのように行えばよい？

A >>> 症状緩和のためのストーマ造設であることがイメージでき，その後の排泄ケアへの不安が少しでも取り除けるように術前の準備をします。

Point 1　緩和ストーマ造設を受ける患者の術前の特徴について知っておこう！

　緩和ストーマ造設を受ける患者の場合は，がんの進行による腹膜播種や腫瘍による狭窄や腸閉塞，腸管穿孔による腹膜炎，がん性腹膜炎などの腹部症状やがん悪液質症候群などの身体的苦痛がすでにあるさまざまな状況のなかでストーマが造設されます。術後の再発やがんが進行しているつらい状況による落ち込みだけでなく，症状を改善するためにストーマ造設が必要となったことで，「自分にとっての最後の治療が人工肛門（人工膀胱）を造設することしかもう残されていないのか」「とうとうここまでになってしまった」など死が近づいてきている恐怖感や絶望感，衝撃，時には怒りがあります。身体状況によっては，緊急性を伴う手術となり，時間的に余裕がないなかで治療の決断を迫られることもあります。

Point 2　緩和ストーマリハビリテーションの進め方について理解しておこう！

　患者は，「病状が悪化するなかで新たな排泄管理を短い期間で習得しなければいけないのか」，または「今後さらに悪化する状況で自己管理ができなくなったらどうしたらいいのか」などの不安を抱きます。そのため，患者が抱く今後のセルフケアの不安を十分に傾聴しながら，現在の身体状況に合わせて段階的にセルフケアを行い，セルフケア管理に対する不安を軽減できるような支援的なかかわりをします。たとえば，術前に腹部症状や痛みなどがある場合は，術後の症状が改善されてからセルフケアを開始します。それまでは，無理なセルフケア練習は行わず医療者管理にします。ストーマのセルフケアより，身体的な症状緩和を最優先とします。

　今後の病状の進行や身体状況によっては，入院中よりケアを支援する者の準備が必要です。直接的なケア支援者は誰かを確認します。家族がキーパーソンの場合は，入院中のセルフケアにどのようにかかわるかを明確にしま

す。訪問看護の必要性がある場合は，訪問看護師の役割，つまりどのようなストーマケアの支援ができるのか，訪問看護の準備方法を説明します。がん終末期における排泄援助については，できる限り患者の望む排泄ケアが提供できるように環境を整えます。

Point 3 | 術前オリエンテーションの目的について理解しておこう！

術前のオリエンテーションの目的は，①症状緩和のためのストーマ造設であることが理解できる，②正しいストーマの知識をもつことで，知識不足による不安を緩和する，③術後の排泄ケアへの不安（痛みがある状況でどのようにセルフケアを確立していくのか，がんの進行に伴い自分で排泄ケアができないことへの将来の不安など）が緩和できることです。

Point 4 | 医師からのストーマについてのインフォームド・コンセントの内容を確認しよう！

医師からストーマについてのインフォームド・コンセントの内容を確認します。
- インフォームド・コンセント後の患者の反応はどうであったか
- 不明な点や質問，不安に思うことはなかったか
- 医師からのインフォームド・コンセントによる内容の理解度はどうか

そして，キーパーソンが同席できるように時間調整します。

Point 5 | ストーマ造設後の生活に加えてストーマ造設による症状の緩和についても説明しよう！

がん終末期の緩和ストーマオリエンテーションの内容は以下のようなものがあります。
①解剖生理：ストーマとは，ストーマの特徴とは
- 造設方法，使用できる腸管（使用できる尿管の長さ），ストーマの形状

②今までの排泄とストーマとでは何が変わるのか
- 排泄物の形状や量

③現在の症状からストーマ造設の手術を受けることで，どのような症状が緩和されるのか，または改善できるのか。ストーマを造設することでどのように残された日々のQOLの向上や価値が確保できるのか。
- 腸閉塞（尿閉）によって現在どのような症状で，身体的にどのようにつらいのか
- ストーマ造設術を受けることで，腸閉塞（尿閉）が改善し腹部症状が緩和されること
- 食事が摂取できる可能性があること
- 食事摂取ができなかったこと（絶食）での点滴治療が終了できること
- 症状緩和のための治療として化学療法が開始できる，または再開できることなど

④ストーマの管理方法とストーマ装具

⑤ストーマサイトマーキングの必要性
・現在の腹部状況によりマーキングする位置が複数になること。また，マーキングした部位に造設されないこともあること
⑥日常生活（食事，睡眠，仕事，衣服，外出，旅行など）
⑦退院後のストーマケアのサポートシステム（ストーマ外来，相談窓口）
⑧非保険適応のストーマ装具の購入方法とその管理
⑨社会保障：身体障害者手帳の内部障害取得方法とその内容
⑩患者会（日本オストミー協会など）

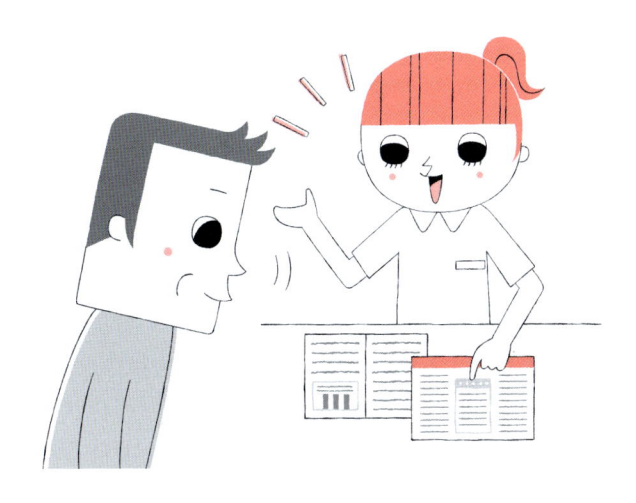

2 | インフォームド・コンセントとストーマオリエンテーション

Q11

【ストーマ造設を拒否し，ストーマケアの話を聞きたくないという場合はどのようにかかわればよい？】

A >>> ストーマ造設を強く拒否する場合は，拒否する隠れた原因があります。まずは，拒否している患者の気持ちを理解することが重要です。

Point 1 | 拒否する原因を探してみよう！

　まず，医師によるストーマ造設のインフォームド・コンセントの内容と患者がその内容をどの程度理解しているのかを確認します。ストーマについて理解が不足していて拒否することもあります。その場合は再度インフォームド・コンセントを行います。病状のつらい話に加えてストーマ造設の説明がされるため，ストーマ造設の必要性を十分に理解していても否定的なイメージによって大きく衝撃を受けることもあります。「こんなものをつけるくらいなら，死んだほうがましだよ」「悪いこともしていないのに，どうしてこんな罰が自分にあるのか…」「人工肛門になったら普通の生活ができないから，このままがんの治療をしないで死にたい…。今の症状の程度ならなんとか我慢できるし，頑張れる…」という反応や，今後の生活や仕事に対する漠然とした不安があります。一時的な拒否はつらい話に対する患者の初期反応の一部でもありますので，時には自然な反応ともいえます。医師のインフォームド・コンセント後に，ストーマ管理や日常生活がイメージできず漠然とした不安，恐怖，怒りでストーマ造設を拒否する言動はよくありますが，ストーマオリエンテーションを進めているうちに，「ストーマの生活は自分が思っているほど，大変ではないかもしれない。これなら，なんとかストーマの管理ができるかもしれない」という気持ちに変化していきます。

　筆者の経験から，根治的手術のストーマ造設患者と緩和ストーマ造設患者とでは，ストーマ造設の受けとめ方に多少違いがあると思っています。根治的手術の患者より緩和ストーマ造設の患者のほうが拒否することが少ないです。これは，根治的手術ができる症状があまりない時期と比較して，緩和ストーマ造設の患者は，「食事もとれずお腹も張って痛みがあるつらい身体状況を早く改善してほしい」「症状が緩和されたら，再度がんの治療ができる」などの症状緩和ができることや，手術後の治療が受けられる希望があるからだと考えます。それでも，頑なにストーマ造設を拒否する場合は，何か隠された原因があるはずです。オリエンテーション導入前にその

隠された原因について患者の気持ちを知ることが重要です。

Point 2 | 事例をもとに拒否する原因について考えてみよう!

　過去に頑なに拒否した筆者の2つの体験事例を紹介します。

　1つ目の事例は，身近な友人がストーマ造設後，便の漏れや皮膚障害でQOLが著しく低下したことで，毎日「自殺したい」と嘆いていたつらい姿を目の当たりにして，「自分は絶対に人工肛門を造りたくない」と常々思っていました。患者は自営の接客業をしているため，友人のように便の漏れや臭いの問題があったら，仕事も生活もしていけないと不安に思っていることが原因でした。

　2つ目の事例は，患者が幼少期に親がストーマを造設し，いつも臭いがして非常に苦労している姿を見て育ちました。そのため，「残された人生を人工肛門からの便の漏れや臭いで羞恥心をもちながら生きていくのは人間らしくない…。それならいっそのこと死ぬ時期が早まっても，人間らしく死ぬほうがいい」という思いが原因でした。

　これら2つの事例のように，家族や身近な友人などのつらい状況を目の当たりにした否定的な経験は，ストーマのイメージを非常に悪くし，ストーマ造設を拒否する原因になります。

　現在のストーマ管理方法や施設での支援体制など正しい知識を理解できるかかわりをすること，安心できるストーマケアを保障することで，拒否的な態度が変化することもあります。

　この2つの事例は上記のようなかかわりで気持ちが変化してストーマ造設を受け入れることができました。それでもストーマ造設を拒否する場合もあるかもしれません。ストーマを造設しないことで腸閉塞や食事制限などつらい身体状況になったときに，患者が「こんなはずではなかった。あのとき，もっとわかりやすくきちんと説明してくれていれば，人工肛門を造ったのに…」と後悔しないようなかかわりが必要です。

　患者がストーマを造設しないことで起こり得る身体状況の悪化について十分に理解し納得しているのであれば，治療しないことも患者自身の意思決定の一つになります。

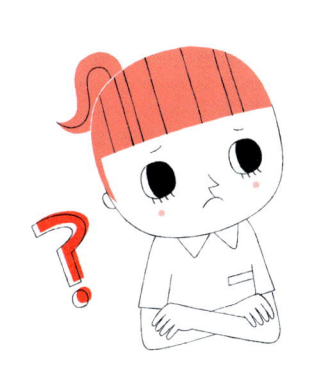

3 | ストーマサイトマーキング

Q12

[なぜ，ストーマサイトマーキングは必要なの？]

A >>> ストーマからの排泄が患者の自立を阻害しないようにストーマの排泄管理を整えることは，ストーマリハビリテーションの必要不可欠な事項であり，そのためにもあらかじめ術前に最適と思われる位置を決定する「ストーマサイトマーキング」は周術期の重要なケアの一つです[1]。多くのがん終末期患者の場合，術前の腸閉塞により腸管浮腫や腸管拡張が著明であったり，腹膜播種により腸管の挙上が困難であるなどの状況下にあり，高さのある管理しやすい標準的ストーマ造設方法[2]が適応できず，管理困難なストーマとなりやすいです。このようながん終末期患者が抱える悪条件下でも，可能な限り管理しやすいストーマ造設を行うために，術前のストーマサイトマーキングは必須です。

Point 1 | ストーマサイトマーキングの意義について理解しておこう[3]！

　ストーマサイトマーキングがストーマケアに及ぼす影響は，大きく分けて，①装具の安定性，②セルフケアの確立，③合併症の予防，④ストーマの受容に関連しています。ストーマが患者にとって適した位置に造設されることで，ストーマのセルフケアの確立や，日常生活への復帰が容易になります。

　がん終末期には，切除不可能な進行・再発がんや腹膜播種などによる消化管閉塞に対して症状緩和および経口摂取，社会生活やQOL維持を目的として緩和ストーマが造設されています。それらの症例の多くは，化学療法などにより生命余後の延長がみられ，食事摂取の再開などの症状緩和によって再び社会生活を送ることが可能となります[4]。多くのがん終末期患者の場合，術前の腸管閉塞により腸管浮腫や腸管拡張が著明であったり，腹膜播種により腸管の挙上が困難であるなどの状況下にあり，高さのある管理しやすい標準的ストーマ造設方法[2]が適応できず，管理困難なストーマとなりやすいです。

　このようながん終末期患者が抱える悪条件下でも，可能な限り管理しやすいストーマ造設を行うために，術前のストーマサイトマーキングは必須です。

Point 2　ストーマ装具の安定性を得るためにストーマサイトマーキングが必要なことを理解しておこう！

　ストーマ装具の安定を得るためには，面板が貼付できる程度の平面が腹部になければ難しくなります。ストーマ装具が安定して密着しなければ，排泄物の漏れや皮膚障害の発生につながり，局所管理は困難をきたします。安定にかかわる条件は，しわやくぼみ，骨突起部，瘢痕などから離れていることです。がん終末期の緩和ストーマにおいては，るいそうによって腹壁のたるみやしわ，骨突出が顕著であったり，逆に腸閉塞による腹部膨満を伴っていて，術前の腹壁評価が困難であるなど，腹部に平面を確保することが困難なことが多いのです。

Point 3　セルフケアできるためにストーマサイトマーキングが必要なことを理解しておこう！

　ストーマケアはセルフケアできることが大切です。装具交換の姿勢で，患者本人からストーマが見えないと，装具貼付が困難となったり，ストーマ周囲皮膚の観察や清拭が不十分になり，排泄物の漏れや皮膚障害の原因となるため，セルフケアが難しくなります。また，患者自身が扱える範囲であることも重要です。片麻痺や肩，肘の障害などで可動域に制限がある場合は，可動する範囲内が条件です。

　がん終末期の緩和ストーマでは，経口からの食事摂取や在宅での生活が送れることを目的として造設するため，できるだけ低侵襲の手術で早期回復を目指し，ストーマケアにおいても早期のケア方法確立と退院に向けた支援が必要です。術後も病状の進行によって身体機能は低下しますが，多くの患者は死亡の2週間～1カ月前後までPerformance Status（PS）2程度（歩行や身の周りのことはできるが，時に少し介助がいることもある。軽労働はできないが，日中の50％以上は起居している）に保たれ，社会生活が行われているという報告[2]があります。

　できるだけシンプルなケアを選択し，がん

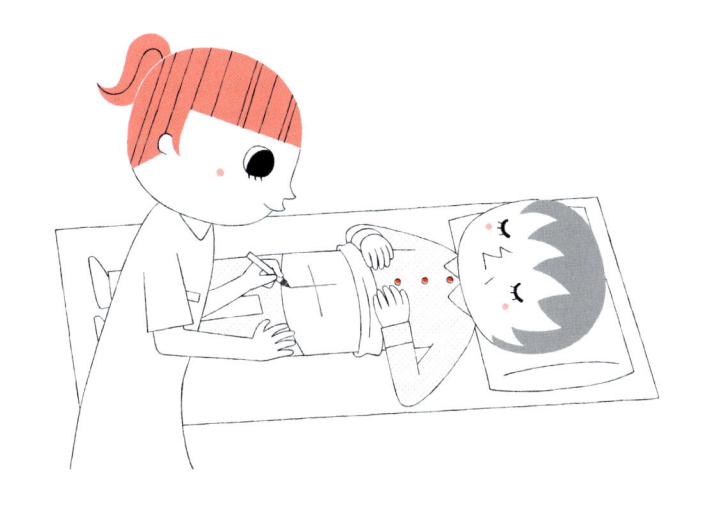

の進行によってセルフケア困難時の対応まで見据えた介入が必要です。ただしこの時期の目標は，がん終末期の症状緩和を最優先とし，セルフケア確立や維持が優先にはなりません。できる範囲内で有意義な生活が送れるよう配慮した排泄援助が求められます。

Point 4　ストーマ合併症を予防するためにストーマサイトマーキングが必要なことを理解しておこう！

　ストーマの位置が腹直筋外であると，ストーマ旁ヘルニアが発生しやすくなります。そのため，ストーマの位置は腹直筋内に位置するようにします。ただし，腹腔を経由しない尿管皮膚瘻は腹直筋内に造設する必要はありません。

　緩和ストーマでは双孔式ストーマが多く，腹膜播種により腸管の挙上が困難のため，適切なストーマ造設が難しく，過大ストーマや高さのない平坦，陥凹ストーマ，不整形ストーマになりやすくなります。腸管閉塞の影響によるストーマ浮腫が術後著明であることも多くあります。術前の低栄養の影響や腸内容漏出による汚染のため，ストーマ粘膜皮膚離開も生じやすいです。さらには腫瘍再発，腹水貯留によってストーマ脱出やストーマ旁ヘルニアが比較的早期に発生しやすくなっています。そのほか，肝転移によるストーマ静脈瘤，ストーマ出血など，緩和ストーマは通常よりストーマ合併症が生じやすいことを念頭に，早期に専門的ケアと支援を行う必要があります。

Point 5　ストーマ受容促進のためにストーマサイトマーキングが必要なことを理解しておこう！

　ストーマサイトマーキングは，単にストーマ造設位置の選択の処置として行うのではなく，時間をかけて患者と接し，不安や疑問を表出してもらう機会を作り，医療者との信頼関係を築くことも目的としています。また，ストーマサイトマーキングは，医師や看護師が一方的に行うのではなく患者も参加して，「一緒に納得して位置を決めたストーマ」となるようにかかわり，ストーマ受容促進へつなげます。

　緩和ストーマでは，緊急手術などによる時間的な制約や悪心・嘔吐，腹痛や腹部膨満などの不快な身体症状のため，コミュニケーションをとりながら時間をかけたストーマサイトマーキングが困難なことも多いと思います。不快な身体症状に配慮し，ストーマサイトマーキングと簡潔な説明を行い，術後の回復に応じてあらためてストーマ受容へのかかわりをもつことが重要です。

❖引用・参考文献
1）大村裕子，他：クリーブランドクリニックのストーマサイトマーキングの原則の妥当性，日本ストーマ・排泄リハビリテーション学会誌，14(2)：33-41，1998．
2）塚田邦夫，他編：ストーマ手術アトラス，へるす出版，2002．
3）山本由利子：ストーマの位置決定（ストーマサイトマーキング），ストーマリハビリテーション講習会実行委員会編：ストーマリハビリテーション―実践と理論，pp.107-108，金原出版，2006．
4）安藤嘉子，他：緩和的ストーマの特徴および生活状況，日本ストーマ・排泄リハビリテーション学会誌，25(3)：125-131，2009．

Q13 ストーマサイトマーキングはどのように行えばよい？

A >>> ストーマサイトマーキングの決定基準として現在，最も広く用いられている基準に，「クリーブランドクリニックの原則」（**表1**）があります。しかし近年，この原則の妥当性を再評価したうえで，新しい基準が大村らによって提案されています（**表2**）[1]。「クリーブランドクリニックの原則」が標準体型の患者に有用であるのに対し，「大村の原則」は体型にかかわらず使用できる指標となっています。ストーマサイトマーキングを始める前に患者の同意や予定されるストーマの種類を確認してから行います。

表1｜クリーブランドクリニックの原則

①臍より低い位置
②腹部脂肪層の頂点
③腹直筋を貫く位置
④皮膚のくぼみ，しわ，瘢痕，上前腸骨棘から離れた位置
⑤本人が見ることができ，セルフケアしやすい位置

表2｜大村の原則

①腹直筋を貫通させる
②あらゆる体位（仰臥位，座位，立位，前屈位）をとって，しわ，瘢痕，骨突起，臍を避ける
③座位で患者自身が見ることができる位置
④ストーマ周囲平面の確保できる位置

Point 1 ストーマサイトマーキングを始める前に患者の同意と予定されるストーマの種類を確認しよう！

❶患者の同意

患者がストーマを造設することについて，もしくはその可能性について同意しており，ストーマサイトマーキングを受け入れることができる心理状態であることが重要です。

緩和ストーマ造設時には，患者の状態は必ずしもよくないため，時間をかけた説明は難しいのですが，たとえ緊急手術であっても，病状説明とストーマ造設の必要性を医師から必ず説明してもらったうえで，患者の同意を得てストーマサイトマーキングを実施します。

❷予定されるストーマの種類

ストーマ造設位置は，ストーマの種類によって，解剖学的に造設可能な範囲があります。一般的な造設位置と，造設可能な範囲を**図1**に示します。

3 | ストーマサイトマーキング

① S状結腸ストーマ，下行結腸ストーマ

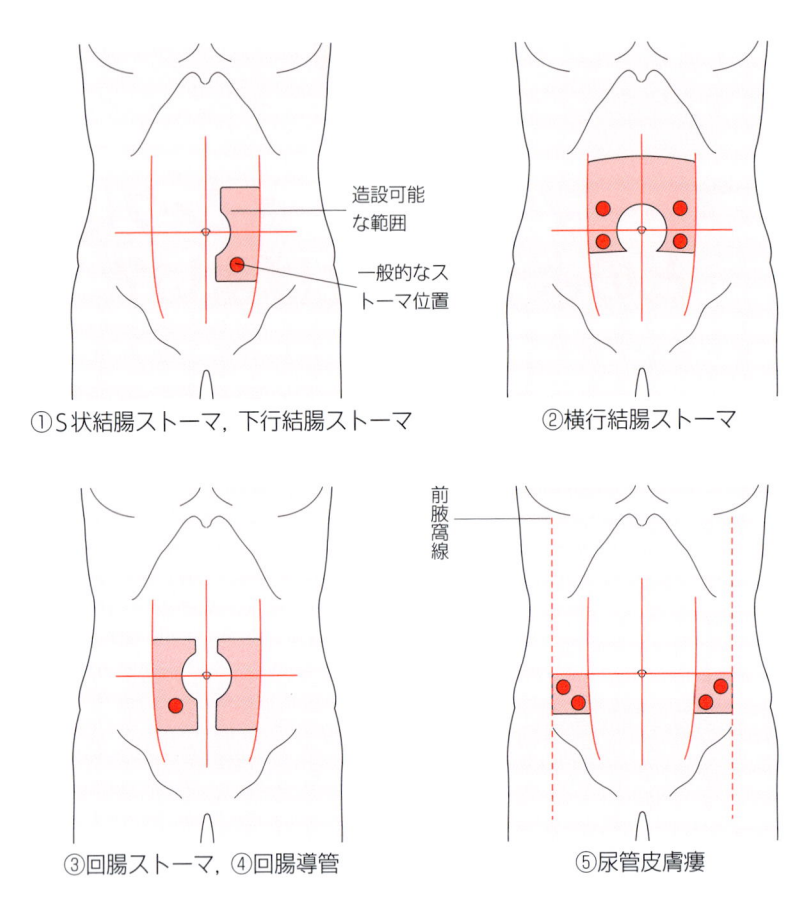

② 横行結腸ストーマ

③ 回腸ストーマ，④ 回腸導管

⑤ 尿管皮膚瘻

図1 | 一般的なストーマ位置

　緩和ストーマの場合は，術前のがんの広がり具合を把握することが困難であったり，多発性閉塞の存在などにより，どの部位にストーマを造設すれば腸閉塞症状を解除できるか，術前に判断できないことも多くあります。医師と相談し，可能性があるストーマ部位，複数カ所にストーマサイトマーキングを行います。

● S状結腸ストーマ

　解剖学的な位置から，一般的に左下腹部を選択することが最も多いです。

● 下行結腸ストーマ

　腸管の可動域が少なく，下行結腸ストーマの多くの場合は，下行結腸全域から脾彎曲部における脾結腸間膜の切離まで要するため[3]，比較的ストーマ造設することが少ないですが，一般的に左下腹部です。

● 横行結腸ストーマ

　左側結腸がん，または直腸がんによる腸閉塞に対して，がんによる狭窄部の口側に緊急避難的にループ式ストーマを造設することが多く，緩和ストーマで造設されることが多いです。一般的には左右どちらかの上腹部か，臍の高さよりやや尾側でマーキングをします。

● 回腸ストーマ

　解剖学的にみて，一般的に右下腹部となります。しかし，回腸は結腸とは異なり，移動させることができるため，右側に限定されることなく，条件次第では左下腹部に造設することも可能です。

● 回腸導管

回腸を利用するため，解剖学的にみて一般的には右下腹部となります。しかし，条件次第では左下腹部に造設することも可能です。ただし，緩和ストーマでは，手術侵襲の大きい回腸導管造設術を行うことは少ないです。

● 尿管皮膚瘻

左右それぞれの尿管を引き出し造設する両側尿管皮膚瘻と，片側に左右尿管を合流させて造設する一側合流尿管皮膚瘻などがあります。一側合流尿管皮膚瘻の場合，左右どちらに造設するかは，残存する尿管の長さにより決まります。尿管皮膚瘻の場合は，腸管利用のストーマよりも尿管の長さによって造設できるストーマ位置が制約されることを念頭に，複数カ所もしくは造設許容範囲でマーキングしておきます。また，尿管は腸管に比べて血流が悪く，屈曲や緊張がかかると尿管狭窄を起こしてしまうため，腹直筋の内部にかからず，前腋窩線より内側で，そして，尿管は上腹部で挙上することは困難のため下腹部でマーキングします。

尿管狭窄やストーマ狭窄を起こすと，退院後のカテーテル留置が必要となってしまい，QOLが低下します。尿路閉塞による緩和ストーマ造設では，尿路変向術の中で手術侵襲の少ない尿管皮膚瘻が選択されると思われます。しかし，がん終末期においては，尿管皮膚瘻造設も困難な場合が多く，その際に，がん浸潤による上部尿路の閉塞により水腎症をきたしている場合は，侵襲の少ないDJカテーテルの挿入（内瘻）もしくは経皮的腎瘻（percutaneous nephrostomy；PNS）が選択となります。がん終末期で片側のみの上部尿路閉塞が生じた場合，対側腎機能に問題がなければあえて経過観察するほうが患者のQOLにとって望ましいこともあります。下部尿路の閉塞をきたした場合には，姑息的な経尿道的切除術もしくは尿道カテーテル留置が行われます。膀胱瘻を造設することもあります（**章末写真2-1を参照**）。

● ダブルストーマ

一般的には結腸ストーマを左下腹部，尿路ストーマを右下腹部に造設します。両方の装具が重ならないよう両ストーマの距離を9cm以上確保することが望ましいです[2]。さらに尿路ストーマのほうが解剖学的制約を受けるので，尿路ストーマと結腸ストーマを同時に造設する際は，尿路ストーマを優先して，なるべく尿路ストーマが結腸ストーマより上方にくるようにマーキングを行い，ストーマ装具ベルトが使用できるように高さを少しずらして，両ストーマが水平に並ばないようにします。

ただし，がん終末期における緩和ストーマでは，尿路ストーマと結腸ストーマを同時に造設するような侵襲の大きな手術を行うことはまずないと思われます。緩和ストーマにおけるダブルストーマはもともと尿路ストーマを有する患者に，症状緩和目的の結腸ストーマを造設するなどの場合でしょう。

Point 2 ｜ ストーマサイトマーキングに必要な物品を揃えよう！

マーキングに必要な物品は以下のようなものです（**章末写真2-2を参照**）。

❶ マーキングディスク（成人標準体重用7.0cm，成人肥満用7.5cm，小児用6.0cm）
❷ 水性ペン
❸ 皮膚ペン（ない場合は油性マジック）

注射針で穿刺しピオクタニン液で染色する方法を用いる方法もありますが，注射針で穿

刺することによる痛みや感染，皮膚障害の懸念から行われなくなってきています。最近では，ストーマサイトマーキング用のピオクタニンをインク成分にしたマーカー（サージカルスキンマーカー）も販売されています。緩和ストーマでは，複数カ所のマーキングを必要とするため，患者に穿刺の苦痛を与えないこのようなペンの利用は有用です。

❹メジャー，定規またはノギス
❺拭き取り用のおしぼりタオル
❻カメラ
❼記録の準備

Point 3 クリーブランドクリニックや大村の原則をもとにストーマサイトマーキングを実施しよう！

ストーマサイトマーキングの手順は以下のようになります（図2）[3]。

❶手順1

プライバシーが確保できる環境を整え，腹壁を露出するので室温にも配慮します。患者にストーマサイトマーキングの目的，必要性などを説明し，今から行ってよいか確認し，同意を得ます。ベッド上で仰臥位をとってもらい，患者の腹部を露出します。

❷手順2

水平仰臥位で基本線（1. 臍の下縁の水平線，2. 正中線，3. 肋骨弓下縁，4. 上前腸骨棘上縁，5. 腹直筋外縁）を水性ペンで引きます。

腹直筋外縁は，両膝を伸展し患者に自分の臍を見るように頭を持ち上げてもらうと腹筋が緊張するので確認しやすくなります。患者の腹壁に対して指を垂直にあてて確認します。緩和ストーマ造設時，苦痛を伴い腹筋を緊張させることが困難な場合，腹部膨満やいそうが激しく，触診で腹直筋が不明瞭である場合には，術前腹部CTから腹直筋幅を確認したり[4]，超音波エコーで確認してもらうとよいでしょう。

❸手順3

仰臥位のままで，腹直筋内で骨突起部よりマーキングディスク外縁が3～4cm離れ，マーキングディスクが安定する場所を探して仮の印をつけます。金属のマーキングディスクを患者の腹壁にあてるときは，あらかじめ，手で温めておきましょう。

❹手順4

次に座位になり，しわや瘢痕，くぼみの位置など腹壁の変化を見ながら位置を修正していきます。また，この姿勢で患者が見える位置であることも確認します。印を指差してもらうことで確認しましょう。

❺手順5

さらに前屈位となってもらい，しわの深さの変化を確認して，最も安定する位置を見極めます。可能ならこのときに，左右の腰をひねってもらうなど，さまざまな体位をとってしわの深さの変化を見ます。

❻手順6

立位となり，患者のベルトラインにかからないかを確認します。術前に体重減少が著明で，ストーマ造設により体重増加の可能性がある場合には，現在の腹部脂肪層の頂点より頭側になるようにマーキングします。ベルトラインについては，ほかに位置が選べないようであれば，ベルトラインを避けられないことを患者に説明し，術後はベルトをゆるめにしたり，サスペンダーを利用するなどの対応について伝えます。

仰臥位で基本線を引きます。
①臍の下線の水平線
②正中線
③肋骨弓下縁
④上前腸骨線

腹直筋外縁

腹直筋外縁を確認します。

ストーマ造設の可能性のあるマーキングディスク外縁が部位の腹直筋内で骨突起部より3〜4cm離れ、マーキングディスクが安定するところを探して仮の印をつけます。

座位になり、しわや瘢痕、くぼみなど腹壁の変化を見て、位置を修正します。また、患者から見える位置であることも確認します。

前屈位になってもらい、しわの深さを確認します。

ベルトライン

本マーキング

立位となり、ベルトラインにかからないか確認します。

仰臥位にもどして記録し、不要な線を消して本マーキングします。

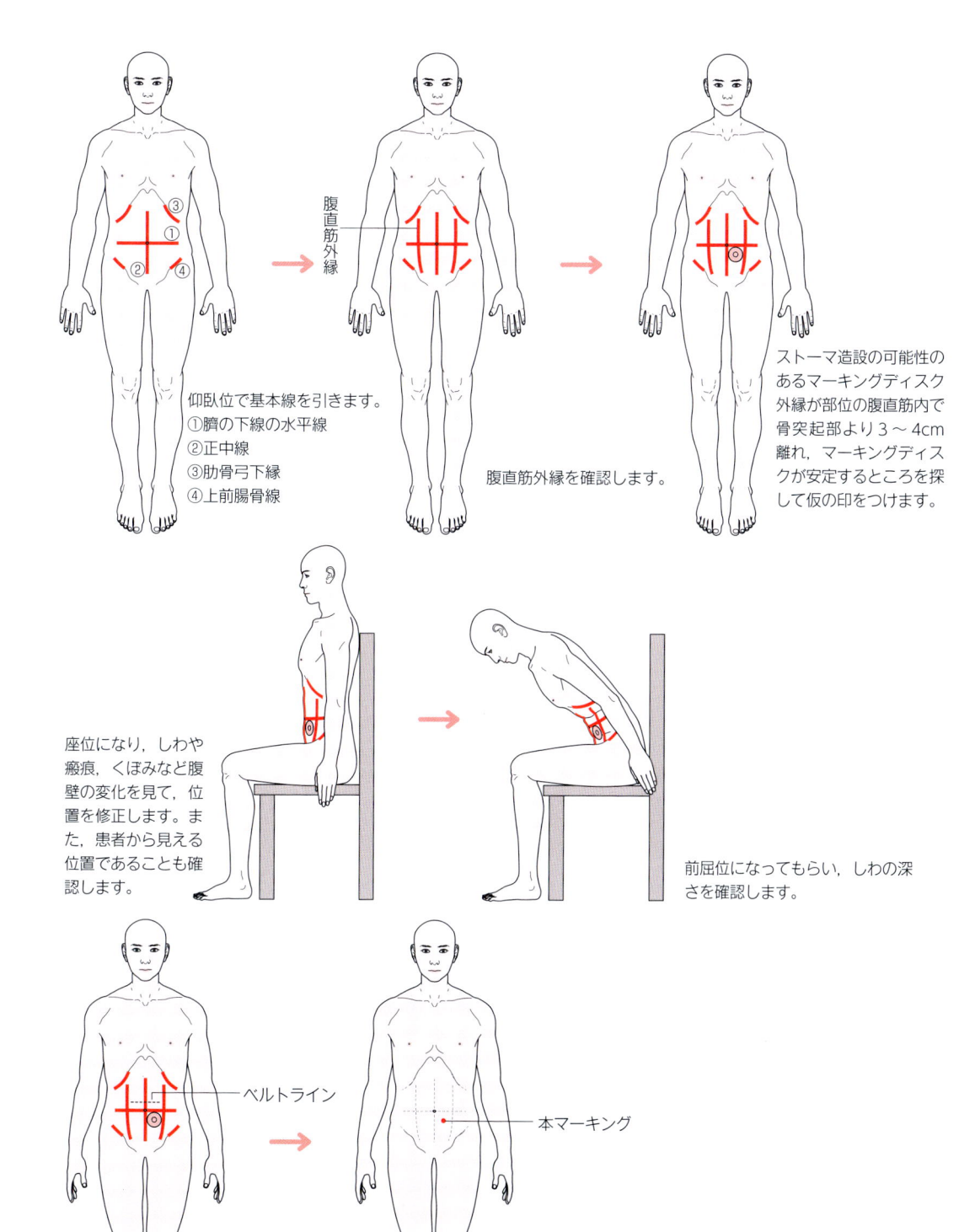

図2｜マーキングの手順

3 ストーマサイトマーキング

もし，腹痛，嘔気などの症状から立位がとれなくても，座位やベッド上ギャッチアップが可能な場合には，身体を起こして本人が見える範囲やしわの位置を確認しながら基本に準じてマーキングを行います。ギャッチアップすることも困難な場合には，股関節を深く屈曲させて腹部に発生するしわを確認しながらマーキングします（**詳細はchapter2のQ14を参照**）。

腸管浮腫や腸管拡張が予想される場合には，通常よりストーマサイズが大きくなること，創離開しやすいことを推測して，通常より外側にマーキングを行います。

❼手順7

そのほか考慮すべき日常生活の状況を加味します。職業，コルセットの使用，車いす体位による腹壁変化など日常生活を制限しないように多面的に考慮します。たとえば，衣服ベルトラインのほかに，和服を着る機会が多い人の場合は帯締めの位置があたらないよう考慮したり，大工や電気工事の職業の人は，工具の入ったベルトの位置を避けるなどの考慮をします。ただし緩和ストーマの場合は，これらの考慮ができないことも多いです。

❽手順8

患者，医師に確認してもらった後，皮膚ペンで本マーキングを行います。

❾手順9

最後にマーキングの記録を行います。臍からの距離，腹直筋外縁からの距離，正中線からの距離，臍下水平線からの距離，しわからの距離を記録します。写真で体位ごとに記録しておくと体位による腹壁変化，しわの状況がわかりやすいですが，緩和ストーマ造設時で術前に不快な身体症状を伴っている場合は，体位ごとの写真記録は難しいでしょう。

❖引用・参考文献

1）大村裕子, 他：クリーブランドクリニックのストーマサイトマーキングの原則の妥当性, 日本ストーマ・排泄リハビリテーション学会誌, 14(2)：33-41, 1998.
2）大村裕子, 他：ダブルストーマの管理, 臨床外科, 45(4)：429-434, 1990.
3）菅原光子：ストーマの位置決定（ストーマサイトマーキング), ストーマリハビリテーション講習会実行委員会編：ストーマリハビリテーション―実践と理論, pp.109-113, 金原出版, 2006.
4）積美保子：ストーマサイトマーキング, 消化器外科NURSING 秋季増刊, pp.60-70, 2008.

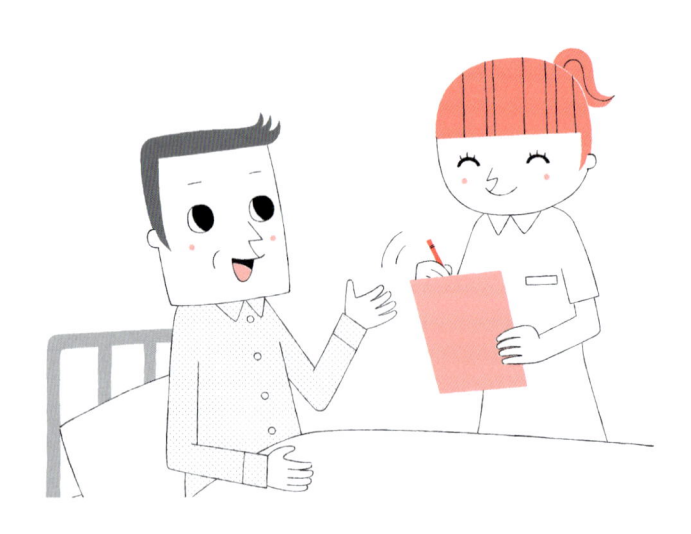

Q14 緊急ストーマ造設の場合のストーマサイトマーキングはどのように行えばよい？

A >>> 術前準備が十分でないまま行われる緊急手術では，ストーマ局所の合併症も起こりやすく，術後ケアは困難になる場合が多いです。管理困難なストーマは，緊急手術で心理状態が不安定な患者にとって，ストーマの受容をさらに困難にする要因にもなり得ます。合併症予防や術後ストーマ管理，患者のQOLなどの視点から考えると，たとえ緊急手術であっても，ストーマサイトマーキングは必要です[1]。不快な身体症状に配慮し，短時間で行うようにします。また，仰臥位しかとれない場合のマーキング方法も知っておくとよいでしょう。

Point 1 不快な身体症状に配慮し，短時間でマーキングするよう心がけよう！

緊急手術の場合は，時間的な制約や悪心・嘔吐，腹痛や腹部膨満などの不快な身体症状のため，時間をかけたマーキングは困難なことが多いです。できるだけ短時間で不快な身体症状に配慮してマーキングするよう心がけます。

緊急手術でも，立位，座位，前屈位などの姿勢がとれる場合には，基本的な方法に準じて行い，複数カ所にマーキングします（**章末写真2-3を参照**）。立位がとれなくても，座位やベッド上ギャッチアップが可能な場合には，身体を起こして本人が見える範囲やしわの位置を確認しながら基本に準じてマーキングを行います。身体を起こすことが困難な場合には，仰臥位のみで行います。

Point 2 仰臥位しかとれない場合に行うストーマサイトマーキングについて知っておこう！

基本線を引きます。仰臥位しかとれない場合は，両膝を深く屈曲させて，しわが発生する位置を把握します（**図1**）。通常のマーキング同様にしわ，骨突起，臍を避け，マーキングディスクが安定する箇所にマーキングします。

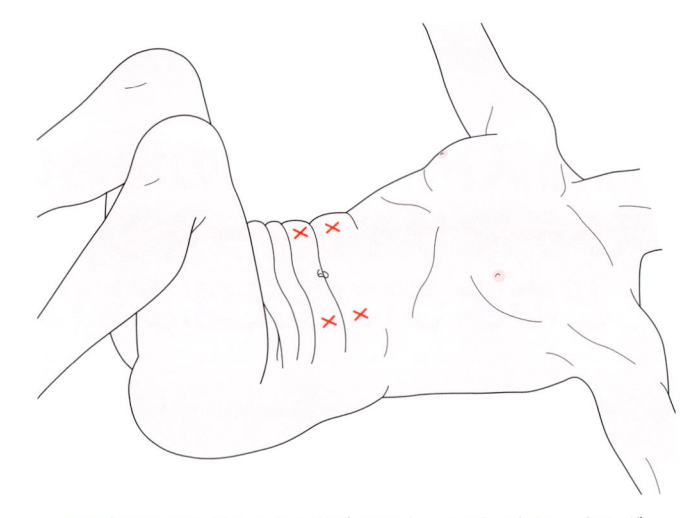

図1 仰臥位しかとれない場合のストーマサイトマーキング
(塚田邦夫, 他編：ストーマ手術アトラス, p.75, へるす出版, 2002 より引用)

Point 3 ストーマ造設許容範囲に複数カ所マーキングしよう!

　図2に緊急手術時のストーマ造設許容範囲を示します。臍を中心にみてマーキングディスクの範囲を避け，骨突出からも7cm離した部分をマーキング許容範囲とします[2]。造設許容範囲もしくは複数カ所マーキングします。

❖引用・参考文献
1) 菅原光子：ストーマの位置決定(ストーマサイトマーキング), ストーマリハビリテーション講習会実行委員会編：ストーマリハビリテーション—実践と理論, pp.109-113, 金原出版, 2006.
2) 積美保子：ストーマサイトマーキング, 消化器外科 NURSING 秋季増刊, pp.60-70, 2008.

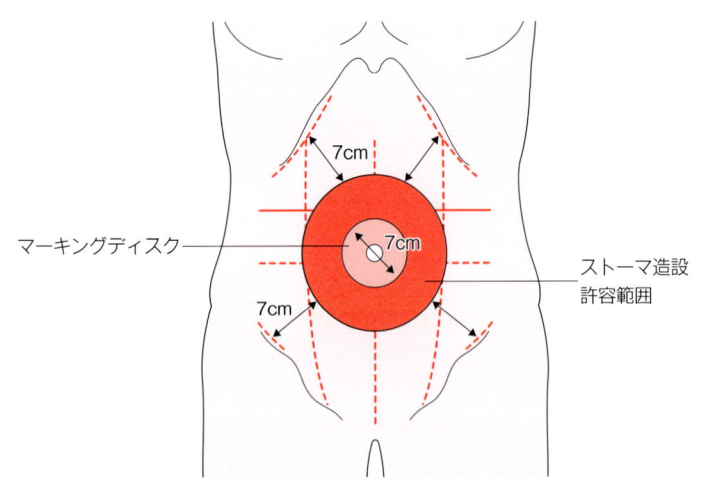

図2 緊急手術時のストーマサイトマーキング
(積美保子：ストーマサイトマーキング, 消化器外科 NURSING 秋季増刊, p.69, 2008 より転載)

Q 15

【腸閉塞などにより腹部膨満がある場合やるいそうが著しい場合のストーマサイトマーキングはどのように行えばよい?】

A >>> 腹部が膨満している状態でのマーキングは，四肢，顔貌から，緊満していない腹壁の状態を予測し，さらに術後に腹部膨満がとれた際に，腹壁が下垂すること，創離開とストーマサイズが大きくなることを推測して，通常より軽度外側上方にマーキングを行います（図1）[1]。また，るいそうが著しい場合は皮膚がたるみやすいため，ストーマ造設後にストーマ頭側の皮膚がストーマにかぶさるようになったり，ストーマ周囲腹壁の支持が弱いために，ストーマ周囲全体が垂れ下がり，下向きになりやすいです。これらの特徴を考慮したマーキングを行います。

Point 1 | 腹部膨満がある場合は，緊満していない腹壁の状態を予測しよう！

通常よりやや外側にマーキングする際に，患者アセスメントで通常の腹囲（ウエストサイズ）を確認し，腸閉塞時のウエストサイズと比較すると，どの程度膨満しているのかが想像できます。そのサイズの差を参考にするとよいでしょう（**章末写真2-4，2-5を参照**）。

患者自身が見ることのできる範囲

横方向から確認します。腹部膨満がとれた際に腹壁が下垂しても座位で見える位置にします。

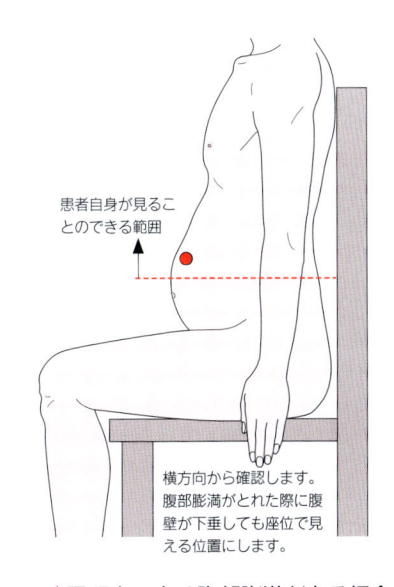

図1 | 腸閉塞による腹部膨満がある場合

Point 2 | 腹部膨満がある場合は，通常より軽度外側上方にマーキングしよう！

術後に腹部膨満がとれた際に，腹壁が下垂すること，創離開とストーマサイズが大きくなることを推測して，通常より軽度外側上方にマーキングを行います。クリーブランドクリニックの原則にある，腹部脂肪層の頂点という項目はあてはまらないでしょう。

腹部膨満時には，腹直筋外縁の確認が難しいことがあります。その際は，術後CTから腹直筋幅を測定してもらいます。

Point 3 | るいそうがあるときの腹壁の特徴について知っておこう！

がん終末期において，るいそうが激しい場合は，皮下脂肪の著しい減少によって，腹壁にしわやたるみが生じたり，骨突出が著明になります。とくに高齢者の場合は皮膚のたるみが顕著で，仰臥位でマーキングした位置が，立位になると皮膚のたるみで3〜4cm下垂することも珍しくありません[2]。また筋肉の萎縮によって，腹部面積が狭くなり，平坦な部分が少なくなります。皮膚はたるみやすいため，ストーマ造設後にストーマ頭側の皮膚がストーマにかぶさるようになったり，ストーマ周囲腹壁の支持が弱いために，ストーマ周囲全体が垂れ下がり，下向きになりやすいです。これらの特徴を考慮したマーキングを行います。

Point 4 | るいそうが著しい場合は，骨突起部を避けてマーキングしよう！

❶ **腹壁にしわのない平面が得られない場合は，まず骨突起部など硬い部分を避ける**

骨突起部や腫瘤などの硬い部分から離すことを優先し，次に屈曲部位などに生じる深いしわを避けることを優先させます。柔らかい腹壁のたるみやしわは，装具選択や装具貼付の工夫によって補正することが可能ですが，硬い部分では，安定した装具装着を得ることが難しいためです。

❷ **腹壁の面積が狭く，どうしても面板貼付部となるところが硬い骨突起部などを避けられない場合は，皮膚のたるみを利用して，骨にあたらないようずらしながら装具装着することが可能かを判断する**

骨突起部などの硬い部分を避けてマーキングしたいものですが，どうしても難しい場合には，皮膚や腹壁の可動性，弾力性を考慮してマーキングします[3]。

❖引用・参考文献

1) 日本ET/WOC協会編：ストーマケアエキスパートの実践と技術，pp.2-4，照林社，2007．
2) 菅原光子：ストーマの位置決定（ストーマサイトマーキング），ストーマリハビリテーション講習会実行委員会編：ストーマリハビリテーション―実践と理論，pp.109-113，金原出版，2006．
3) 安藤嘉子：高齢者のストーマサイトマーキング，考え方のヒント，工夫とコツを紹介します，消化器外科NURSING，7(6)：589-591，2002．

Q16 緩和ストーマ造設を受ける患者に起こり得る全身合併症には何がある?

A >>> 緩和ストーマ造設を受ける患者は，全身状態が不良の状態で手術を受ける場合もあるため，手術一般における合併症や消化管に関連した出血，縫合不全，膿瘍，創感染，腸管麻痺や腸閉塞，腸炎などの合併症があるため，これらに注意して観察します。

Point 1 がん終末期におけるストーマ造設の適応について知っておこう!

がん終末期におけるストーマ造設の主な適応疾患には，大腸がん再発，切除不能大腸がん，卵巣がん再発，子宮がん再発，切除不能膀胱がん，胃がん再発など腹膜播種による腸管狭窄や腸閉塞，突発性大腸穿孔などがあります。

Point 2 手術一般における主な合併症について知っておこう!

手術一般における合併症には以下のようなものがあります。
- 血栓症（心筋梗塞，脳梗塞，肺梗塞）
- 心臓合併症（狭心症，心不全，不整脈）
- 肺合併症（肺炎，無気肺）
- 肝機能障害
- 腎機能障害
- 腹壁瘢痕ヘルニア
- 薬剤や輸血によるアレルギー

Point 3 消化管に関連した合併症とその観察のポイントについて知っておこう!

消化管に関連した合併症には，出血，縫合不全，膿瘍，創感染，腸管麻痺・腸閉塞，腸炎などがあります。

● 出血
後出血は24時間に多いため注意します。
- ドレーンからの排液量とその性状
- 出血の性状（新鮮血で粘調度の高い出血であるかどうか）
血性排液が100mL/時間以上のときは要注意です。
- 腹部膨満感，腹痛の有無
- 急激な血圧低下の変動，尿量の低下，脈

泊数の上昇，触知の弱さ
- ・意識レベルの低下，顔色，口唇色の不良，末梢冷汗，チアノーゼ
- ・血液データ：赤血球（RBC），ヘモグロビン（Hb），ヘマトクリット（Ht）値の確認

● 縫合不全

　腸閉塞や穿孔による手術では縫合不全を起こしやすいので十分に注意して観察します。
- ・ドレーンからの排液量とその性状（混濁の有無，便汁様の排液の有無）
- ・発熱の状況
- ・腹部膨満，腹痛の有無，腹膜刺激症状などの腹部症状の有無

● 膿瘍
- ・痛みの有無と部位
- ・発赤，腫脹，熱感などの有無とその状況

● 創感染
- ・創部の皮膚の発赤，腫脹，痛み，熱感，硬結の有無とその状況
- ・創離開の有無とその状況

● 腸管麻痺・腸閉塞
- ・腸蠕動音の状態
- ・排便，排ガスの有無とその状況
- ・嘔気・嘔吐の有無とその状況
- ・腹部膨満感の有無
- ・腹部X線検査（異常なガス像，ニボー像の有無）
- ・離床の状況

● 腸炎
- ・便の量とその性状
- ・嘔気・嘔吐の有無とその状況
- ・腹痛症状の有無とその状況
- ・便の培養検査

✤引用・参考文献
1）北山丈二, 他：大腸, 消化器外科 NURSING, 16(4)：51-67, 2011.
2）川島みどり, 他監：改訂版外科系実践的看護マニュアル, 看護の科学社, 2009.

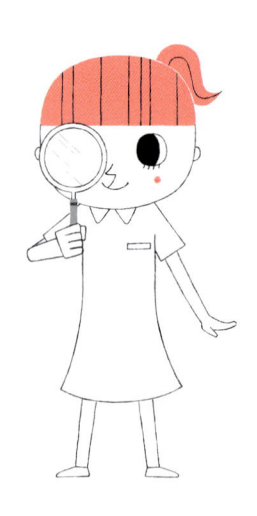

Q17 緩和ストーマ造設直後のストーマスキンケアではどのようなことに注意すればよい？

A >>> 術後患者のストーマ近接部の皮膚は，皮膚障害が発生しやすいため，排泄物や粘液が付着しないよう非アルコール性練状皮膚保護剤で保護します。

Point 1 術直後のストーマ周囲皮膚の特徴について知っておこう！

ストーマ造設すると，正中切開部の開腹創とストーマ創の2つの創があります。正中切開部の開腹創は清潔操作で作られ術後もドレッシング材を貼用して清潔管理されています。しかし，ストーマ創においては少し環境が異なっています。本来は清潔創であるものですが，ストーマ周囲皮膚はストーマ造設直後からストーマからの排泄物の汚染物質や，粘液などの刺激物質にさらされる汚染創となってしまいます[1]。

ストーマ粘膜皮膚接合部の腸管粘膜と皮膚を縫合した異なる組織が癒合する部位は，ストーマ粘膜皮膚離開やストーマ近接部のスキントラブルが最も発生しやすい状態です。

Point 2 ストーマ近接部の皮膚を非アルコール性練状皮膚保護剤で保護しよう！

術直後からストーマ接合部の皮膚は，非アルコール性練状皮膚保護剤を用いて排泄物や粘液が付着しないように保護します。アルコール含有の練状皮膚保護剤は，アルコールによる皮膚障害のリスクになるため極力使用を避けます。

術直後から排泄物の漏れが発生した場合は，ストーマ近接部の皮膚障害のみならず，正中創が排泄物によって汚染され創感染を併発する原因となってしまいます。創感染が離開して滲出液がみられると逆に面板の皮膚保護剤が剥がれてしまい，排泄物による漏れで皮膚障害が悪化する悪循環に陥るので，ストーマ造設直後は，とくに排泄物を漏らさない管理が非常に重要となります。

Point 3 面板が正中創にかぶさっても問題ないことについて知っておこう！

ストーマ旁ヘルニアの予防のため腹直筋内にストーマが造設されるため，正中創とスト

ーマ創の2つの創の距離はかなり近接する環境になります。そのため，面板が正中創にかぶさることもありますが，面板の皮膚保護剤による閉鎖環境で創傷治癒の環境が保たれますので全く問題ありません。

Point 4　発汗が多い場合は装具の交換間隔を短くしよう!

術直後は正常な術後経過でも手術侵襲に対する生体反応や循環動態の変化などで一過性の発熱や，縫合不全，創感染，尿路感染症，呼吸器感染症などの合併症が発生するとさらに高熱が続き発汗量が増加します。面板の皮膚保護剤は汗を吸収し粘着性が低下する作用があります。そのため，発汗が多いときは，皮膚保護剤の粘着性が低下して面板が剥がれる可能性があることを考慮して，装具の交換間隔を1日早くするなどの調整をします。

Point 5　早期合併症がなければ術後7～10日で抜糸しよう!

ストーマの縫合糸は，ストーマの血流障害やストーマ粘膜皮膚接合部の感染などの早期合併症がなければ，術後7～10日で抜糸します。早期合併症が発生し粘膜皮膚離開，感染，低栄養状態による創傷治癒遅延などでストーマの腸管粘膜と皮膚が癒合していない場合は，経過をみながら抜糸をします。残糸は，びらん，潰瘍，長期的には異物による刺激性の不良肉芽，粘膜皮膚移植の原因となるため，必ず抜糸をします。ストーマの埋没縫合は抜糸の必要はありませんが，吸収糸が皮膚面に露出しているときは，吸収糸でもすぐに溶けないため抜糸します。

●引用・参考文献
1）穴澤貞夫：ストーマとは何か―ストーマは異なった組織の複合構造体，臨牀看護, 37(3)：2-9, 2011.
2）倉本秋：創傷治癒に関与する局所環境因子，穴澤貞夫監：ドレッシング―新しい創傷管理，へるす出版, pp.41-52, 2000.

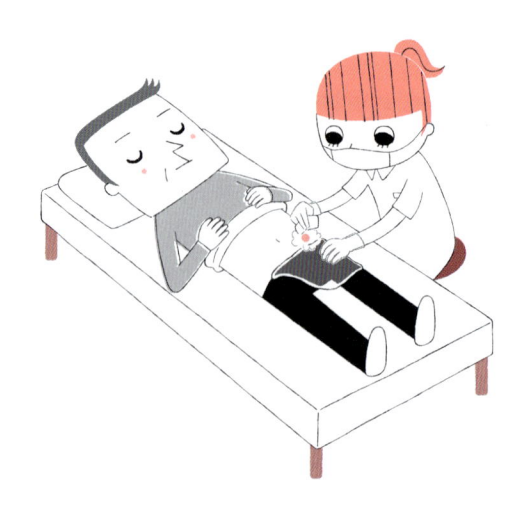

Q18 緩和ストーマ造設後の術直後にはどのような装具を選択すればよい？

A >>> 術直後の装具はストーマの早期合併症を早期発見しやすく創部痛を助長させないものであること，腹部膨満や痛みなどの症状を考慮したものが選択基準の特徴になります。

Point 1　早期ストーマ合併症を発見しやすい装具を選択しよう（章末写真2-6を参照）！

　術前の全身状態が不良でストーマが造設されるため，ストーマの早期合併症の発生リスクも高いです。そのため，ストーマに関連する合併症を早期発見しやすい装具選択が必要となります。

- ストーマやストーマ周囲皮膚の状況が観察しやすい透明の袋であるもの
- 皮膚保護剤は，強粘着性皮膚保護剤を避け皮膚保護性のあるもの
- 正中創やドレーン創などの清潔創から離れた場所で排泄物の処理が行える形状の袋であるもの
- 結腸ストーマの場合は，便からの感染防止対策ができるpH緩衝作用に優れた皮膚保護剤であり，短期で観察ができるものが望ましい
- 小腸ストーマの場合は，消化液の多い水様便に対応できる耐久性のある皮膚保護剤であり，皮膚保護性のあるもの
- 小腸ストーマの場合は，大量の水様便に対応できる排液バッグに接続可能なものが望ましい

Point 2　腹部膨満や痛みなどの症状を考慮した装具を選択しよう（章末写真2-7を参照）！

　腹部膨満や痛みがない場合は，ストーマやストーマ周囲状況に合わせた標準的な装具選択が可能です。腹部膨満や痛みがある場合，あるいは今後のがんの進行によって腹部膨満や痛みが出現することが予測される病態の場合は，以下の点に留意した装具選択が必要となります。

- 面板形状が柔軟で膨満した腹壁に追従しやすいもの（面板は厚く硬いものより薄いほうがよい），単品系装具や二品系の

浮動型や粘着式フランジの装具

　二品系の固定型フランジの装具や面板の厚く硬いものは，腹部に追従しにくいため避けたほうがよいと考えます。

- ストーマの定期的な処置が必要な場合は，処置しやすい二品系の浮動型か粘着式フランジの装具を選択することが望ましい
- 腹部に痛みがある場合は，単品系装具や二品系の浮動型か粘着式フランジの装具を選択することが望ましい。また，二品系の固定型フランジの装具は装着時の圧で痛みを助長させる原因となるため注意する
- 皮膚が脆弱な場合*は，長期型の強粘着性の皮膚保護剤は皮膚障害リスクが高いため避けることが望ましい。また，短期交換型装具（1〜2日）は皮膚保護剤の剥離刺激により皮膚障害が発生しやすいため避けたほうが望ましい
- 排泄物の量や性状の確認が必要な場合は，ストーマ袋を透明にする

＊ここでの皮膚が脆弱な場合とは，腹部膨満で皮膚が伸展している，もしくは終末期の栄養状態不良で組織耐久性の低下（皮膚の乾燥など）がある，長期の化学療法の影響などで皮膚障害のハイリスクのある状況のことを意味します。

❖引用・参考文献
1）ストーマリハビリテーション講習会実行委員会編：ストーマリハビリテーション―実践と理論，pp.166-172，金原出版，2006．

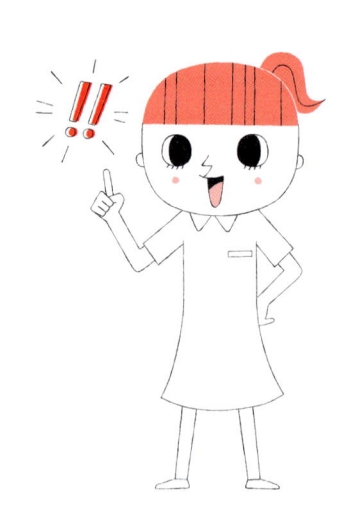

Q 19 緩和ストーマ造設後のストーマセルフケアはどのように行えばよい？

A >>> がん終末期における緩和ストーマ造設では，病状の進行によってセルフケアの確立が必ずしも優先目標にはなりません。まずは症状緩和を優先した治療をします。身体状態が安定したら心身の状況に合わせた目標を設定し，ケア支援者の選択や段階的な指導を行ってセルフケアを支援します。

Point 1 がん終末期における緩和ストーマリハビリテーションについて理解しておこう！

ストーマリハビリテーションとは，「ストーマ合併症の障害を克服して自立するだけではなく，ストーマ保有者の心身および社会生活の機能を回復させること，また，それを促進する技術」とストーマリハビリテーション用語集で定義されています。根治的治療を目的としたストーマ保有者は術直後よりセルフケアを目標にした社会復帰ケアが提供されますが，がん終末期における緩和ストーマ造設では，病状の進行状況によってセルフケアの確立が必ずしも優先目標にはなりません。根治的治療のストーマリハビリテーションと，がん終末期の症状緩和目的のストーマリハビリテーションとでは目標設定やリハビリテーションの内容，期間が異なります。

がん終末期における緩和ストーマリハビリテーションの目標は，ストーマ合併症やその予防対策を行い，全身の体力消耗状態である患者の身体的・精神的・社会的な特徴をふまえ安楽を優先させた排泄ケアの援助が重要です（図1）。

Point 2 心身の状況に合わせた目標設定とケア支援者の選択・段階的指導を行おう（図2）！

目標は，ストーマ保有者の身体的状況によって大きく2つに分けられます。①がんの進行により自分でストーマ管理がまったくできない，②身体的状態が落ちついたら自分でストーマ管理ができるかを確認します。

①を目標とした場合は，他者の排泄援助が必要なため本人へのセルフケア指導は行わず，ストーマ管理は医療者が中心となります。

4 緩和ストーマ造設術直後の全身管理とストーマケア

①がん対策基本法

がんと診断されたときから，手術，放射線，抗がん剤などのがん治療と緩和ケア，連携・支援が提供される。死に近づくにつれ緩和ケアの必要性が高くなる。

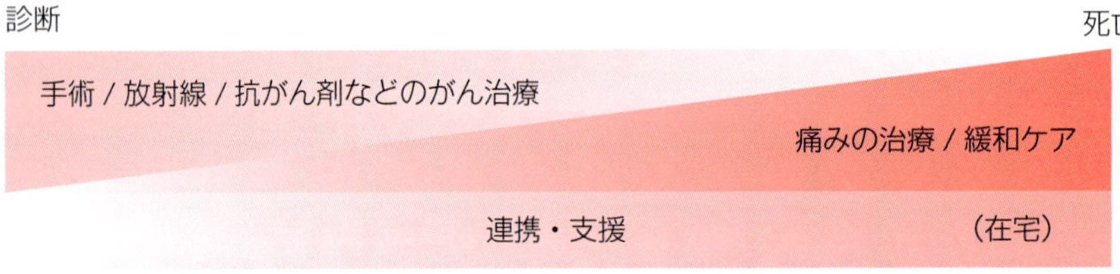

診断　　　　　　　　　　　　　　　　　死亡

手術／放射線／抗がん剤などのがん治療

痛みの治療／緩和ケア

連携・支援　　　　　　　　　　　　　（在宅）

②ストーマリハビリテーション

①のがん対策基本法のがん治療とケアのあり方にストーマリハビリテーションをあてはめて考えたもの。ストーマが造設されたときから，セルフケアの確立と維持，排泄障害の克服，ストーマの受容，合併症対策，QOL維持・向上の支援が開始される。死に近づくにつれて排泄援助（ストーマ管理），合併症対策の支援の必要性が高くなる。

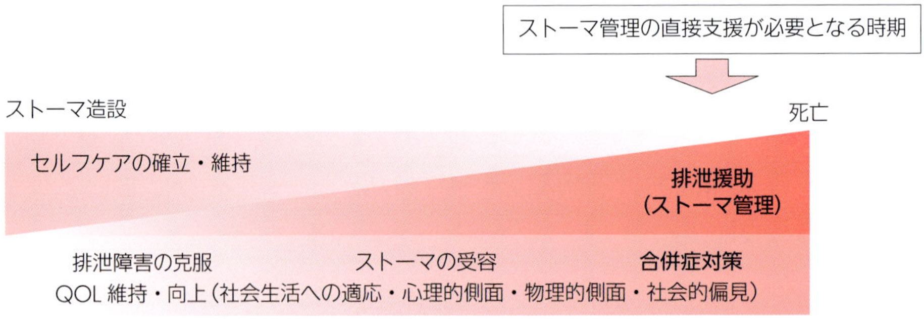

ストーマ管理の直接支援が必要となる時期

ストーマ造設　　　　　　　　　　　　　死亡

セルフケアの確立・維持

排泄援助
（ストーマ管理）

排泄障害の克服　　ストーマの受容　　合併症対策
QOL維持・向上（社会生活への適応・心理的側面・物理的側面・社会的偏見）

図1｜がん治療・ケアのあり方とストーマリハビリテーション

②を目標とした場合は，術後の身体的回復に問題がなければ通常通りのストーマリハビリテーションを行います。退院が可能でも，自宅での痛みの緩和や栄養管理などの医療処置が多い場合，高齢や独居，介護者の支援がない場合は，ストーマ管理だけでなくそのほかの支援が必要なため，術後早期から訪問看護の準備をします。訪問看護師によるストーマ交換は週2回で設定し，ストーマ袋からの排泄物の廃棄方法は退院までに患者へ指導します。ストーマ保有者が排泄物の廃棄ができない場合は，家族へ指導します。

術後の全身状態の回復や症状緩和（術後離床の程度，ストーマ装具を交換する体力が回復しているかなど）が順調に行えている場合は，ストーマ保有者主体で体調のよい時間帯にレスキュー（屯用の鎮痛薬）の使用などを行い，ストーマケア前の痛みの緩和を図ってから指導を開始します。

術後の全身状態の回復や症状緩和に一定期間の時間（たとえば数週間以上）が必要でストーマケアができない場合は，まずは症状緩和を優先目標として全身状態の回復を待ってから行います。退院後に他者介入が必要な場合は，直接ケアする他者（家族か，訪問看護師か）が誰であるかを決定します。そして，ストーマ保有者の全身状態の回復を待っている期間に，先に他者へ指導を開始します。

がん終末期における緩和ストーマリハビリテーションは，ストーマ保有者の身体状態によっては途中でリハビリ計画を変更することもあります。また，タイミングを逃すことで

目標

①がんの進行により自分でストーマ管理がまったくできない

- がんの進行により症状緩和や他者の日常生活援助が必要な状態で，入院継続か他施設（長期療養型施設，緩和ケア病棟，自宅の近くの施設など）への転院
- 自宅へ退院する → 訪問看護を導入してストーマ管理を依頼する → 医療者管理

②身体的状態が落ちついたら自分でストーマ管理ができる

術後の全身状態の回復は問題ない

　いいえ　　はい → ストーマ保有者で通常のストーマリハビリテーション開始

症状緩和ができているか？
・痛みなどの緩和はできているか？
・術後の離床（歩行や座位）はできるか？
・装具交換をする体力はあるか？

　いいえ　　はい → 身体状況を整えてからケア指導する
・体調のよい時間帯
・痛みの緩和・レスキュー（屯用の鎮痛薬）の使用など

目標の優先順位は症状緩和とし，身体状態の回復を待つ

↓

直接ケアする他者の決定

直接ケアする他者（家族か，訪問看護師か）から先にリハビリ指導を開始する

↓

ストーマ保有者の身体の回復や症状緩和ができてきた

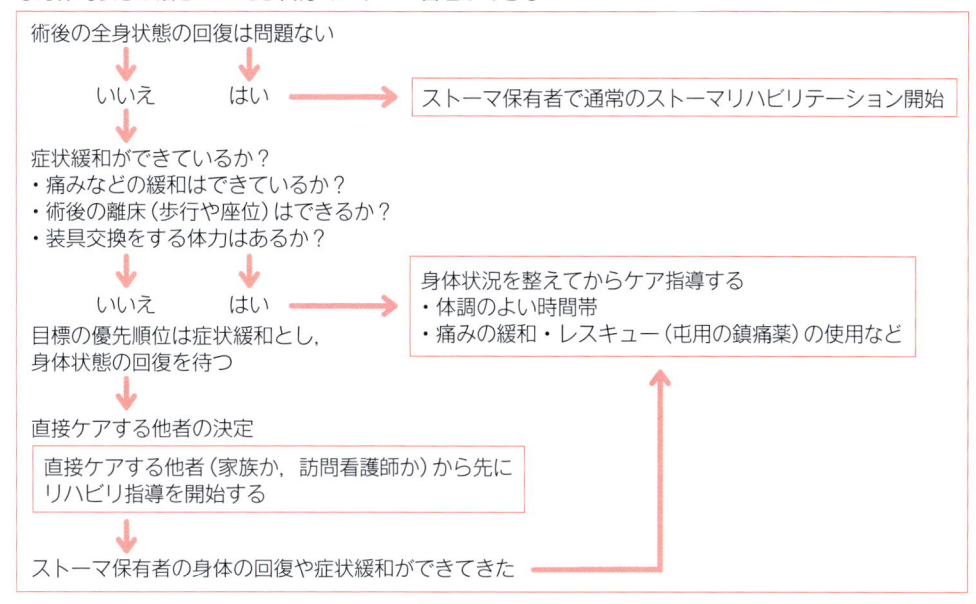

図2｜がん終末期における緩和ストーマ造設後のリハビリテーション

退院ができなくなることもあります。そのため，ストーマ保有者の身体状態が今どの段階にあるのかを見極めて，早期からの目標設定と支援体制を整えることが重要となります。

❖引用・参考文献
1）青木和恵：緩和ケアとしてのストーマリハビリテーション，ターミナルケア，6：437-441，1996.

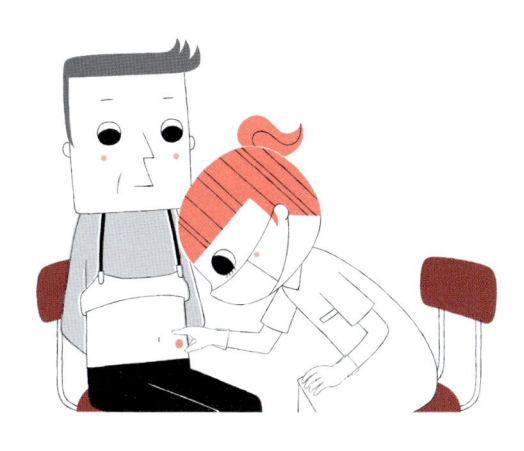

章末写真

2-1 尿管皮膚瘻のマーキング

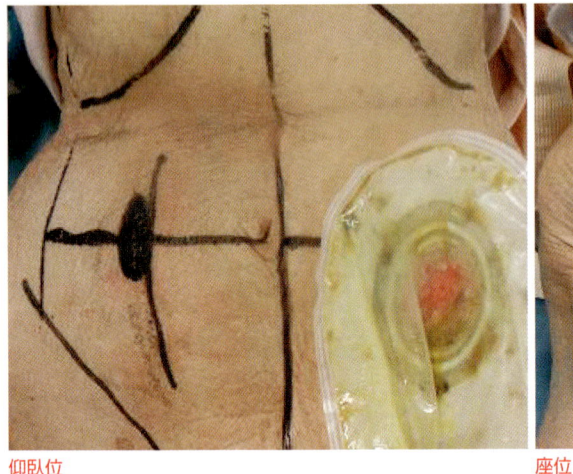

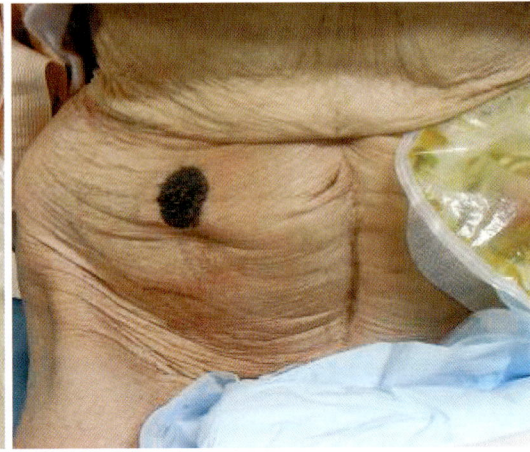

仰臥位

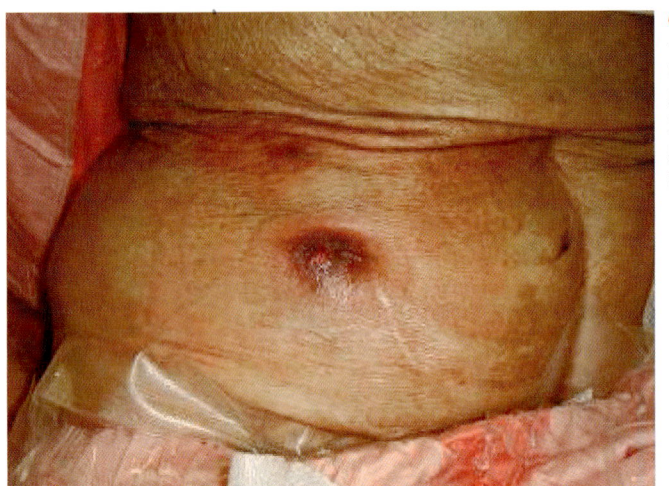

座位

尿管皮膚瘻造設後座位

◁放射線性直腸穿孔，S状結腸ストーマあり。今回，膀胱腟瘻形成にて，尿管皮膚瘻造設。るいそうと円背があり腹壁面積は狭い。尿管も放射線照射の影響を受けている。マーキングは写真のように縦長楕円の造設可能範囲で示した。尿管皮膚瘻はマーキング範囲内に造設され，安定した装具貼付が可能となった。

2-2 ストーマサイトマーキングに必要な物品

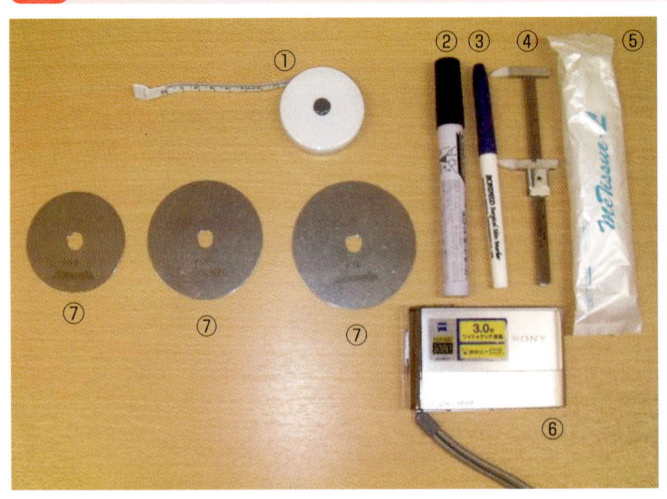

◁①メジャー，②水性ペン，③サージカルスキンマーカー，④ノギス，⑤おしぼりタオル，⑥デジタルカメラ，⑦マーキングディスク（左から6.0cm 小児用，7.0cm 標準体重用 7.5cm 肥満用）。

2-3 ストーマ造設部位が予測困難な場合の複数カ所マーキング

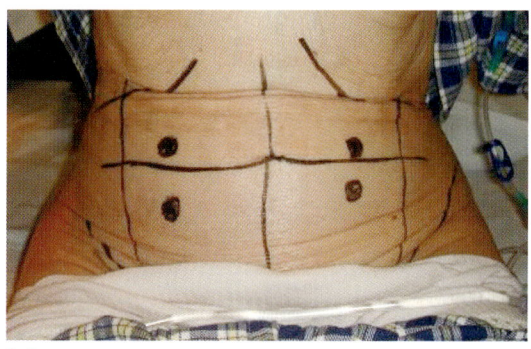

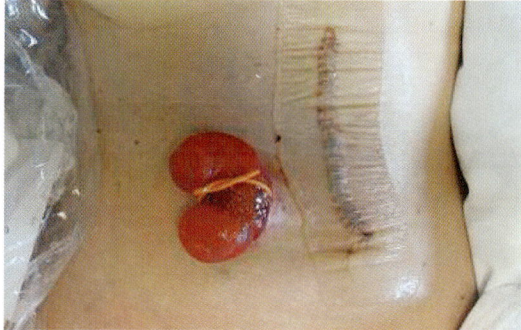

座位　　　　　　　　　　　　　　　　　術直後の仰臥位

🔺多発性骨盤内転移による結腸通過障害で腸閉塞状態。術前には閉塞箇所の予測が困難であったため，可能性のあるS状結腸，左右横行結腸，小腸ストーマの4カ所マーキングを行った。座位や前屈位姿勢が可能だったので基本に準じた方法でマーキングした。右側頭側のマーキング位置に，双孔式横行結腸ストーマが造設された（サイズ 45mm × 35mm × 15mm）。

2-4 腹部膨満がある患者のマーキング（緊急手術）

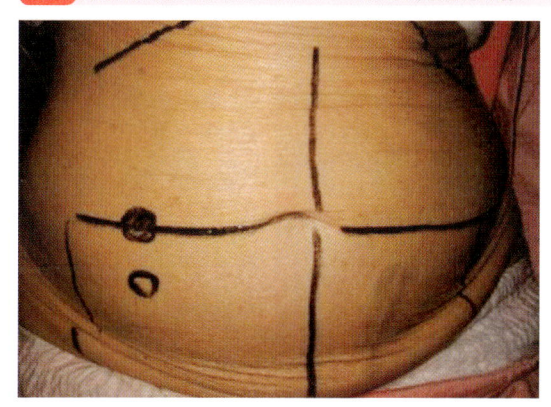

🔻緊急手術で右側に横行結腸ストーマ造設予定でマーキング。下の印は仰臥位での仮マーキング。座位で腹壁を確認し，腹部膨満がとれて腹壁下垂すると本人から見えにくいと判断して，マーキング位置を頭側に修正し，腹壁の脂肪層頂点より頭側の臍下水平性ライン上に本マーキングした。

座位

2-5 腹部膨満がある患者のマーキング

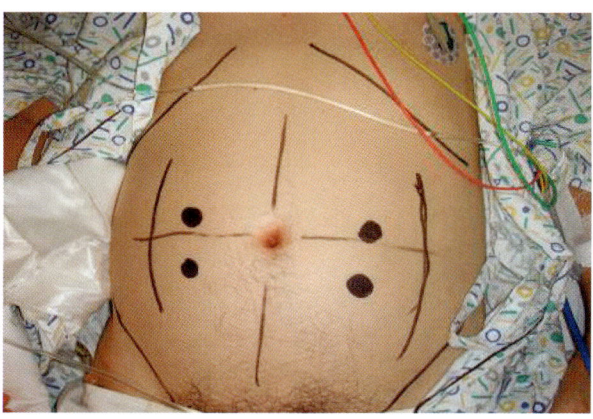

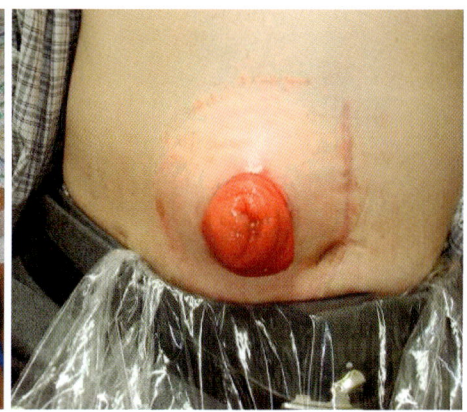

仰臥位　　　　　　　　　　　　　　　　座位

🔺腸管挙上できる箇所の予測が難しく左右2カ所ずつ，4カ所マーキングを行った（写真左）。腹膜刺激症状が強く，腹部膨満が著明であり，座位姿勢がとれない状態であったが，ベッド上でギャッチアップが可能であったため，ギャッチアップ姿勢で下肢を屈曲させて腹壁評価のうえ，マーキングした。術直後ストーマサイズは 43mm × 38mm × 20mm で右上腹部マーキング位置に双孔式横行結腸ストーマが造設された（写真右）。3週間後には浮腫がとれストーマサイズは 32mm × 30mm × 20mm まで縮小した。

章末写真

2-6 早期ストーマ合併症を発見しやすい装具

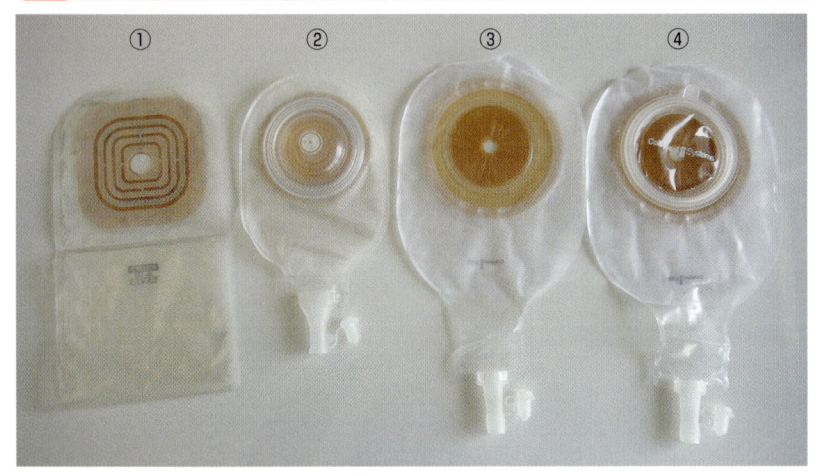

◀①ポスパック・K（アルケア），②サージドレーン・オープントップM（アルケア），③アシュラポストオペ（コロプラスト），④アシュラポストオペウィンドー付（コロプラスト），①は結腸ストーマ用，②③④は小腸・尿路ストーマ用。

2-7 腹部膨満や痛みなどを考慮した装具の一例

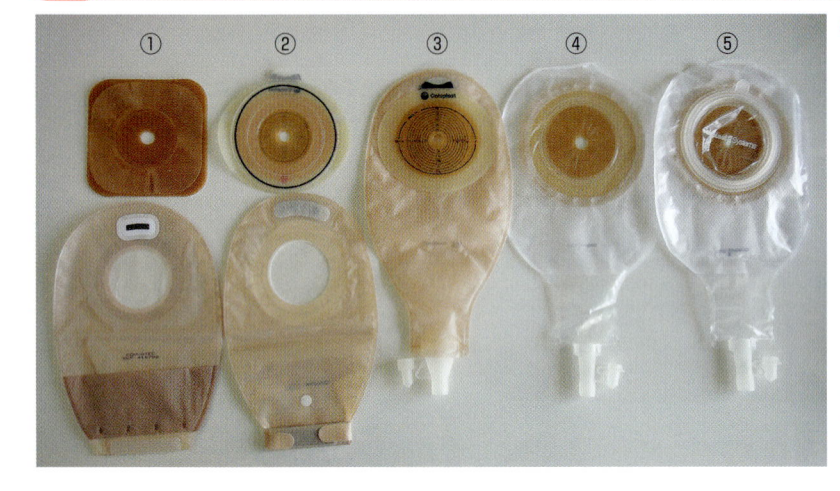

◀二品系粘着型装具：①エスティームシナジーウェハー（コンバテック），エスティームシナジーインビジクローズドレインパウチ（コンバテック），②センシュラフレックスプレート（コロプラスト），センシュラフレックスバック（コロプラスト）。＊二品系浮動型装具は上記で紹介していないが，主なものにニューイメージシリーズ（ホリスター），ノバ2シリーズ（ダンサック）がある。
単品系の水様便用（小腸）装具：③センシュラ1イレオ（コロプラスト），④アシュラポストオペ（コロプラスト），⑤アシュラポストオペウィンドー付（コロプラスト）。

Chapter 3

緩和ストーマ保有者とがん終末期を迎えたストーマ保有者のストーマケア

1. 患者の心身の状態に合わせたストーマ周囲スキンケアとセルフケア
2. ストーマ装具の選択
3. ストーマ合併症
4. ストーマ周囲皮膚障害
5. 日常生活支援
6. 社会福祉サービス

1 | 患者の心身の状態に合わせたストーマ周囲スキンケアとセルフケア

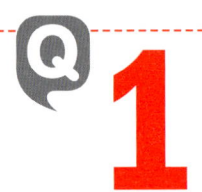

Q1

[がん終末期患者の皮膚の状態はほかの患者と何が違う？]

A >>> がん悪液質症候群や臓器機能障害などが影響して，脂肪やタンパクの分解が進み，脂肪組織や筋肉量が減少します．その影響でるいそうが著明となったり，皮膚の乾燥や浮腫，たるみをみとめたりします．そして，皮膚の乾燥や浮腫によって装具の剥離刺激やスキンケア時の摩擦刺激を受けやすくなります．また，たるみやるいそうによって，腹壁にしわや骨突出による凹凸が増え，装具の装着が困難となることがあります．

Point 1 | 皮膚の乾燥について知っておこう！

皮膚の乾燥とは，表皮の角質層の柔軟性が低下し，角質が硬く，脆くなり，角質水分量が低下した状態と定義されています[1]．

がん終末期患者の場合，がん悪液質症候群関連サイトカイン，腎機能障害，肝機能障害，電解質異常などにより皮膚が乾燥します（図1）．がん悪液質症候群関連サイトカインである腫瘍壊死因子（tumor necrosis factor-α；TNF-α）やインターロイキン（interleukin-1；IL-1，interleukin-6；IL-6），インターフェロン（interferon；IFN）などによって脂肪が分解されます．それによってるいそうが著明となり，血中の中性脂肪の低下，さらに皮脂分泌量の減少が起こるといわれています．皮脂分泌量が減少することで，水分保持機能が低下し，皮膚は乾燥します．また，低タンパク血症となり，血漿膠質浸透圧が低下し，浮腫となり，浮腫によって汗腺や皮脂腺の機能が低下し，水分保持機能の低下，乾燥を招くとも考えられます（**章末写真 3-1 を参照**）．

皮膚が乾燥していると，装具を剥離する際に角質も容易に剥離されてしまい，外的刺激から皮膚を守るバリア機能にも障害をきたしてしまいます．

Point 2 | 浮腫について知っておこう！

浮腫とは，細胞外液，とくに組織間液が増加している状態をいいます[2]．がん終末期患者の場合，筋肉タンパク質や脂肪の分解亢進，肝での糖新生亢進，吸収不良症候群，タンパク喪失胃腸症などによって，低アルブミン血症や貧血，電解質の異常などを伴います[3]．

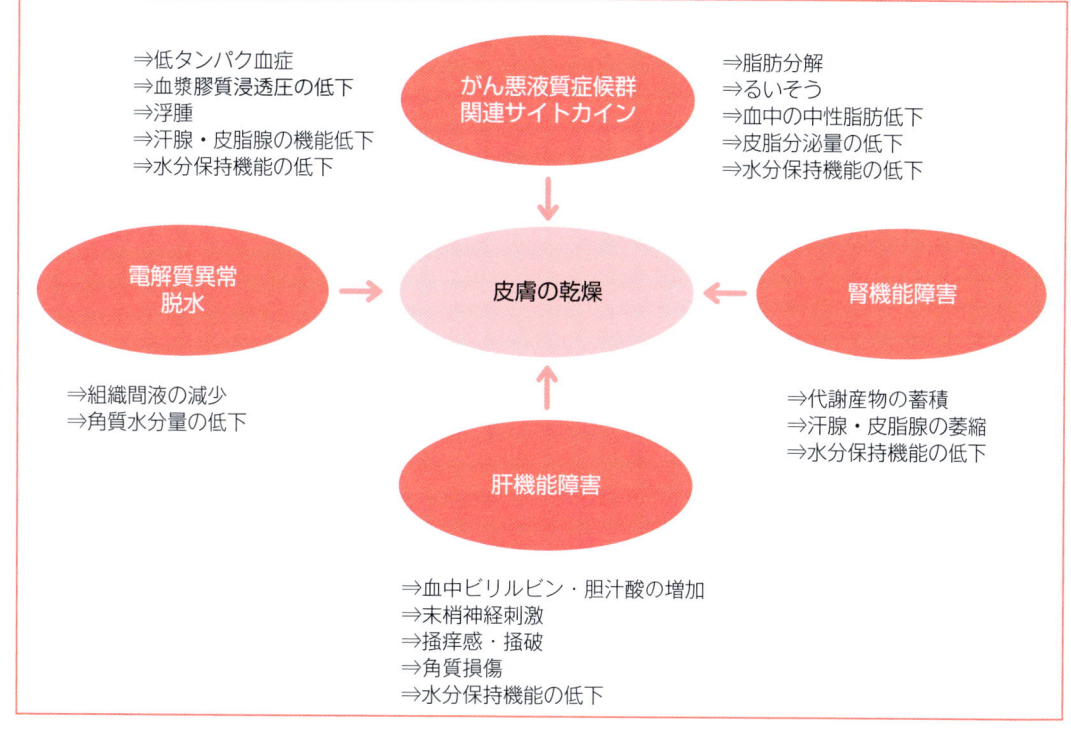

図1 | 皮膚の乾燥の原因

（図中テキスト）

がん悪液質症候群関連サイトカイン
⇒脂肪分解
⇒るいそう
⇒血中の中性脂肪低下
⇒皮脂分泌量の低下
⇒水分保持機能の低下

⇒低タンパク血症
⇒血漿膠質浸透圧の低下
⇒浮腫
⇒汗腺・皮脂腺の機能低下
⇒水分保持機能の低下

電解質異常 脱水
⇒組織間液の減少
⇒角質水分量の低下

皮膚の乾燥

腎機能障害
⇒代謝産物の蓄積
⇒汗腺・皮脂腺の萎縮
⇒水分保持機能の低下

肝機能障害
⇒血中ビリルビン・胆汁酸の増加
⇒末梢神経刺激
⇒掻痒感・掻破
⇒角質損傷
⇒水分保持機能の低下

　低タンパク血症による水分の過剰な蓄積（心不全など），静脈環流の減少（静脈血栓など），血漿タンパク質の低下（低栄養による低アルブミン血症，肝障害，腎障害），リンパ節転移やリンパ郭清によるリンパ管の通過障害などが混合して浮腫をきたします[4]。皮膚が乾燥したり，わずかな摩擦やずれで容易に皮膚の損傷を受けやすくなったりします。

　上肢に浮腫をみとめる場合は，排泄物の処理やスキンケアのような細かい作業を行いにくくなります（**章末写真 3-2 を参照**）。また，細菌が侵入した場合の防御機能の運搬経路となるリンパ管が十分に機能していないために，免疫能が低下し感染を起こしやすくなるので，ストーマケア後に手指や指間を清潔に保つことが大切です。腹水が貯留している場合にも腹部の皮膚に浮腫を伴うことがあります（**章末写真 3-3 を参照**）。その場合には，装具の剥離刺激，スキンケア時の摩擦刺激を受けやすくなります。皮膚が損傷を受けると，治りにくく，組織間液が滲み出し，装具の装着が困難になることもあります。

Point 3　皮膚のたるみや著しい骨突出について知っておこう！

　がん悪液質症候群によって食事摂取量と相関せず栄養状態不良になり，脂肪とともに筋肉（タンパク質）が同程度に消費されるといわれています[5]。このような脂肪組織や筋肉量の急激な減少によって骨突起部が著しく突出したり，皮膚のたるみを生じたりします。

　ストーマ保有者の場合，皮膚のたるみによって腹壁に柔らかい複数のしわができたり

1 患者の心身の状態に合わせたストーマ周囲スキンケアとセルフケア

(**章末写真 3-4 を参照**)，上前腸骨や肋骨部の骨突出が著しくなり，装具装着のための平面が得られる面積が狭くなったり，腹部の形状が山型(突出や膨隆型)から陥凹型(船底様)に変化したりします(**章末写真 3-5 を参照**)。今まで使用していた装具や装着方法では排泄物が漏れてしまうこともあります。

❖引用・参考文献
1) 真田弘美, 他：症候別スキンケア—乾燥, 日本看護協会認定看護師制度委員会創傷ケア基準検討会編著：スキンケアガイダンス(創傷ケア基準シリーズ 3), pp.109-113, 日本看護協会出版会, 2002.
2) 真田弘美, 他：症候別スキンケア—浮腫, 日本看護協会認定看護師制度委員会創傷ケア基準検討会編著：スキンケアガイダンス(創傷ケア基準シリーズ 3), pp.148-151, 日本看護協会出版会, 2002.
3) 安達勇：緩和キュアとケア(4)痛み以外の症状マネジメント(1)—浮腫の緩和治療, がん看護, 7(4)：287-289, 2002.
4) 井沢知子：浮腫のある患者のターミナル患者へのケア, 緩和・ターミナルケア看護論 第 2 版, pp.158-166, ヌーヴェルヒロカワ, 2005.
5) 伊藤由美子：倦怠感をもつターミナル患者へのケア, 緩和・ターミナルケア看護論 第 2 版, pp.138-147, ヌーヴェルヒロカワ, 2005.

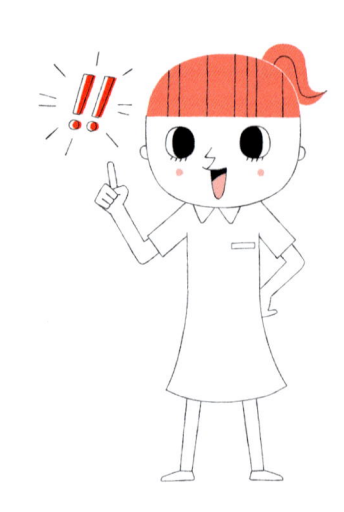

Q2 ストーマ周囲スキンケアではどのようなことに注意すればよい?

A >>> ストーマ周囲スキンケアはスキンケアの原則に則って，皮膚の清潔を保つ，排泄物や汗，粘着剤などの刺激物を除去する，装具の剥離刺激やスキンケア時の摩擦刺激などの機械的刺激を緩和する，真菌などの感染を予防することが必要です。とくに，がん終末期の場合は皮膚の乾燥をみとめるため，予防的スキンケアが大切です。また，ストーマや周囲皮膚の異常を確認しましょう。さらに，身体症状による体位の制限や触れられることの煩わしさなどもみとめることがあるので，ストーマ保有者の身体状態に合わせて，スキンケアを行う時間帯や体位などの工夫も必要です。

Point 1 ストーマ周囲スキンケアの原則について理解しておこう!

スキンケアの原則は，①皮膚の清潔，②刺激物の除去，③機械的刺激の軽減，④感染予防です[1]。

ストーマ周囲の皮膚は，①排泄物が接触しやすい，②装具交換によって頻繁に剥離刺激を受ける，③常に装具を装着しなければならず，非生理的な環境下にあるなどの特徴があります。慢性的に刺激を受けるストーマ周囲皮膚を少しでも健全に保つことが大切です。

ストーマ周囲の皮膚に残留する排泄物や汗，皮膚保護剤などの化学的刺激物を取り除くためには，洗浄剤とお湯を用いて洗うことが必要です。また，装具剥離時やスキンケア時には角質の損傷を最小限にとどめます。つまり，皮膚のバリア機能を発揮できるよう，皮脂，角質，水分を過剰に除去しないように注意してスキンケアを行うことが大切で，それによって感染予防にもつながります。

Point 2 非アルコール性剥離液を用いて剥離刺激に注意して装具を剥がそう（章末写真3-6を参照）!

皮膚は28日周期で角質が垢となって剥がれていくといわれています。しかしながら，ストーマ周囲皮膚は1～7日ごとに装具を交換するため，28日より短い期間で角質が剥がされてしまう環境にあります。とくに，がん終末期患者はがん悪液質症候群や化学療

1 患者の心身の状態に合わせたストーマ周囲スキンケアとセルフケア

法，放射線療法などのがん治療，脱水などが影響して皮膚が乾燥しています（**詳細はchapter3のQ1を参照**）。乾燥していると，皮膚の角質がめくれあがって損傷を受けやすくなります。また，損傷を受けると，皮膚のバリア機能が破綻し，汗や粘着剤などの外的刺激を受けやすくなります。

一般的には，装具を剥がしにくいとき，粘着剤が残るときに非アルコール性剥離剤を使用することが多いですが，がん終末期患者の場合は角質の損傷を防ぐためには，予防的スキンケアとして必ず非アルコール性剥離液を使用することを勧めます。

Point 3 非アルコール性剥離液で粘着剤を除去し，弱酸性洗浄剤で皮膚を洗おう！

ストーマ周囲皮膚に付着した排泄物，汗，粘着剤などの汚れを除去するためには，洗浄剤の使用は欠かせません。しかしながら，洗浄剤は汚れを落としてくれる反面，皮膚の水分や皮脂まで除去してしまいます。そのため，洗浄剤の種類にも注意が必要です。

弱酸性洗浄剤は弱アルカリ性に比べると，泡のきめが粗く，洗浄力，脱脂力が低いのが特徴で，反対に弱アルカリ性は泡立ちがよく，洗浄力，脱脂力も高く，皮膚への吸着も強いのが特徴です。つまり，汚れを十分に落とそうと思うと皮脂や水分も取られてしまう，皮脂や水分が取られないようにしようと思うと汚れが十分に落ちないのです。

皮膚への刺激を少なくするためには，脱脂力が低い洗浄剤を使用しても，排泄物や粘着剤，汗などの皮膚の汚れが落ちるようにする工夫が必要です。洗浄剤だけで汚れを落とすのではなく，非アルコール性剥離液を使用して汚れを浮き立たせます。コットンなどで非アルコール性剥離液と汚れを軽く拭き取ってから，弱酸性洗浄剤で残留した非アルコール性剥離液の成分を落とすようにします。洗顔時のクレンジングと同じ考え方です。

使用する洗浄剤は弱酸性のボディシャンプーや排泄物除去用洗浄剤が適しています。排泄物除去用洗浄剤は洗い流さなくてもよい界面活性剤で作られているので，洗浄剤成分を十分に洗い流すことができないベッドサイドケアに適しています。ボディシャンプーはシャワーや入浴が可能で，洗浄剤成分を十分に洗い流せる場合に使用することが望ましいです。固形石鹸や薬用石鹸は弱アルカリ性からアルカリ性のものが多く，がん終末期患者の場合は皮膚が乾燥しているため，これらの洗浄剤の使用は避けたほうがよいでしょう。

Point 4 皮膚洗浄のメカニズムを理解して皮膚を擦らずに洗おう！

皮膚洗浄のメカニズムは，①汚れに界面活性剤の親油基が吸着する，②界面活性剤の分子が汚れを包み込む，③包み込まれた汚れが皮膚から離れ，乳化あるいは可溶化される，④汚れが皮膚上から除去される，です（**図1**）[1,2]。つまり，汚れは擦って取れるわけではありません。皮膚を擦ると角質が損傷し，角質水分量や皮脂量が減少してしまい，皮膚のバリア機能を低下させてしまいますので，注意しましょう。

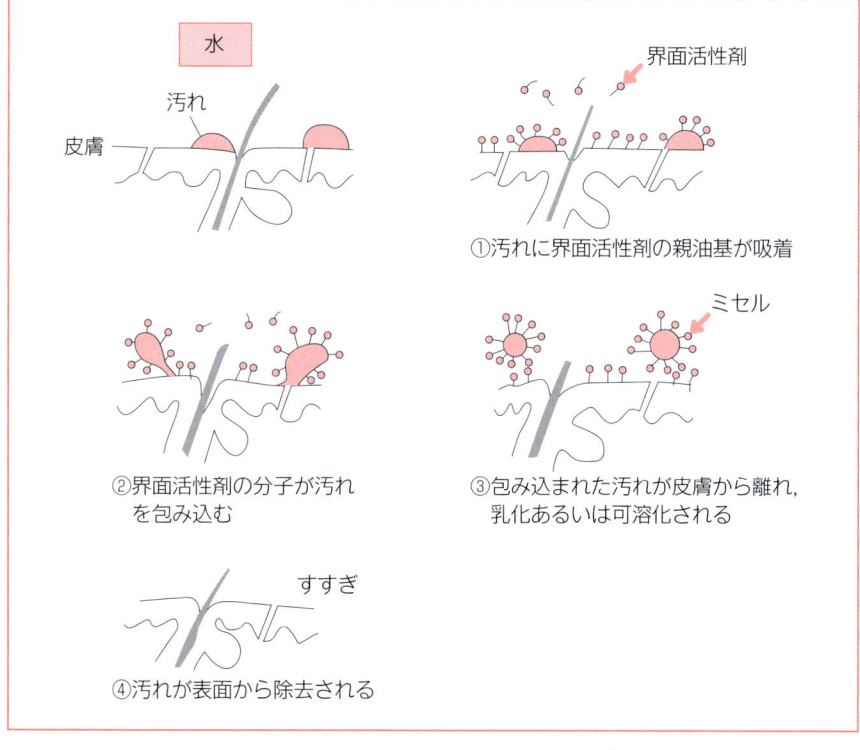

図1 洗浄剤が汚れを除去するメカニズム

〔徳永惠子：基本的スキンケア，日本看護協会認定看護師制度委員会創傷ケア基準検討会編著：スキンケアガイダンス（創傷ケア基準シリーズ3），p.65，日本看護協会出版会，2002 より引用〕

　皮膚の肌理に入り込んだ汚れを落とすためには，洗浄剤をよく泡立て，泡のミセルで汚れを包み込むようにすることが大切です。ボディシャンプーを使用する場合は，洗浄剤をよく泡立てて使用します。排泄物除去用洗浄剤を使用する場合は，泡立てなくても汚れが除去できる界面活性剤が使用されていますので，皮膚にスプレー後，コットンで軽く汚れを拭き取ります。その際には力を入れないように優しく愛護的に行います。

　そして，排泄物を周囲皮膚に広げないよう，周囲から中心に向けて洗います（**章末写真3-7を参照**）。清拭後は洗浄剤成分を除去し，水分を拭き取ります（**章末写真3-8を参照**）。

Point 5　ストーマやストーマ周囲皮膚などの観察を行い，異常を早期に発見しよう！

　ストーマ浮腫やストーマ脱出をみとめることがあります。ストーマ浮腫は腸閉塞をきたしている場合やがん悪液質症候群などの場合にみられます。がんの腹膜播種転移による腹痛やオピオイドの副作用による便秘や嘔吐があると，腸閉塞の発見が遅れることもあります。ストーマ浮腫をみとめた場合は，腸閉塞発症の可能性も念頭に入れてフィジカルアセスメントを行うようにしましょう。また，医師に報告することも忘れないようにしましょう。

　ストーマ周囲の皮下にがんの腫瘤をみとめ

ることもあります。ストーマ周囲皮膚に触れてみて硬い腫瘤がないか観察しましょう。また，肝転移があり，門脈圧が亢進している場合には，ストーマ静脈瘤をみとめることもあります。今まで行っていたスキンケア方法を適切に行うことができず，行動がおかしいということから，せん妄が発見できることもあります。

ストーマ周囲スキンケア時には，皮膚だけでなく，全身状態の変化を発見できる機会にもなるので，そういう視点で観察するようにしましょう。

Point 6 ストーマ周囲スキンケアは丁寧に，かつすばやく行うようにしよう！

ストーマ周囲皮膚障害を予防するためには，先に述べたように丁寧にスキンケアを行うことが大切です。しかしながら，丁寧に行うがゆえに，時間がかかりすぎるとストーマ保有者は疲れてしまいます。セルフケアできる場合も，家族や看護師がケアを行う場合も，丁寧に，かつすばやくケアを行うことが大切です。洗浄剤だけで汚れを落とそうとすると，粘着剤が残ってしまい，結果的に何度も洗わなければならなくなることもあるでしょう。とくに，余命数週になると，全身倦怠感が増し，座位になることもつらくなります。時に，身体に触れられることも煩わしく感じることもあります。そのため，ストーマ保有者の苦痛の少ない時間帯を選んでケアを行うようにすることも大切です。物音をたてない，忘れ物がないようスキンケア用品を準備することは基本です。

Point 7 感染対策として標準予防策を忘れずに実施しよう！

忘れがちなのが，感染対策としての標準予防策です。ストーマ周囲スキンケアの前に手指衛生を行い，プラスチックエプロン，マスク，ゴーグル，プラスチック未滅菌手袋の順に防護用具を着用し，標準予防策を実施しましょう[3]（**章末写真3-9を参照**）。

ストーマケアは排泄ケアであり，便と尿の排泄物を取り扱うため，ストーマ周囲皮膚の管理を行う場合は標準予防策が必要です。患者の排泄物で医療者が汚染されることを予防でき，ひいては交差感染を防ぐことになります。がん終末期の消化管ストーマ保有者の場合，便に加えてがん組織からの滲出液や血液も一緒に排出されます。尿路ストーマの場合，尿が勢いよく流出することもあります。そのため，ゴーグルの使用も必要でしょう。

❖引用・参考文献
1）大村裕子：ストーマのスキンケア，穴澤貞夫，他編：よくわかるスキンケアマニュアル，pp.74-79，照林社，1993．
2）徳永惠子：基本的スキンケア，日本看護協会認定看護師制度委員会創傷ケア基準検討会編著：スキンケアガイダンス（創傷ケア基準シリーズ3），pp.62-75，日本看護協会出版会，2002．
3）洪愛子：スタンダードプリコーション（標準予防策），洪愛子編：ベストプラクティス NEW感染管理ナーシング，pp.120-123，学研メディカル秀潤社，2007．

Q3 使用するスキンケア用品にはどのような物がある?

A >>> スキンケア用品には，剥離刺激を緩和するための剥離剤，排泄物除去用弱酸性洗浄剤，コットンや不織布ガーゼ，保湿剤，皮膚被膜剤，粘着テープ，電気シェーバーなどさまざまなものがあります。

Point 1 装具の剥離刺激を緩和できる用品について知っておこう!

装具の剥離刺激を緩和できる用品には，剥離剤があります(**章末写真3-10を参照**)。これらは油脂成分が含まれており，装具の粘着力を低減させることができます。

非アルコール性剥離液(キャビロン™皮膚用リムーバー)の成分はシリコーンオイルで非アルコール性です。ボトルに入っており，ボトルを押さなくても傾けるだけで滴下できます。粘着面と皮膚の間に少しずつ滴下していくことで装具が剥がれます。一方，そのほかのペーパータイプやボトルタイプの剥離剤には石油系溶剤にアルコールを含むものや，アロエや柑橘系油脂を含むものがあります。皮膚保護剤の種類によって剥がしやすさも異なります。

いずれも油脂を含むため，使用後は洗浄剤で油脂を必ず除去します。残留していると，装具の密着を妨げ，排泄物の漏れにつながる危険性があるので注意しましょう。また，皮膚障害がある場合は，石油系溶剤やアルコール含有のものを使用すると，それが刺激となって痛みや症状を悪化させてしまうこともあるため，これらの使用を控えたほうがよいでしょう。

Point 2 洗浄剤の種類について知っておこう!

洗浄剤に含まれる界面活性剤の種類によって石鹸，合成洗浄剤，石鹸と合成界面活性剤を混合したものとに大別できます[1]。また，pHによって弱酸性洗浄剤，弱アルカリ性洗浄剤，アルカリ性洗浄剤に，用途によって化粧石鹸，ボディシャンプー，薬用石鹸，ベビー石鹸などに分類できます。

石鹸は，動植物の油(油脂)をアルカリで煮たもので，pHは弱アルカリからアルカリ性のものが多いです。そのため，洗浄力が優れており，洗い流すと皮膚に残らない性質をもつため，洗い上がりがさっぱりしているの

が特徴です[2]。原料油脂の材料，製造方法，添加する保湿成分によって使用感が変わります。

一方，合成洗浄剤は，石鹸ではない合成界面活性剤を洗浄剤に使ったもので，高級アルコール（主に石油から作られたもの）や，アミノ酸（タンパク加水分解物を親水基にしたもの）があります。ボディシャンプーやシャンプーのほとんどは，高級アルコール系の洗浄剤です。最近は角質水分量や皮脂量を過剰に除去しないよう低刺激性の界面活性剤の使用や，保湿剤の添加，pH調整（弱酸性化）などさまざまな研究が行われ，皮膚刺激性は少なくなっています[3]。石鹸に比べると洗浄剤成分が残留しやすいため，十分に洗い流す必要があります。

弱酸性洗浄剤は弱アルカリ性に比べると，泡のきめが粗く，洗浄力，脱脂力が低いのが特徴で，弱アルカリ性は反対に泡立ちがよく，洗浄力，脱脂力も高く，皮膚への吸着も強いのが特徴です。ストーマ周囲皮膚は慢性的に刺激を受けるため，弱酸性洗浄剤の使用が適しています。排泄物除去用弱酸性洗浄剤や清浄剤もあります（**章末写真3-11を参照**）。ベッドサイドケアでは洗浄剤成分を十分に洗い流せないため，これらの洗浄剤の使用が望まれます。

薬用石鹸には消毒殺菌剤を含むものと保湿剤を含むものがあります。消毒殺菌剤を含むものは，皮膚に殺菌剤が残留し，細菌の付着を防ぐことができます。しかしながら，アルカリ性のものが多く，皮膚にとっては刺激になりますので，ストーマ周囲スキンケアには好ましくありません。ベビー石鹸は新陳代謝が活発な新生児の発汗や皮脂を除去するために作られたアルカリ性のものと，アトピー性皮膚炎の場合にも使用できる弱酸性のものがあります。pHを確認して使用することが必要です。

Point 3 衛生材料の違いについて知っておこう！

衛生材料にはタオル，ガーゼ，不織布ガーゼ，コットンなどがあります。皮膚をゴシゴシ擦ることによって角質が剥離し表皮が損傷すると，排泄物による化学的刺激を受けやすくなります。そのため，機械的刺激の少ない衛生材料を選択する必要があります。

章末写真3-12はプラスチックシートを各衛生材料で100回ずつ擦った場合についた傷の程度を比較したものです。白くなった部分が傷ついた箇所です。

タオルやガーゼはきめが粗く，多く傷ついています。一方，不織布ガーゼやコットンはきめ細かく，柔らかいため，傷が少ないのがわかると思います。タオルやガーゼは皮膚に機械的刺激を与えやすく，これらを使用して皮膚を洗うと皮膚に肉眼では確認できないほどの損傷をきたす危険性があります。そのため，ストーマ周囲皮膚のスキンケア材料には適していません。不織布ガーゼやコットン（カット綿，化粧用コットン）がよいでしょう。

不織布ガーゼは，繊維を機械的に絡ませ結合させたもので，ベンリーゼ®，コットン不織布，レーヨン不織布などがあります。使用されている原料によって吸水性や摩擦刺激の程度などが異なります。

Point 4　保湿剤について知っておこう！

　皮膚洗浄後は角質層の皮脂，天然保湿成分（natural moisturizing factor；NMF），細胞間脂質が界面活性剤によって喪失するため，最も乾燥しやすい状況にあります。皮膚が乾燥すると，排泄物の化学的刺激やスキンケア時の機械的刺激を受けやすくなります。

　一般的には，皮膚の角質水分量や皮脂量を保つために，皮膚洗浄後に保湿剤を使用しますが，ストーマ周囲皮膚の場合は保湿剤に含まれる油分によって，装具の粘着性を妨げてしまい，排泄物の漏れを誘発してしまいます。そのため，皮膚の乾燥が著しい場合には，保湿剤の特徴を理解して使い分け，装具の粘着性を妨げないように注意が必要です。

　保湿剤には油脂成分によって表皮からの水分の蒸発を抑制し，角質水分量を増加させるemollient効果のものと，それに，外用剤に含まれる成分自身が水と結合して蒸発を防ぐことによって蒸散を抑制するmoisturizerが加わったものとがあります[4]。emollient効果の高いものは，油分が多く含まれているため，ストーマ周囲には不適当です。ストーマ周囲皮膚に使用する場合は，moisturizerが加わったローションタイプのもののほうがよいでしょう。塗布してしばらく時間をおいてから装具を貼るようにしましょう。

Point 5　粘着テープによる剥離刺激を緩和できる用品について知っておこう！

　皮膚被膜剤は皮膚に被膜を形成して，粘着テープ（以下，テープ）の剥離刺激による表皮の損傷を防止するものです。装具の粘着テープ貼付部位の皮膚に事前に塗布もしくはスプレーします。テープ剥離時に角質ではなく，被膜いわゆる人工の角質（垢）が剥がれることによって表皮の損傷を防ぎます。皮膚被膜剤にはその形状からペーパータイプとスプレータイプに分けることができ，さらにアルコール含有タイプと非アルコールタイプがあります（**章末写真3-13を参照**）。粘着テープ貼付部に皮膚障害がある場合には，皮膚被膜剤の成分が刺激になり，皮膚障害を悪化させることもあるため注意しましょう。

　一方，皮膚保護剤には，静菌作用，pH緩衝作用，吸水作用などがあります。そのため，皮膚保護剤貼付部に皮膚被膜剤を使用すると，これらの効果が発揮されなくなってしまいます。

Point 6　そのほかの役に立つスキンケア用品について知っておこう！

❶電気レディースシェーバー（**章末写真3-14を参照**）

　ストーマ周囲に体毛が多い場合には，毛嚢炎を起こしやすいのでハサミでカットします。剃毛する際には表皮を損傷しないために，レディースシェーバーのような電気カミソリを清拭後の皮膚が乾いた状態で使用するとよいでしょう。カミソリを使用する場合には一般の安全カミソリよりT字型のほうが皮膚を損傷する恐れは少ないです。

❷感染に対する標準予防策のための用品

　ストーマケアは排泄ケアであり，便と尿の

排泄物を取り扱うため，ストーマ周囲皮膚の管理を行う場合は感染に対する標準予防策が必要です[5]。プラスチックエプロン，マスク，プラスチック未滅菌手袋の順に防護用具を着用します。排泄物が飛散する危険性がある場合はゴーグルも使用します。

　標準予防策を行うことで，排泄物で医療者が汚染されることを予防でき，ひいては交差感染を防ぐことになります。

❖引用・参考文献
1）服部瑛, 他：低刺激洗浄剤へのアンケート調査, 皮膚病診療, 26（4）：494-498, 2004.
2）藤沢有紀, 他：皮膚科医よりみた皮膚の洗浄とその安全性, FRAGRANCE JOURNAL, 7：9-16, 1996.
3）河合通雄：【皮膚と香粧品】身体用洗浄剤の種類と皮膚への作用, Derma, 40：1-9, 2000.
4）堀川達弥：皮膚のうるおいを保つ方策 健康な皮膚を維持するために―保湿剤の使い方, 日本皮膚科学会雑誌, 109（6）：916, 1999.
5）洪愛子：スタンダードプリコーション（標準予防策）, 洪愛子編：ベストプラクティス　NEW感染管理ナーシング, pp.120-123, 学研メディカル秀潤社, 2007.

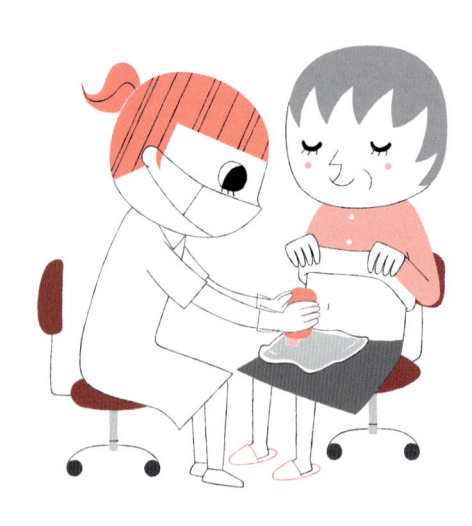

Q4 化学療法がストーマ周囲スキンケアとセルフケアに及ぼす影響には何がある？

A >>> 抗がん剤の副作用の中には，皮膚の乾燥や末梢神経障害，手足症候群など化学療法が終了した後も持続する症状があります。そのため，ストーマ保有者が今までどのような抗がん剤治療を受け，その薬剤にはどのような副作用があるのかを知っておきましょう。たとえば，皮膚の乾燥によって剥離刺激や摩擦刺激などを受けやすくなったり，末梢神経障害や手足症候群によって排泄物の処理や装具の剥離と貼付などに支障をきたしたりすることがあります。そのため，機械的刺激の緩和と保湿に心がけ，普段以上に予防的スキンケアという視点で管理することと，副作用に合わせたセルフケア方法の工夫が必要です。

Point 1　各種がんに使用される抗がん剤について知っておこう！

ここ数年で抗がん剤の開発が進み，進行・再発がんに対する化学療法も充実してきました。そのため，Performance Status（PS）が3（日中の50％以上臥床状態）あるいは4（常に臥床状態）になるまで，化学療法を継続する例も増えています。抗がん剤の副作用として，下痢や便秘，嘔気・嘔吐，全身倦怠感，末梢神経障害，手足症候群，皮膚の乾燥などの皮膚変化などさまざまな症状があげられます。なかでも，末梢神経障害や手足症候群，皮膚の乾燥をはじめとする皮膚症状などは化学療法を終了した後も苦痛が持続します。

そのため，ストーマ保有者が今までどのような治療を受けたのか知っておくとともに，その薬剤にはどのような副作用が起こる可能性があるのか知っておくことが必要です。ストーマ保有者が受ける可能性がある大腸がん，膀胱がん，前立腺がん，子宮頸がんの化学療法，とくに再発・進行がんを対象とする抗がん剤の種類を表にまとめました（表1）。

Point 2　下痢や便秘をきたしやすい抗がん剤について知っておこう！

大腸がん患者に使用されるイリノテカンは下痢が出現しやすいといわれています。さらに，制吐剤の5-HT$_3$受容体拮抗薬の副作用も影響して，便秘と下痢を繰り返します。そのため，便秘と下痢のタイミングを見極めて排便コントロールすることが重要といわれて

1 | 患者の心身の状態に合わせたストーマ周囲スキンケアとセルフケア

表1 | 進行・再発がんに使用される代表的な抗がん剤[3)-6)]

大腸がん	**< FOLFOX（±ベバシズマブ / セツキシマブ / パニツムマブ）療法>** フルオロウラシル（5-FU®）・レボホリナート（アイソボリン®）・オキサリプラチン（エルプラット®）＋ベバシズマブ（アバスチン®）/ セツキシマブ（アービタックス®）/ パニツムマブ（ベクティビックス®） **< FOLFIRI（±ベバシズマブ / セツキシマブ / パニツムマブ）療法>** フルオロウラシル（5-FU®）・レボホリナート（アイソボリン®）・イリノテカン（カンプト / トポテシン®）±ベバシズマブ（アバスチン®）/ セツキシマブ（アービタックス®）/ パニツムマブ（ベクティビックス®） **< CPT-11（±セツキシマブ）療法>** イリノテカン（カンプト®/ トポテシン®）±セツキシマブ（アービタックス®） **< XELOX療法（±ベバシズマブ）>** カペシタビン（ゼローダ®）・オキサリプラチン（エルプラット®）＋ベバシズマブ（アバスチン®）　など
膀胱がん	**< M-VAC療法>** メトトレキサート（メソトレキセート®）・ビンブラスチン（エクザール）・ドキソルビシン（アドリアシン®）・シスプラチン（ブリプラチン®/ ランダ®） **< GC療法>** ゲムシタビン（ジェムザール®）・シスプラチン（ブリプラチン®/ ランダ®）
前立腺がん	**< DP療法>** ドセタキセル（タキソテール®）・プレドニゾロン **< DE療法>** ドセタキセル（タキソテール®）・エストラムスチン（エストラサイト®）
子宮頸がん	**<イリノテカン＋シスプラチン>** イリノテカン（カンプト®/ トポテシン®）・シスプラチン（ブリプラチン®/ ランダ®） **< TP療法>** パクリタキセル（タキソール®）・シスプラチン（ブリプラチン®/ ランダ®） **< FD+RT（放射線）療法>** フルオロウラシル（5-FU®）・シスプラチン（ブリプラチン®/ ランダ®）

います[1)]。とくにイリノテカンは進行・再発大腸がんに用いられる薬剤で、終末期に入っても使用を続けることがあるので、知っておくとよいでしょう。下痢の場合は、通常より装具の交換間隔を短くしたり、板状皮膚保護剤や用手形成皮膚保護剤をストーマ近接部に追加して耐久性を高めたりします。また、抗コリン剤や整腸剤で便性を整えます。一方、便秘の場合は、皮膚保護剤の膨潤や溶解状況をみて装具の交換間隔を延長できます。ただし、排泄がない場合でも発汗や腸粘液によって皮膚保護剤が膨潤し、作用が低下するので、定期的に装具を変えたほうがよいでしょう。

Point 3 | 抗がん剤の使用によって起こり得る皮膚の変化について知っておこう！

抗がん剤の中でも分子標的治療薬であるセツキシマブやパニツムマブなどは顔面や体幹に皮膚の乾燥やざ瘡様皮疹、爪囲炎などの皮膚の変化をきたします（**章末写真3-15を参照**）。投与1〜2週間ほどでざ瘡様皮疹をみとめ、3〜4週で軽快し、それ以降に皮膚の乾燥をみとめるといった症状です[2)]。この皮膚の変化と抗がん剤の効果は比例しており、

皮膚の変化が起こるほど，効果もみられるとされています[2]。この症状をみとめると，ストーマ保有者は「このまま装具を貼付してよいだろうか」と不安になるかもしれませんが，一般には，背中や胸部，顔面に皮疹がみられることが多く，ストーマ周囲に発生したという報告はまだありません。

また，剥離刺激による皮膚障害でみられる膿痂疹と抗がん剤の副作用によるざ瘡様皮疹を混同してしまう危険性があります。一般には，背中や胸部にざ瘡様皮疹をみとめ，ストーマ周囲のみに起こることはありませんので，間違えないようにしましょう。

副作用の発現時期から考えると，がん終末期ストーマ保有者の場合は，すでに皮膚が乾燥している状態，爪囲炎が起こっている状態であることが多いと考えます。

Point 4　末梢神経障害や手足症候群などセルフケアに支障をきたす抗がん剤について知っておこう！

セルフケアに支障をきたしやすい副作用としては，末梢神経障害や手足症候群（**章末写真3-16を参照**），爪囲炎，嘔気・嘔吐，倦怠感などがあげられます。

末梢神経障害を高頻度にみとめる抗がん剤には，オキサリプラチンやパクリタキセル，ドセタキセル，ビンクリスチン，ビンブラスチン，シスプラチン，ボルテゾミブがあります。手足症候群をみとめる抗がん剤には，フルオロウラシルやドセタキセル，カペシタビン，ソラフェニブ，スニチニブなどがあげられます。また，爪囲炎を高頻度にみとめる抗がん剤には，セツキシマブやパニツムマブ，ゲフィチニブ，エルロチニブがあります。先に述べたざ瘡様皮疹の後に，皮膚の乾燥と爪囲炎をみとめます。

ストーマ保有者の場合は，末梢神経障害や手足症候群，爪囲炎によって手指の動きが鈍

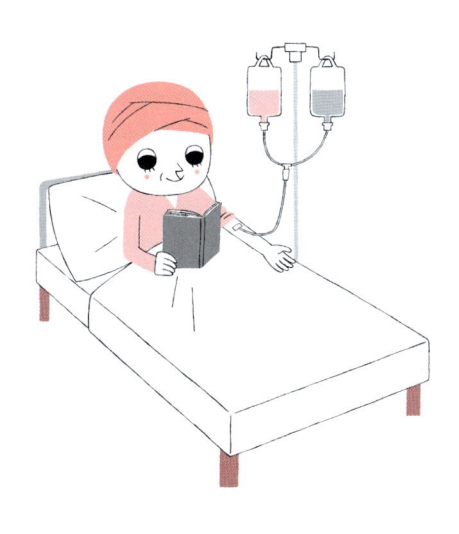

くなり，排泄物の処理や装具の剥離と貼付，粘着テープの貼付などを行いにくくなります（**詳細は chapter3 の Q6 を参照**）。

最近は末梢神経障害や手足症候群は神経障害性疼痛の治療薬であるプレガバリン（リリカ®）やガバペンチン（ガバペン®）などが使われるようになってきましたが，いまだ有効な緩和方法は確立していません。末梢神経障害と手足症候群は化学療法終了後もしばらく症状が持続するので，がん終末期ストーマ保有者にもよくみられる症状です。

Point 5　機械的刺激の緩和と保湿の必要性について知っておこう！

抗がん剤の副作用も影響して皮膚の乾燥をみとめるため，装具の剥離刺激やスキンケアの摩擦刺激などによる表皮の損傷を受けやすい状態です。そのため，普段以上に予防的スキンケアという視点での管理が望まれます。また，皮膚が乾燥していると，排泄物の接触によるアルカリ刺激も受けやすくなるため，適切な時期に装具交換することが必要です。なるべく皮膚の安静を保てるよう，装具の交換間隔を延長するか，低粘着性装具を使用するとよいでしょう。

弱酸性洗浄剤や非アルコール性剥離液を使用し，化学的刺激や剥離刺激にも留意します。手指およびストーマ周囲などの皮膚の乾燥を和らげるためには，保湿剤を使用します。ただし，油性成分の多い保湿剤を使用すると，装具の密着を妨げてしまうので，水分の多いローションタイプの保湿剤を使用するようにしましょう。また，手指に保湿剤がたくさん付着している状態でケアを行うと，その油分で装具の密着を妨げてしまうこともあるので，スキンケア前には手洗いを行うようにします。

Point 6　抗がん剤の副作用症状に合わせたスキンケア方法を取り入れるようにしよう！

抗がん剤の副作用には，下痢，便秘，皮膚の変化，末梢神経障害，手足症候群，嘔気・嘔吐，倦怠感などさまざまな症状があります。症状によってストーマ周囲スキンケアで配慮すべきことが異なるため，それぞれの症状に合わせたストーマ周囲スキンケア方法を取り入れ，紹介するようにしましょう。

嘔気や嘔吐をみとめる場合は，排泄物を処理する際や装具を交換する際の臭いで症状が悪化しないよう消臭剤の使用や環境の整備も必要です。

❖引用・参考文献

1）Project Colorectal Cancer：副作用　排便コントロール，Practice Manual for Colorectal Cancer v0.4，pp.64-72.
2）Project Colorectal Cancer：副作用　皮膚症状：ざ瘡様皮疹・爪囲炎，Practice Manual for Colorectal Cancer v0.4，pp.73-88.
3）堀川洋平，他：進行性膀胱がんに対する化学療法の最前線，MEDICAMENT NEWS，1956：13-15，2008.
4）河合弘二，他：再燃前立腺がんに対するドセタキセルの役割と今後の展望，泌尿器外科，21（8）：1031-1034，2008.
5）中西透：子宮頸がんの診断・治療，産科と婦人科，76（8）：983-986，2009.
6）遠藤一司編：がん化学療法レジメンハンドブック―治療現場で活かせる知識・注意点から服薬指導・副作用対策まで，羊土社，2009.

Q5 放射線療法を受けている患者の場合はどのようにスキンケアすればよい？

A >>> がん終末期ストーマ保有者が受ける放射線療法としては，骨転移あるいは脳転移による痛みや麻痺，骨盤内臓器へのがんの浸潤に伴う出血や痛みなどの症状緩和目的の照射があげられます。放射線療法の有害反応として，皮膚の乾燥や炎症などの皮膚炎や下痢をみとめます。そのため，装具の剥離刺激やスキンケア時の摩擦，ストーマ袋による摩擦などの機械的刺激を緩和し，保湿を行います。また，確実に放射線が照射できるよう，照射範囲の印を消さないよう注意が必要です。下痢をみとめる場合は，ストーマ近接部の耐久性を高め，ストーマ近接部と皮膚保護剤貼付部の両部位の皮膚障害を予防するようにしましょう。

Point 1 放射線療法の適応について知っておこう！

　放射線照射することによってDNAを損傷させ，細胞の増殖能を喪失させることができます。がん細胞は分裂速度が正常細胞よりもかなり速いので，この影響を受け，放射線による抗腫瘍効果があらわれます。放射線療法は，根治性を高めるために手術療法や化学療法と組み合わせて行われたり，終末期患者の症状緩和のために行われたりします。がん終末期ストーマ保有者が受ける放射線療法としては，骨転移あるいは脳転移による痛みや麻痺，骨盤内臓器へのがんの浸潤に伴う出血や痛みなどの症状緩和目的の照射があげられます。

Point 2 放射線療法による放射線皮膚炎や下痢などの有害反応について知っておこう！

　放射線療法の作用はがん細胞だけでなく，常に細胞分裂している腸粘膜や骨髄，皮膚にもみられるため，有害反応としてこれらの部位の組織の損傷もみとめます。とくに，皮膚は，細胞分裂が盛んなため，基底細胞や皮脂腺，汗腺，微小血管などが障害を受けることによって皮膚の乾燥や炎症などを起こします。
　急性放射線皮膚炎の症状は，10Gy程度で

1 | 患者の心身の状態に合わせたストーマ周囲スキンケアとセルフケア

皮膚の乾燥感がみられ，20Gy程度で発赤などが出現しはじめますが[1]，放射線の線種や照射線量によって，その程度は異なります。ストーマ周囲は陰部や頸部に比べて皮膚の凹凸が少ないので発赤，色素沈着程度の変化であることが多いです（**章末写真3-17を参照**）。

一方，晩期放射線皮膚炎は治療開始3カ月〜数年にわたって出現する可能性があります。そのため，以前に根治目的で照射を受けた場合にも皮膚の乾燥や萎縮などをみとめることもあります。

また，照射部位が下部消化管の場合は50〜75％の患者に腸管粘膜障害が起こり，下痢が起こるといわれています[2]。さらに，放射線宿酔によって疲労感が強くなるため，ストーマ装具の交換が面倒になってしまうこともあります。

Point 3 | 機械的刺激の緩和と皮膚の保湿を行おう！

先に述べたように，放射線療法を受けると，皮膚の乾燥や炎症をみとめます。乾燥している皮膚は角質の損傷を受けやすく，面板貼付部も放射線照射範囲に含まれている場合は，装具の剥離刺激やスキンケア時の摩擦刺激などによって容易に皮膚障害をきたします。そのため，予防的スキンケアをきちんと行うことが大切になります。なかでも装具を剥離する際には，必ず非アルコール性剥離液を使用するようにします。尿路ストーマでSIS（Styrene-Isoprene- Styreneblock copolymer；スチレン・イソプレン・スチレンブロックコポリマー）を含む皮膚保護剤付き装具を使用している場合は，とくに剥離刺激に注意しましょう。

面板貼付部が放射線照射範囲に含まれている場合でも毎回ストーマ装具を剥がす必要はありません。頻回に装具を交換すると，疲労が影響して身体的負担になったり，剥離刺激を受ける回数が増し，皮膚障害の発生につながってしまったりするので，できるだけ装具の交換間隔を延ばすようにします。今まで使用している装具に用手形成皮膚保護剤やSISを含む板状皮膚保護剤などをストーマ近接部に追加するのも一つの方法です。また，粘着テープ貼付部が照射範囲に含まれている場合

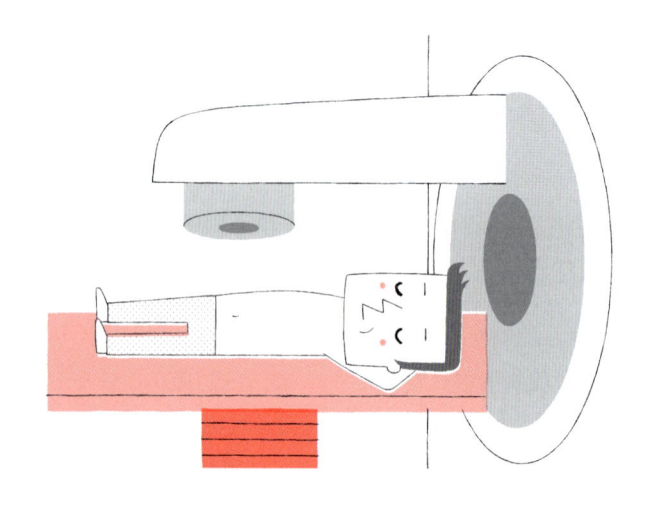

は，その部分のテープをカットしておくのも一つの方法です。

　放射線照射部位に保湿剤を使用すると，急性放射線皮膚炎を最小限にとどめることができます[3]。しかし，油性成分が多い保湿剤は装具の密着を妨げてしまうため，ローションタイプのものを使用します。ただし，原子量が高いものが含まれていると，有害反応を高めてしまうこともあるので，使用する前に医師に確認し，必要に応じて照射前に除去しましょう。そして，塗布する際には，擦らないよう注意が必要です。

Point 4 │ 照射部位の印が消えないように注意しよう！

　放射線療法は毎回同じ必要な部位に，必要量の放射線をあてることで効果があらわれます。そのため，放射線照射部位の覚えとして必要なところにマーキングが実施されます。この印が消えないようにすることが大切です。皮膚を洗浄する際には，泡を塗るようにして洗い，擦らないようにします。

Point 5 │ ストーマ袋で摩擦を受けないよう皮膚を保護しよう！

　ストーマ装具装着部位に放射線照射を受けている場合は，照射後，皮膚の炎症が治るまで，ストーマ袋で皮膚が擦れて刺激を受けないよう袋カバーを使用して皮膚を保護します。とくに，不織布が使用されていないストーマ袋を使用している場合は，注意が必要です。袋カバーの代わりにガーゼのハンカチをあてたり，タオルを挟んだりしてもよいでしょう。

Point 6 │ 下痢をみとめる場合は，排便コントロールを行うとともにストーマ近接部の耐久性を高めよう！

　放射線療法による有害反応で下痢をみとめる場合は，医師に報告し，止痢剤や整腸剤を使用したり，下痢しやすい食品を避けたりして排便コントロールを行います。それと同時に下痢の場合は，皮膚保護剤の膨潤や溶解が進むため，ストーマケアにも工夫が必要になります。通常は，皮膚保護剤の膨潤や溶解に合わせて装具の交換間隔を短くしてストーマ近接部の皮膚障害発生を予防しますが，面板貼付部が放射線照射範囲に含まれている場合は，装具の交換間隔を短くすると，皮膚保護剤貼付部の皮膚障害発生の危険性もあります。そのような場合は，ストーマ近接部にリング状にした板状皮膚保護剤や用手形成皮膚保護剤を追加して耐久性を高めることも一つの方法です。

❖引用・参考文献
1) 藤本美生：放射線治療における看護師の役割—治療後看護ケア，菱川良夫監：放射線治療を受けるがん患者の看護ケア，pp.132-134，日本看護協会出版会，2008．
2) Denham J.W., et al.：Is there more than one late radiation proctitis syndrome?, Radiotherapy and Oncology, 51(1)：43-53, 1999.
3) Momm F., et al.：Moist skin care can diminish acute radiation-induced skin toxicity, Strahlentherapie und Onkologie, 179(10)：708-712, 2003.

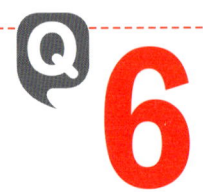

1 | 患者の心身の状態に合わせたストーマ周囲スキンケアとセルフケア

Q6 末梢神経障害や手足症候群がある患者の場合はどのようにスキンケアすればよい?

A >>> 末梢神経障害や手足症候群は抗がん剤の副作用の一つです。末梢神経障害や手足症候群によって起こり得るストーマケアへの支障には，装具の交換や排泄物の処理を行う際に手が震えて排泄物が手についてしまう，装具を剥がすときにも力が入らない，装具をうまくつかめない，汚れを十分に拭き取ることができないなどがあります。医療者からも副作用の程度や支障があるケアについて能動的に確認するようにし，支障をきたしているケアについて一つずつ解決策を考えていきましょう。

Point 1　末梢神経障害や手足症候群について知っておこう!

　末梢神経障害や手足症候群は抗がん剤の副作用の一つです。末梢神経障害とは，手や足先が低温と接触することによる痛みの増悪，刺痛といった知覚異常，しびれ感やチクチク感をみとめる状態です。一方，手足症候群とは，手足や指先，足底などの四肢末端部に，しびれ，皮膚知覚過敏，亀裂，発赤，色素沈着，腫脹などがあらわれ，ヒリヒリ感・チクチク感をみとめる状態です。重篤になると，湿性落屑，潰瘍，水疱，強い痛みがあらわれます。いずれも歩行障害，物がつかめないなど日常生活にも支障をきたすことがあります。末梢神経障害と手足症候群はよく似ていますが，末梢神経障害は視診上，異常がないのが特徴です。また，手足症候群は冷却によって症状が軽度になるといわれていますが，末梢神経障害は冷却によって症状が悪化するので，両者を区別することが大切です。末梢神経障害と手足症候群を起こす可能性のある抗がん剤を**表1**に示します[1)-3)]。

　発現機序は不明ですが，手足症候群は表皮の基底細胞の増殖能が阻害されること，またはエクリン汗腺からの薬剤の分泌などが原因として考えられています[2)]。

Point 2　末梢神経障害や手足症候群の程度を確認しよう!

　末梢神経障害や手足症候群があると，手足や足先がしびれたり，冷たく感じる，物がうまくつかめない，文字がうまく書けない，冷感刺激に敏感になるなどがあります。それに

表1 | 末梢神経障害や手足症候群をきたす抗がん剤

末梢神経障害をきたす抗がん剤	手足症候群をきたす抗がん剤
・オキサリプラチン（エルプラット®） ・シスプラチン（ブリプラチン®・ランダ®） ・パクリタキセル（タキソール®） ・ドセタキセル（タキソテール®） ・ビンクリスチン（オンコビン®） ・ビンブラスチン（エクザール®） ・ボルテゾミブ（ベルケイド®）	・フルオロウラシル（5-FU®） ・カペシタビン（ゼローダ®） ・シタラビン（キロサイド®） ・エトポシド（ラステット®） ・ドキソルビシン（アドリアシン）（アドリアマイシン®） ・ドセタキセル（タキソテール®） ・メトトレキサート（メソトレキセート®） ・テガフール（TS-1®） ・ソラフェニブ（ネクサバール®） ・スニチニブ（スーテント®）

表2 | 末梢神経障害や手足症候群によるストーマケアへの影響

- 装具の交換や排泄物の処理を行う際に手が震えて排泄物が手についてしまう
- 便や尿をうまく廃棄できない
- 装具を剥がすときにも力が入らない
- 装具をうまくつかめない
- 汚れを十分に拭き取ることができない
- ハサミで装具を開孔しにくい
- ストーマに合わせて装具を貼付できない
- 二品系装具の場合はうまく嵌合がはめられない
- テープをうまく貼れない

よってストーマケアや日常生活上，今まででき ていたことができなくなることがあります。何ができていて，何ができていないのか確認しましょう。ストーマケアにおいても，何がとくに行いにくいのかを担当者に伝えるよう事前に指導しておくことと，医療者からも副作用の程度や支障があるケアについて能動的に確認するようにしましょう。

これら症状の程度には，有害事象共通用語規準（NCI-CTCAE）v3.0 日本語訳 JCOG/JSCO版[4]のスケールを用いて観察しましょう。

この副作用は回復するまでには長い期間を要し，数カ月～1年以上かかるときもあります。

Point 3　末梢神経障害や手足症候群によるストーマケアに起こり得る支障について知っておこう！

末梢神経障害や手足症候群によるストーマケアに起こり得る支障には，装具の交換や排泄物の処理を行う際に手が震えて排泄物が手についてしまう，装具を剥がすときにも力が入らない，装具をうまくつかめない，汚れを十分に拭き取ることができないなどがあります（表2）。これらの症状によってケアに支障をきたしていても，ストーマ保有者は仕方がないと思って我慢してしまうこともあります。なかには，自分で排泄物の処理を行えなくなることによって外出を制限することもあります。

1 患者の心身の状態に合わせたストーマ周囲スキンケアとセルフケア

Point 4　支障をきたしているケアについて一つずつ解決策を考えていこう！

　末梢神経障害や手足症候群による手指のしびれは回復までに長い期間を要するため，必要に応じて家族や訪問看護師など支援者をつくっておきます。

❶装具交換や排泄物の処理を行う際に手が震えて排泄物が手についてしまう，便や尿をうまく廃棄できない場合

　通常は便や尿が手に付着しても洗浄剤で十分に手を洗えば問題はないといわれています。排泄物が手に付着することで，より末梢神経障害や手足症候群のつらさを実感してしまう機会にもなり得ます。

　そのため，必要に応じて装具交換を行うときに使い捨てのプラスチック手袋を使用してもよいでしょう。手袋はストーマ装具の販売店や介護用品店（インターネットを含む）でも取り扱っています。

　手指がしびれているときはプラスチックの排出口クリップのはめ外しに力を要するため，排出口がマジックテープの巻き上げ式の装具に変更してもよいでしょう。マジックテープの巻き上げ式の排出口のほうが便が手に付着することを防ぐことができます。また，手指を洗う場合は皮膚の乾燥を予防するために，薬用石鹸ではなく，弱酸性洗浄剤を使用します。

❷装具を剥がすときにも力が入らない，装具をうまくつかめない，汚れを十分に拭き取ることができない場合

　装具を剥がす際には非アルコール性剥離液を多めに使用し，少し時間をおくと自然に装具が剥がれます（**章末写真 3-18 を参照**）。その時間は装具に用いられている皮膚保護剤の粘着性によっても異なりますので，自然に剥がれる時間をみつけるようにします。自然に剥がれない場合は，装具を指でつかむよりは手全体を装具と皮膚の間に滑り込ませて剥がしていくとよいでしょう。入浴の際に装具の交換を行うとシャワーで洗い流すことができるため，汚れを落としやすいです。

❸ハサミで装具を開孔しにくい，ストーマに合わせて装具を貼付できない，二品系装具の場合はうまく嵌合がはめられない，テープをうまく貼れない場合

　装具やテープのカットと貼付，ストーマ袋と面板の嵌合のはめ外しなどが行いにくい場合は一時的に装具を変更することも必要です。何が行いにくいのかを確認し，既製孔の装具や単品系装具，裏紙が剥がしやすい装具など解決できる装具を再選択します。

✤引用・参考文献
1）江頭伸昭，他：抗がん剤による末梢神経障害の治療薬の現状．日本薬理学雑誌，136：275-279，2010．
2）山崎直也，他：Hand-foot syndrome —抗癌剤によって起こる知覚障害．医学のあゆみ，216（3）：257-260，2006．
3）狩野葉子：分子標的治療薬による手足症候群．Biotherapy，25（2）：633-637，2011．
4）JCOG ホームページ．http://www.jcog.jp/doctor/tool/CTCAEv3J_070308.pdf（2012.1.6）

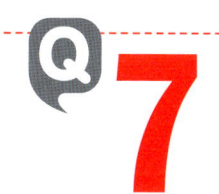

Q7 ストーマ周囲に痛みがある場合はどのようにスキンケアすればよい?

A >>> スキンケア時に注意する必要があるストーマ周囲の痛みには,①ストーマ周囲皮膚に腫瘍がある,②ストーマ周囲の腹腔内に腫瘍がある,③脊椎転移があり,デルマトーム(脊髄神経が皮膚知覚を支配している領域)による痛みがある,などが考えられます。そのような場合は,スキンケア時に痛みを増強させないように注意する必要があります。ストーマ保有者の痛みの状況を確認し,何が原因で起こっているのか把握しておくことが大切です。

装具交換前には,予防的にレスキュー(屯用の鎮痛薬)を使用します。また,できるだけ皮膚に触れたり,腹部を押さえたりしないようにケア方法を工夫します。さらに,スキンケアの機会を減らしたり,粘着剤の残留を予防したりできるよう使用する装具やストーマ用品も検討します。

Point 1 考えられるストーマ周囲の痛みの原因について知っておこう!

ストーマ周囲に起こる痛みには,①ストーマ周囲皮膚に転移巣やがんの自潰などの腫瘍がある(**章末写真3-19, 3-20を参照**),②ストーマ周囲の腹腔内に腫瘍がある,③腸管狭窄があり,便の通過障害がある,④脊椎転移があり,デルマトーム(脊髄神経が皮膚知覚を支配している領域)による痛みがある,などが考えられます。

①ストーマ周囲皮膚に腫瘍がある場合は,肉眼的にも色素沈着,発赤,腫瘍による皮膚の凹凸をみとめます。痛みの特徴は触れるとズキズキする,常にジンジンと痛むなどです。とくに,自潰しそうな状態のときは常にズキズキとした痛みなど体性痛がみられます。

②ストーマ周囲の腹腔内に腫瘍がある場合は,肉眼的には変化はみられませんが,腹部を押さえると硬い腫瘍に触れることもあるかもしれません。常にドーンとした重たい痛みがあったり,体位を変えるとねじれるような痛みなど内臓痛や神経障害性疼痛があったりするでしょう。

③腸管狭窄があり,便の通過障害がある場合は,便が通過するときにキリキリとした痛みや絞られるような痛み,お腹が張るような痛みなどの内臓痛を伴うこともあるでしょう。

④脊椎転移があり,デルマトームによるものの場合は,肉眼的に変化はみられず,その

1 | 患者の心身の状態に合わせたストーマ周囲スキンケアとセルフケア

部位周辺にも腫瘍はありません。しかしながら、脊髄神経の支配領域の関係でピリピリした痛み、触れるだけでヒリヒリした痛み、しびれるような痛みなど神経障害性疼痛をみとめます。

痛みの原因によってスキンケア時の対処方法が異なるので、後述する情報をもとに痛みの原因を明確にすることが大切です。とくに、ストーマ周囲皮膚に腫瘍（皮膚転移）がある、ストーマ周囲の腹腔内に腫瘍がある、脊椎転移があり、デルマトームによる痛みがある場合には、スキンケア時に痛みが増強しないように配慮する必要があります。

Point 2　痛みがあるということを受けとめたうえで痛みの状況を確認しよう！

まずは、ストーマ保有者が訴えた痛みの部位、痛み方をフィードバックして、つらいということを受けとめることが大切です。たとえば、「ストーマの近くのここを触るとズキズキ痛むのですね。この痛みが続くことがつらいですね」などです。

そのうえで、痛みを和らげるために、痛みについて情報収集させてほしいという旨を伝えます。そして、いつ、どこが、どの程度、どのように、痛むのか、どうすると痛みが強くなって、どうすると痛みが和らぐのかということを確認します。

「いつ」はたとえば、常に痛む（持続的）、痛くなったり、痛くなくなったりする（間欠的）、何かをすると突然強く痛む（突発性）などです。さらに、午後になると、夜寝る前に、その部位に触れると、腰を曲げると、装具を剥がすとき、便が出るときなど具体的に「いつ」痛くなるのかを確認します。

「どこが」は限局しているのか、部位は不明確なのかを確認します。さらに、皮膚表面が、ストーマ周囲全体が、腫瘤部分が、ストーマと皮膚の接合部が、ストーマ周囲の腹部がなど具体的に「どこが」痛くなるのか確認します。

「どの程度」は Numerical Rating Scale（NRS）やフェイススケールなど既存の疼痛スケールを用いて評価します。ただし、「0」や「5」、「10」がみな同じ程度とは限りません。たとえば、「じっとしていられないくらいの痛み」が「5」の人もいれば、「本やテレビを見たくないと思うくらいの痛み」が「5」の人もいます。その人にとって数字が指す意味を確認しておくことも大切です。

「どのように」は「ズキズキと痛む」「ヒリヒリと痛む」「ドーンと重く痛む」など痛みの種類が判別できるように痛み方を言葉で表現してもらいましょう。うまく自分で表現できない場合は、いくつか例を出してどれが一番近いのか確認しましょう。

また、「さすると痛みが和らぐ」「温めると痛みが和らぐ」「触ると痛みが強くなる」など何をすると痛みが和らぎ、何をすると痛みが強くなるのかも確認します。

これらの情報から痛みの原因が何かをアセスメントしましょう。また、必ず医師に報告し、鎮痛薬の使用方法も検討してもらいましょう。

Point 3　装具交換前にレスキュー（屯用の鎮痛薬）を使用しよう！

　ストーマ周囲皮膚に腫瘍がある場合，脊椎転移があり，デルマトームによる痛みがある場合は，皮膚に触れることで痛みが増強することがあります。スキンケア時には皮膚に触れることは避けられないので，事前に必ずレスキュー（屯用の鎮痛薬）を使用しましょう。レスキューを使用する時間は各薬剤によって異なります。使用後にどれくらいの時間で効果が得られるのかを把握し，その時間に合わせて使用するようにしましょう。

Point 4　痛みのある部位に極力触れないようにしよう！

　ストーマ周囲皮膚に腫瘍がある場合，脊椎転移があり，デルマトームによる痛みがある場合は，いずれも痛みのある部位にできるだけ触れないようにすることが大切です。自分で装具を剥離したり，皮膚を洗ったりしたほうが痛みが和らぐ場合は，ストーマ保有者が自分で行ったほうがよいです。

　装具を剥離する際には，非アルコール性剥離液を必ず使用します。装具と皮膚の間に非アルコール性剥離液を染み込ませ，しばらくそのままにします。すると，自然に装具が剥がれ，皮膚を手で押さえながら外さなくてもよくなります。装具を剥離した後も何度も皮膚を擦って汚れを落とすことがないように，非アルコール性剥離液やそのほかの剥離剤を使用してストーマ周囲を拭き取って粘着剤を除去します。ただし，ストーマ周囲皮膚に腫瘍があり，炎症や自潰創をみとめる場合には，剥離剤が化学的刺激になることもあるので，非アルコール性のもののほうがよいでしょう。そして，非アルコール性剥離液やそのほかの剥離剤使用後に，まず油分をコットンで軽く拭き取り，その後十分に泡立てた洗浄剤を塗るように塗布します。皮膚を擦ったり，触れたりしないようにするために洗浄剤を泡立てネットや泡立て容器を活用して十分に泡立てることが大切です。

　また，痛みがある部位がある程度，限局している場合は，痛くない部位から清拭します。最初に痛い部位に触れると，痛みが持続し，スキンケア中ずっと痛みが続いてしまうからです。洗浄剤の除去や水分の除去時は4つ折りの不織布ガーゼなど広い面積を一度で包み込めるようなサイズのものを使用して行います。

　ストーマ周囲皮膚に腫瘍がある場合，ストーマ周囲の腹腔内に腫瘍がある場合，脊椎転移があり，デルマトームによる痛みがある場合は，装具を装着する際に不必要に腹部を押さえないようにします。

Point 5　痛みを予防できるよう使用する装具やストーマ用品も検討しよう！

　ストーマ周囲に痛みがある場合は，皮膚に触れたり，腹部を押さえると痛みが出現するので，できるだけ，その機会を減らすことが大切です。そのため，装具の交換間隔はできる限り延長します。短期交換型の装具を使用している場合は，装具の在庫数も考慮したうえで，長期に装着できる装具に変更します。また，固定型フランジは腹部を圧迫して面板

とストーマ袋をはめなければならないので，浮動型フランジやロック式フランジ，粘着式フランジの二品系装具あるいは単品系装具に変えることも一つの方法です。さらに，練状皮膚保護剤の中には粘着剤が皮膚に残留しやすいものもあります。剥離剤で粘着剤を除去するだけでなく，できるだけシンプルなケアにします。練状皮膚保護剤を使用しなくても管理に支障をきたさない場合は，極力その使用を避けましょう。

❖参考文献
1）樋口比登実：がん疼痛のメカニズム，がん看護，12（2）：107-115, 2007.
2）小澤桂子：がん疼痛を評価するためのツール，がん看護，12（2）：128-141, 2007.

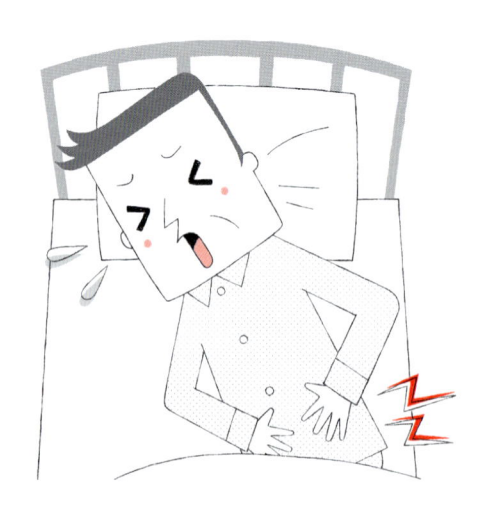

Q8

骨転移があり，体動時に痛みがある場合はどのようにスキンケアすればよい？

A >>> 骨シンチグラフィ（以下，骨シンチ）やPET-CTを見て骨転移がどの部位にみられるのかを把握しておくことが大切です。ストーマ保有者の痛みの状況を確認し，どの体位だと痛みが増強するのか，どのように動いたときには痛みはないのかなどを確認し，スキンケア時の体位に活かします。腸骨部や肋骨部に転移がある場合は，装具交換時に触れないようにしたり，フランジ部が接触しないようにしたりします。脊椎や大腿骨に転移がある場合は，無理に座位をとったり，処置室に移動したりしないようにします。また，肩関節や上腕骨に転移がある場合は，無理にセルフケアを勧めたりしないようにします。装具交換前には，予防的にレスキュー（屯用の鎮痛薬）を使用します。

Point 1　骨シンチやPET-CTを見て，どこに転移があるのか確認しよう！

骨転移がある場合は，必ず骨シンチやPET-CTを見て，どこに転移があるのか確認します。

どこにあるのかによってスキンケア時に工夫することが異なります。腎がん，前立腺がん，膀胱がん，子宮がんは骨転移が多くみられます[1]。前立腺がんや直腸がん，子宮がんの場合は骨盤に転移しやすいといわれています[2]。骨転移がある場合には，骨シンチ上，腫瘍や炎症など造骨の盛んな部位に集積し，黒く写ります（**図1**）。PET-CTでは分裂や増殖の盛んな腫瘍細胞に集積し，赤く写ります。

Point 2　体動時に痛みがあることを受けとめ，痛みの状況を確認しよう！

まずは，ストーマ保有者が訴えた痛みの部位，痛み方をフィードバックして，つらいということを受けとめることが大切です。そして，ストーマ保有者の苦痛がない時間帯にどのように動くとどこの部位がどのように痛むのかを確認します。骨転移は体動時に痛みが出現するという特徴もよく理解しておきましょう（詳細はchapter1のQ1を参照）。たとえば，腸骨部や肋骨部に転移がある場合は，体動時に装具のフランジ部があたったり，座

1 | 患者の心身の状態に合わせたストーマ
　 周囲スキンケアとセルフケア

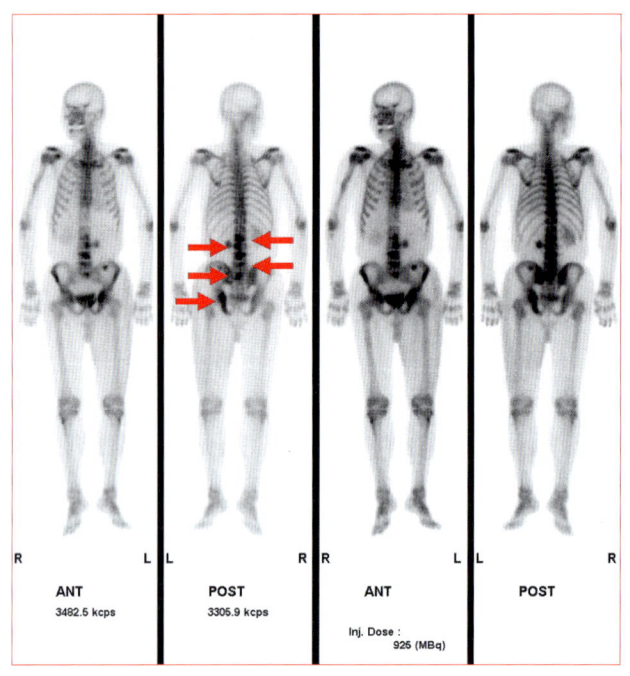

図1 | 骨転移部位

位をとったりするときに痛みが出現することがあります。脊椎転移がある場合は，座位をとったり，立ったり，横を向いたり，前かがみになったりすると痛みが出現します。また，場合によっては，神経への圧迫などが影響してデルマトーム（脊髄神経が皮膚知覚を支配している領域）の位置に神経障害性疼痛が出現します。肩関節や上肢に転移がある場合は，セルフケアを行ったり，物を持ったり，肩に触れられたりすることで痛みが出現することがあります。

どこの部位に転移があるか，何をすると痛みが強くなるのか，骨折の危険性がどの程度かによって，スキンケア時の体位やセルフケアできる範囲が異なってくるので，これらの情報を十分に収集しましょう。

Point 3 | 装具交換前にレスキュー（屯用の鎮痛薬）を使用しよう！

骨転移の痛みは，非ステロイド性抗炎症薬（Non-Steroidal Anti-Inflammatory Drugs；NSAIDs）の使用が最も効果的です。胃腸障害や腎障害をみとめる場合には，NSAIDsの代わりにアセトアミノフェンが使用されます。オピオイドが使用されていてもNSAIDsが継続使用されているか確認します。また，骨転移による痛みは体動時に痛みが出現することが特徴ですが，体動時の痛みを緩和するようオピオイド量を調整すると，安静時にはオピオイド量が多くなってしまい，眠気や便秘などの副作用症状が強くなってしまいます。そのため，体動時などの予測可能な突出痛に対しては，事前に予防的にレスキュー（屯用の鎮痛薬）を使用して対処します。レスキューを使用する時間は各薬剤によって異なります。使用後にどれくらいの時間で効果が得られるのかを把握し，その時間に合わせて使用す

るようにしましょう。また，NSAIDsが定期的に使用されていなかったり，レスキューの指示がない場合には，医師に痛みの程度を報告し，痛みの緩和方法を検討するようにします。

Point 4 スキンケア時の体位を工夫しよう！

先に述べたように，骨転移の部位によってどのようなときに痛みが出現するのか予測できます。事前にレスキューを使用するとともに，痛みが予測されるような体位をとらないようにします。たとえば，脊椎転移があり，座位になると痛みが強くなる場合には，臥床状態でスキンケアを行います。セルフケアを勧めるあまり，無理にギャッチアップしたり，椅子への移動を勧めたりしないようにしましょう。脊椎転移の場合は，脊椎を回旋（ひねる）すると痛みが増強し，骨折の危険性も高まります。骨折すると，麻痺をきたす危険性もあるため，無理に動かさないことが大切です。また，前かがみになると痛みが強くなる場合には，長時間，下を向いてケアすることが苦痛になります。できるだけすばやく交換することが必要で，背もたれのある椅子にもたれかかってケアするようにクッションなどを使用して体位を工夫します。尾骨部や仙骨部に転移がある場合は，座位やファウラー位になると痛みが増すこともあります。その場合には，臥位あるいは立位になったり，車いす用のクッションを使用して座位をとったりしてスキンケアするように工夫しましょう。

Point 5 痛みが増強するような行為は避けるようにしよう！

骨転移がある場合は，わずかな刺激でも痛みが生じる場合があります。医療者がベッド柵に寄りかかりベッドに振動が加わったり，物を落として振動を加えたりしないように注意が必要です。

腸骨部や肋骨部に転移がある場合は，その部位にむやみに触れないようにします。脊椎転移による神経障害がある場合は，デルマトームに沿った部位にしびれるような痛みが出現します。神経障害性疼痛は，本来あまり痛みとして感じないような刺激でも繰り返し起こることで，痛みとして感じることがあります。さらに，痛覚過敏が起こっている部位では通常は触覚としてしか感じないような装具の剥離や清拭といった物理的刺激が痛みとして感じるようになることもあります（アロディニアといいます）。とくに，胸椎や腰椎に転移をみとめる場合には，腹部や鼠径部に痛みが出現するので，スキンケア時にむやみに皮膚に触れないようにしたり，排出口クリップやストーマ袋が動いて皮膚に擦れないよう固定したりします。また，肩関節や上肢に転移があり痛みがある場合は，上肢を動かすたびに痛みが強くなったり，骨折を引き起こしたりします。そのため，セルフケアを無理に勧めず，痛みが増強しない範囲でスキンケアを行うようにし，必要に応じて家族や医療者がスキンケアを実施します。

❖引用・参考文献
1）川井章，他：がん転移の疫学．骨・関節・靱帯，17（4）：363-367, 2004.
2）小泉満：骨シンチグラフィによる骨転移の診断．臨床解剖研究会記録，1：64-65, 2001.

1 | 患者の心身の状態に合わせたストーマ周囲スキンケアとセルフケア

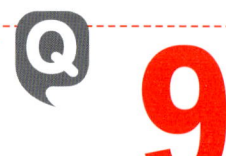

Q9

呼吸困難感がある場合はどのようにスキンケアすればよい？

A >>> 呼吸困難感は，「息苦しい」「息がしにくい」「息が切れる」と表現され，主観的なものです。血中の酸素飽和度（SpO_2）のデータや胸部X線の所見とは必ずしも一致せず，SpO_2 の値が正常であっても筋力低下や全身倦怠感などが影響して感じる症状です。呼吸困難感がある場合には，体動によって症状が増強しますので，スキンケア時の移動や姿勢などの工夫が必要となります。また，安静時にも呼吸困難感があり，ギャッチアップ姿勢が多い場合には，ストーマ袋の向きにも工夫が必要となります。

Point 1　呼吸困難感について知っておこう！

　呼吸困難は末期がん患者の50％，肺がん患者の70％にあらわれるといわれています[1]。患者は「息苦しい」「息がしにくい」と表現することが多いです。呼吸困難は急性および慢性の呼吸不全（肺機能障害）としてとらえられていますが，呼吸困難感は，あくまでも主観的なものであり，肺機能の障害の程度と必ずしも一致しません。SpO_2 のデータや胸部X線の所見は異常をみとめないので，それほど苦しくないだろうと判断せず，患者の「息苦しい」「息がしにくい」という訴えを受けとめ，呼吸困難感の緩和を検討することが大切です。また，余命数週〜数日で呼吸困難感の緩和が困難な場合は，セデーションの適応になることもあります[2]。

　呼吸困難感の原因には，肺転移巣の増大やがん性リンパ管症による呼吸面積の減少や，気管・気管支の狭窄や喀痰貯留による気道狭窄，貧血や発熱，がん悪液質症候群など全身衰弱による筋力低下などがあります[1]。

Point 2　呼吸困難感を緩和するための対処がとられているか確認しよう！

　呼吸困難感を緩和するためには，胸水穿刺など原因となっていることへの対処や酸素療法を行います。それでも改善がみられない場合は，副腎皮質ステロイド剤や塩酸モルヒネ製剤の使用が必要です（図1）[3]。これらの対処がとられているか，まずは確認しましょう。対処がとられていない場合は，医師と相談し何らかの対処を行うことが大切です。また，

先に述べたように，呼吸困難感は，あくまでも主観的なものであり，肺機能の障害の程度と必ずしも一致しません。そのため，SpO$_2$のデータや胸部X線の所見は異常をみとめないこともあります。ストーマ保有者の訴えをもとに，対処されるよう医師に働きかけていきましょう。

Point 3　スキンケア前にはレスキュー（屯用の塩酸モルヒネ製剤など）を使用しよう！

呼吸困難感は体動によって症状が増強します。ストーマ保有者がセルフケアできる場合，ストーマ周囲スキンケアは処置室へ移動したり，ベッドサイドに腰かけたりと苦痛が出現する機会になります。また，座位で装具を剥離したり，皮膚を清拭したりすることも負担となります。さらに，医療者がセルフケアを行う場合も体位を整えるために，体動が必要となり，苦痛が出現する危険性があります。そのため，スキンケアを行う前に塩酸モルヒネ製剤などのレスキューを使用して予防的に呼吸困難感の緩和を図るようにします。

Point 4　スキンケアのための体位を工夫しよう！

ストーマ保有者がセルフケアできる場合も背部や腰部の筋力を支える目的でクッションなどを使用して背もたれを作り，体位を整えます。

また，医療者がスキンケアを行う場合，一般的にはストーマ保有者に仰臥位をとってもらって行うことが多いと思いますが，胸水の貯留や肺転移巣の影響で仰臥位になると症状が増強することがあります。胸水の貯留や肺転移をみとめる場合（図2）は仰臥位をとる

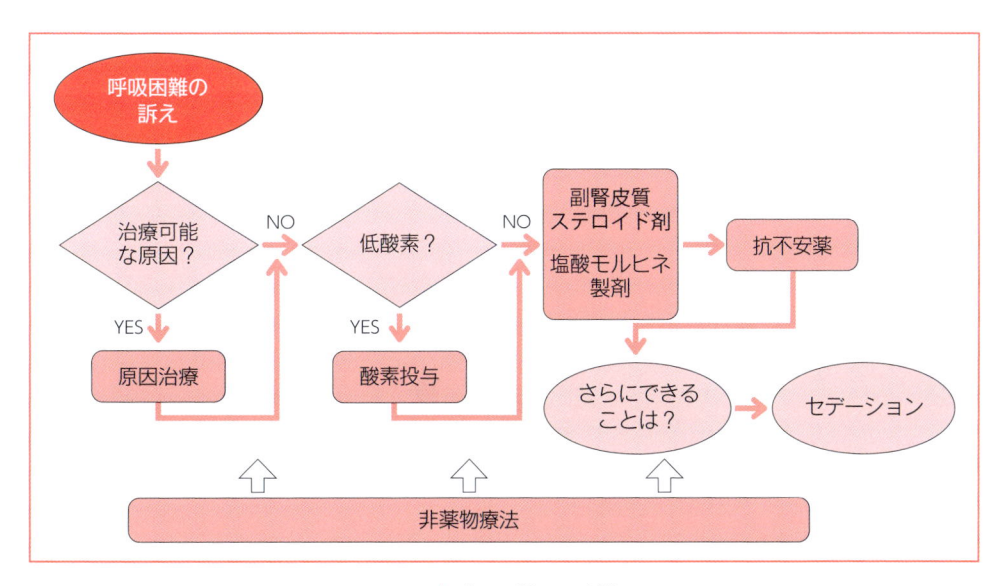

図1｜呼吸困難への対拠

〔田中桂子：がん患者の呼吸困難はこれで解決できる，マネジメントをうまく進めるポイント，エキスパートナース，19（5）：42-43，2003．American Society of Clinical Oncology Curriculum 2001 より改変して引用〕

1 患者の心身の状態に合わせたストーマ周囲スキンケアとセルフケア

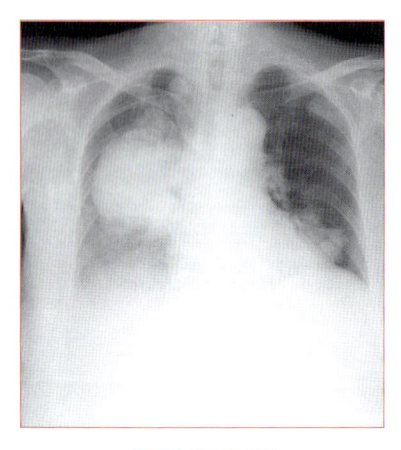

図2 | 胸部X線
右肺のほうが腫瘍が大きく、胸水も貯留しているため、右を患側として考える。

より、患側を下にした側臥位やファウラー位のほうが呼吸困難感は緩和されます。健側にストーマが造設されている場合は、ポジショニングピローを使用して側臥位のままスキンケアを行います。一方、患側にストーマが造設されている場合は、側臥位で行うのは困難です。その場合にはファウラー位（セミファウラー位）で行うようにしましょう。ギャッチアップした後は、必ず背抜き（ベッドから身体を浮かし、身体のずれを解除すること）を行います。このように呼吸困難感が増強しないよう体位を工夫するために、胸部X線で病巣の確認を忘れずに行うようにしましょう（図2）。

Point 5 ストーマ袋の向きに注意しよう!

先に述べたように、胸水の貯留や肺転移によって呼吸困難感があると、片側臥位をとる時間が長くなったり、ギャッチアップ時間が長くなったりします。長時間にわたって同一体位をとる場合は、ストーマ袋の向きにも注意し、排泄物がドレナージされるようにしましょう。ファウラー位をとる場合は、ストーマ袋の向きは体軸に対して斜めにし、側臥位をとる場合は、患側に排出口がくるようストーマ袋を体軸に対して垂直にします。

❖引用・参考文献
1）田中直美, 他：呼吸器の諸症状の緩和, 東原正明, 他編：緩和ケア, pp.206-219, 医学書院, 2007.
2）前野宏：セデーション, 東原正明, 他編：緩和ケア, pp.280-290, 医学書院, 2007.
3）田中桂子：がん患者の呼吸困難はこれで緩和できる, マネジメントをうまく進めるポイント, エキスパートナース, 19(5)：42-43, 2003.

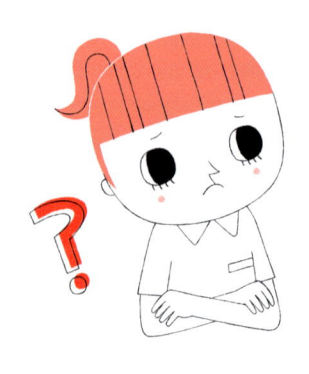

Q10 全身倦怠感がある場合はどのようにスキンケアすればよい?

A >>> 全身倦怠感はがん終末期患者の多くが体験する症状です[1]。死に近づくほど，その症状はよりいっそう強くなります。余命数カ月では，コルチコステロイドなどの薬剤で緩和されることもあるので，倦怠感が楽になる時間帯をみつけ，その時間にストーマケアを行うようにします。一方，余命数週～数日では，薬剤での症状緩和は困難で，一時的あるいは最終セデーションを考慮することもあります[2]。装具の交換間隔を延長し，装具交換に伴う身体的負担を軽減するようにします。

Point 1　全身倦怠感について知っておこう！

　全身倦怠感は，がん終末期患者の多くが体験する症状です。死亡直前には，97.6％の患者にみとめられ[1]，死に近づくほど，その程度もいっそう強くなります。この全身倦怠感は，私たちが睡眠不足のとき，運動後などに体験するような身体のだるさとは異なり，患者の多くは「身のおき所がない」「どうしたらよいのかわからないくらい身体が重だるい」と表現します。

　全身倦怠感の原因は，がん悪液質症候群によるものや電解質異常（高カルシウム血症や低ナトリウム血症など），貧血，臓器不全，不眠などです。まずは，原因を明確にし，それを除去することが大切です。

　全身倦怠感には，副腎皮質ステロイド剤やプロゲステロン製剤などの使用でいくらか効果を得ることができるといわれています[3]。

そして，余命数カ月以上の場合は適度に身体を動かしたほうがその倦怠感は和らぐといわれているので，軽いストレッチを行うこともよいでしょう。

　しかしながら，余命数週～数日の患者にみられる全身倦怠感は，今までには経験のないような身体の重だるさです。この時期の全身倦怠感はコルチコステロイドを使用しても十分な効果は得られません。この時期の多くの患者は全身の重だるさが原因で起きていることがつらくなり，「早く死なせてほしい」「早く楽にしてほしい」などスピリチュアルペインにつながります。また，全身倦怠感の程度によって一時的あるいは最終セデーションを考慮することもあります[2]。

　この全身倦怠感は，呼吸困難感や痛みなどのように医療者にすぐに伝わる症状ではあり

1 患者の心身の状態に合わせたストーマ周囲スキンケアとセルフケア

ません。医療者から能動的に確認し，倦怠感の程度を医師に報告することが大切です。

Point 2 いつ全身倦怠感が楽になるのか，強くなるのかを確認しよう!

余命数カ月の場合は，1日の中で楽な時間帯と増強する時間帯とがあります。どの時間帯に全身倦怠感が強くなるのか，ストーマ保有者と振り返ってみることが大切です。また，何をした後に一番つらいと感じるのかなど，いつ，どこが，どのように，どうなるのかを具体的に情報収集しましょう。たとえば，朝起きたときが一番つらい，背中から手をあてられたように重いとか，身体全体が浮いた感じがするなどです。

Point 3 全身倦怠感が比較的少ない時間帯にできるだけすばやく短時間でスキンケアを行うようにしよう!

全身倦怠感がいつ和らぎ，いつ強くなるのかがわかったら，できるだけ楽な時間にケアを行うようにします。清拭，シーツ交換，ストーマ装具交換をその時間帯にできるように配慮します。また，ストーマ装具交換の日とシーツ交換の日は一緒にしないなどの配慮も必要です。

ストーマ保有者がセルフケアできる場合には，できるだけ短時間でできるようシンプルなケアにし，楽な時間に実施するように指導します。また，座位で行う場合は，背もたれ用のクッションを使用したり，背もたれのあるソファで行ったりするなどの工夫もよいでしょう。

医療者あるいは家族などがスキンケアを行っている場合には，忘れ物をしない，事前に準備しておけるもの（練状皮膚保護剤や板状皮膚保護剤などでの補正）はスキンケアを始める前に準備しておきましょう。

Point 4 装具の交換間隔を調整しよう!

まずは皮膚保護剤の膨潤や溶解の程度を確認し，装具の交換間隔を延長できるなら次回から調整します。また，消化管ストーマの場合は SIS（Styrene-Isoprene-Styreneblock copolymer；スチレン・イソプレン・スチレンブロックコポリマー）を含む練状皮膚保護剤や用手形成皮膚保護剤をストーマ近接部に追加することで交換間隔を1〜2日延ばせることもあります。ただし，ストーマ保有者の余命も考慮し，むやみに装具を変更したり，物品を追加したりしないようにしましょう。

✤引用・参考文献
1) 恒藤暁：総論，最新緩和医療学，pp.1-24，最新医学社，1999．
2) 前野宏：セデーション，東原正明，他編：緩和ケア，pp.280-290，医学書院，2000．
3) 田村恵子：身の置きどころのないだるさへの対応，東原正明，他編：緩和ケア，pp.258-266，医学書院，2000．

Q11 不穏があり装具を外そうとする場合はどのようにケアすればよい？

A >>> 不穏はせん妄という精神症状がある場合によくみられます。せん妄がある場合は，口頭で患者に装具を外さないように説明をしても効果はありません。せん妄を改善するための対策が必要です。不穏があり，装具を外そうとする場合には，装具を無理矢理引っ張って剥がして剥離刺激が起こったことによる皮膚障害が起きたり，衣類や寝具を汚染してしまったりする危険性があります。また，それ以外にも点滴やそのほかのチューブ類を外してしまったり，転倒などの危険性もあります。

そのため，まずは患者の安全を守るために，不穏時に使用する薬剤の指示に従って鎮静を図ります。身体抑制はせん妄を悪化させてしまうため，極力避けます。せん妄の原因を明確にし，除去するとともに，装具を外しても皮膚障害が起きないようケア方法の工夫やストーマ装具装着による不快感の緩和を図ります。さらに，せん妄改善のために環境を整えることが大切です。

Point 1　不穏の原因となるせん妄について知っておこう！

不穏とは，状況が不安定で危機や危険をはらんでいることをいいます。たとえば，大声で叫んだり，ルート類や装具を引っ張ったり，普段立てない人が立ち上がろうとしたりする状況です。この不穏はせん妄という精神症状がある場合によくみられます。

せん妄は，がん患者の場合，高い頻度で出現する精神症状で，高齢入院患者の10〜40％，終末期患者の30〜90％程度にみとめられます[1]。せん妄については，まだ十分に知られておらず，認知症と混同されてしまいがちですが，両者は全く別の症状なので，判別が必要です。

せん妄は数時間や数日などの期間で急激に発症し，いつ頃から症状が出現したということが明確で，幻覚や思考がまとまらないなど注意力が障害されるのが特徴です。そして，常に同じ症状があるわけではなく，夜間に症状が増悪することが多いです。一方，認知症はいつ頃から発症したとは断定できず，主に記憶力が障害されるのが特徴です。また，認知症がある場合でも，急に怒りっぽくなった，落ち着かなくなった，危険な行動がみられるようになったなどの場合は，せん妄も出現し

ている可能性が高いです。

せん妄は全身状態の変化で起こるため，見逃すと生命の危険につながることもあります。

そのため，今までそのような行動をとったことがなかったのに，急に装具の管理方法を間違ってしまったり，装具を外そうとしたりした場合は，医師に必ず報告しましょう。

Point 2　抑制する前に，不穏時に使用する薬剤を指示に従って使用しよう！

不穏行動がみられ装具を外そうとする場合は，装具だけでなく，ルート類の自己抜去や転倒などさまざまな危険をはらんでいます。不穏に陥っている場合は，理路整然と患者に説得してなだめても効果はありません。まずは，患者の安全を守るために，不穏時に使用する薬剤の指示があるか確認し，ある場合はその薬剤を指示に従い使用しましょう。

せん妄に効果がある薬剤は抗精神病薬（ハロペリドール，リスペリドンなど）などです[2]。抗精神病薬を使用せず，睡眠剤のみを投与するとせん妄は悪化するので，使用禁忌といわれています。そして，せん妄状態であることを医師に報告することを決して忘れてはいけません。

また，抑制着やミトンなどの抑制手袋を含む身体抑制は患者の人間としての尊厳を損ねるだけでなく，興奮を高めてしまい，せん妄がさらに悪化するため，極力避けることが大切です。

もし，不穏時に使用する薬剤の指示がない場合には，医師に報告し，不穏時の対処方法を確認しておきましょう。

不穏状態でなくてもつじつまの合わないことを話したりする場合は，まだせん妄状態が続いており，いつ，不穏になってもおかしくありません。叫んだりしない場合でもつじつまの合わない話をすることや幻覚が続く場合，一般には定期的に抗精神病薬を使用してせん妄改善を図ります。

Point 3　せん妄の原因を明確にしよう！

がん終末期ストーマ保有者にみられる，せん妄の原因には，肺炎や尿路感染などの感染症，低ナトリウム血症，高カルシウム血症，脳転移や脳血管障害，H_2ブロッカーやオピオイドなどの薬剤，腎機能障害による尿毒症，肝機能障害による肝性脳症などがあります[3]。そこに加齢，環境の変化，不眠などが加わることでせん妄が誘発されます。

せん妄が出現すると，入院して環境が変わったためと判断されてしまうことが多いですが，ほかに直接原因があることが多いです。また，余命数週〜数日になると，腎不全や肝不全となり，不可逆性のせん妄をみとめます。

せん妄を緩和するためには，鎮静剤で安静を促すだけでなく，原因を明確にし除去することが最も必要です。採血データ，最近変更あるいは増量になった薬剤の有無などを確認し，原因をアセスメントします。

Point 4　剥離刺激による皮膚障害を予防できる方法を考えよう！

　抗精神病薬の使用やせん妄原因の除去によって不穏状態が緩和できるとよいのですが，なかなか改善せず，続いている場合には，また同じように，装具を外してしまったり，蓄尿袋のチューブを引っ張ってしまったりする危険性があります。また，せん妄の場合，普段歩くことができない人であっても歩けたり，立ったりする力があります。もし，装具が簡単に剥がれないようにと周囲をテープで囲ったり，耐久性の高い装具を使用したりした場合でも，装具をはぎ取ってしまう力をもっていると，より強い力で装具を外してしまいます。その場合には，ストーマ周囲皮膚に発赤，びらんが生じてしまいます。そのため，装具を外さないようにすることより，装具を外してしまっても皮膚障害を予防できる工夫が必要です。

　無理やり，装具を外してしまっても，剥離刺激による皮膚障害が発生しないように，1〜2日ごとに交換可能な短期使用型の低粘着性装具に変更します。また，皮膚被膜剤は粘着テープ貼付部分の皮膚障害を予防するための用品で，皮膚保護剤貼付部の皮膚に使用すると，皮膚保護剤のpH緩衝作用や吸水作用などが十分に機能しないため，本来は粘着テープ貼付部にのみ使用する用品です。しかしながら，せん妄状態で無理やり，装具を引っ張って外してしまう場合には，あえて皮膚被膜剤で皮膚保護剤貼付部にも被膜を形成させ，表皮の損傷を予防するという方法をとることもあります。

Point 5　装具を装着している不快感を少しでも緩和しよう！

　ストーマ袋が重たい，冷たい，膨らんでいる，ガサガサするなどの不快感が装具を外す行為につながってしまうこともあります。排泄物が長時間ストーマ袋内に貯留していると，重みだけでなく，冷たいという不快感につながります。排泄物は袋の1/3程度で廃棄するように心がけます。また，せん妄状態では，幻覚によりストーマ袋に虫がついていたり，別のものに見えてしまうこともあります。幻覚に加えてストーマ袋のガサガサする音が不快となって，装具を外してしまうこともあるかもしれません。

　そのため，腹帯などでストーマ袋を固定したり，不織布が用いられているガサガサ音が少ない装具に変更したりといった工夫をします。

Point 6　ストーマ保有者および家族への説明や環境を整備しよう！

　せん妄をみとめる場合，自分でも何かおかしいと気づいている人もいます。また，家族はせん妄状態の患者を目にすると，気が狂ってしまったのではないか，夫らしくない，母らしくない，人が変ってしまったようだとショックを受けることもあります。そのため，身体の異常で起こった一つの症状であることをストーマ保有者と家族に伝えます。また，家族には，ストーマ保有者の発言を強く否定せず，それに合わせて対応するように指導し

ます。

　さらに、環境を整えることが大切です[2)3)]。カレンダーを置く、時計を設置する、昼間はカーテンを開け、夜間はうす明りをつけるなど、日にち、時間などがわかるようにします。チューブ類を切ったりしないようハサミやナイフ、カッター、カミソリなどの刃物は手の届かない場所に置いたり、医療者あるいは家族が保管するようにします。

　尿路ストーマ保有者の場合は蓄尿袋に接続されたチューブを引っ張ってしまう危険性があります。チューブ類はストーマ保有者の目にふれないよう、ズボンの裾から出すようにしましょう。また、体動が激しい場合にチューブ類が引っ張られないように、チューブに少し遊びをつけるようにします。腎瘻造設している患者の場合は、蓄尿袋のチューブを引っ張ると、出血や感染などをきたす危険性がありますので、チューブ類の管理だけでなく、鎮静剤の使用は欠かせません。

❖引用・参考文献
1) Lawlor P.G., et al.：Occurrence, Causes, and Outcome of Delirium in Patients With Advanced Cancer：a prospective study, Arch.Intern.Med., 160(6)：786-794, 2000.
2) 明智龍男：チーム医療のためのサイコオンコロジー入門—癌患者にみられる代表的な精神症状とその対策(3)せん妄, コンセンサス癌治療, 7(1)：14-18, 2008.
3) 恒藤暁：せん妄, 最新緩和医療学, pp.203-213, 最新医学社, 1999.

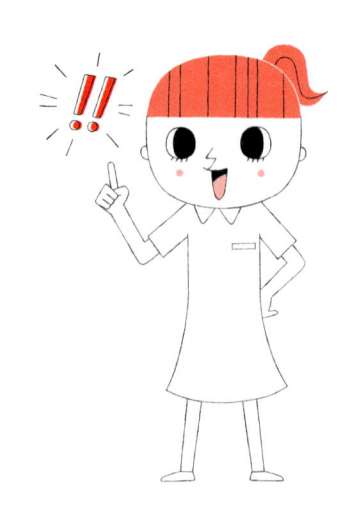

Q12 ストーマケア中に「早く死なせてほしい」と言われたら，どのようにケアすればよい？

A >>> 「早く死なせてほしい」という訴えは，スピリチュアルペインといい，生きる意味を見いだせない状態です。このときに，「死」の話題からほかの話題にそらしたり，頑張ってと励ましたりしないようにします。ストーマ保有者は，「死にたいくらい私はつらい思いをしている」ということを医療者に理解してほしいと思っています。そのため，「もう死んでしまいたいと思うくらいつらいんですね」と死にたいと思うくらいつらいという気持ちを受けとめるようにします。

また，その背景に潜んでいる問題を明確にします。がん終末期ストーマ保有者では，身体症状による苦痛や家族との関係性，排泄物の漏れ，セルフケアができなくなったことなどがスピリチュアルペインの原因になりやすいです。原因が明確になったら，それに対する対処を検討します。そして，その間，ストーマ保有者に見捨てられた感を与えないことが重要です。

Point 1 | スピリチュアルペインについて知っておこう！

「早く死なせてほしい」という訴えは，スピリチュアルペインといい，自己の存在と意味の消滅から生じる苦痛で[1]，生きる意味を見いだせない状態です（**詳細はchapter1のQ2を参照**）。「早く楽にしてほしい」「もう死なせてほしい」「生きていても仕方がない」「なぜ，こんなことになったのか」などと表現されることもあります。

がん終末期患者の場合，身体症状が出現し，なかなか症状が緩和されなかったり，死を意識したりして将来に希望をもつことができない，死によって大切な人（ペット）と別れなければならない，家族から孤立してしまった，徐々に動けなくなり，歩行，排泄や食事，清潔行為など自分のことが自分でできなくなったりすることがあります。それによって生きている意味が見いだせなくなってしまうといわれています。そして死期が近づくほど，身体的苦痛，苦悩から死にたいという願望が強くなり[2]，終末期患者の90％以上にみられるといわれています。

ストーマ保有者の場合を，村田による理論[1]をもとに考えると，便意や尿意，排泄を我慢するなどの排泄機能を失ったことや，ストーマの保有，ストーマ脱出やストーマ旁ヘルニアによる外観の変化など元の自分に戻

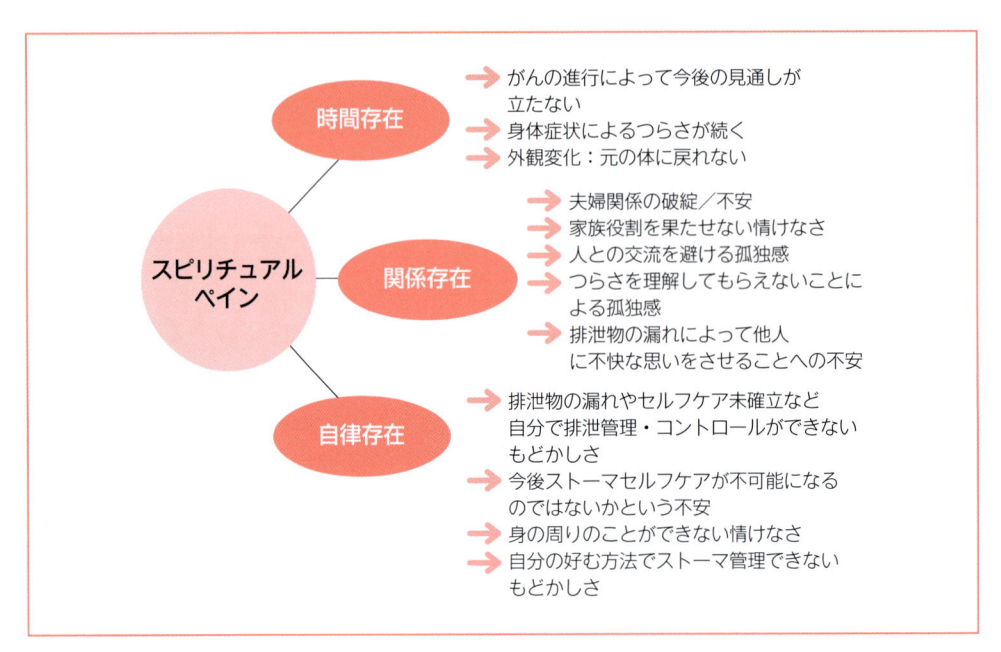

1 | 患者の心身の状態に合わせたストーマ周囲スキンケアとセルフケア

図1 | ストーマ保有者のスピリチュアルペインの構造

スピリチュアルペイン

- **時間存在**
  - がんの進行によって今後の見通しが立たない
  - 身体症状によるつらさが続く
  - 外観変化：元の体に戻れない

- **関係存在**
  - 夫婦関係の破綻／不安
  - 家族役割を果たせない情けなさ
  - 人との交流を避ける孤独感
  - つらさを理解してもらえないことによる孤独感
  - 排泄物の漏れによって他人に不快な思いをさせることへの不安

- **自律存在**
  - 排泄物の漏れやセルフケア未確立など自分で排泄管理・コントロールができないもどかしさ
  - 今後ストーマセルフケアが不可能になるのではないかという不安
  - 身の周りのことができない情けなさ
  - 自分の好む方法でストーマ管理できないもどかしさ

ことができないという「時間存在」、ストーマ造設後の夫婦関係の破綻やそれに対する不安、排泄物が漏れることによって他人に不快な思いをさせてしまうことへの不安、人との交流を避ける孤独感、社会活動や家族役割の喪失などの「関係存在」、排泄物の漏れが起こっている場合やセルフケアできない場合など自分で排泄の管理ができないもどかしさ、近い将来、排泄管理ができなくなるのではないかという不安や自分の好む方法で排泄管理されないもどかしさなどの「自律存在」が影響して生きる意味が見いだせなくなってしまい、スピリチュアルペインを訴えることがあります（**図1**）[3)4)]。

Point 2 「早く死なせてほしい」と言われたら、逃げずにストーマ保有者の気持ちを受けとめよう！

死を話題にされると、どのように声をかけたらよいかわからず、黙ってしまったり、「そんなことを言わないで頑張って」と励ましてしまいがちです。また、ほかの話題に変えてしまうこともあるでしょう。

自分がかけた一言で患者を傷つけたくない、もっとつらい思いをさせてしまったら、どうしようと思ってしまうために、声をかける勇気がなく、戸惑うのだと思います。

このとき、ストーマ保有者は、「死にたいくらい私はつらい思いをしている」ということを医療者に理解してほしいと思っています。そのため、「もう死んでしまいたいと思うくらいつらいんですね」と死にたいと思うくらいつらい気持ちを受けとめるようにします。先に述べたように、話題をそらしたり、励ましたりして、「死」の話題から逃げないようにしましょう。痛みや呼吸困難感など身体的苦痛があり、つらいと思う原因に予測がつく場合は「痛みが続く状況は死にたいくらい

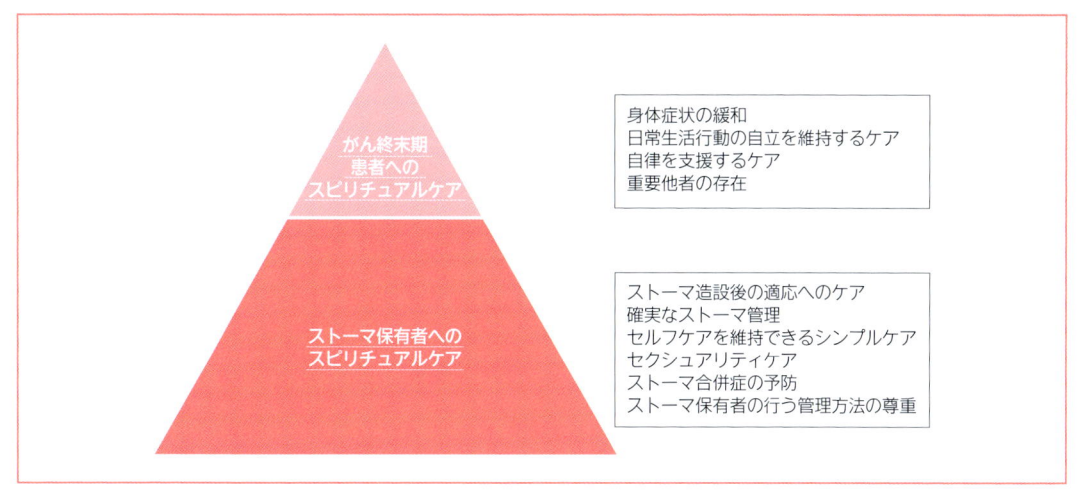

```
            がん終末期
           患者へのスピリチュアルケア        身体症状の緩和
                                         日常生活行動の自立を維持するケア
                                         自律を支援するケア
                                         重要他者の存在

       ストーマ保有者への                 ストーマ造設後の適応へのケア
        スピリチュアルケア                確実なストーマ管理
                                         セルフケアを維持できるシンプルケア
                                         セクシュアリティケア
                                         ストーマ合併症の予防
                                         ストーマ保有者の行う管理方法の尊重
```

図2│がん終末期のストーマ保有者のスピリチュアルケア

とてもつらいということですね」とストーマ保有者のつらいと思っている原因をフィードバックします。

このとき，大切なのは，電子カルテを書いたり，物品を片づけたりしながらではなく，ストーマ保有者と向き合って話を聴くことです。また，コミュニケーションスキルのポイントとしては，ストーマ保有者が伝えたい感情は何かということに焦点をおいて，その感情をフィードバックします。悲しいことなのか，寂しいことなのか，心配なことなのかなどです。さらに，この言葉がスピリチュアルペインだと気づいたうえで，聴くことが大切です。スピリチュアルペインであると気づかないと，ストーマ保有者が自分のつらさを訴える機会を逃してしまったり，スピリチュアルケアに必要な情報を収集する機会を逃してしまったりするからです。

Point 3 死にたいと思うくらいつらい気持ちにさせた問題を明確にしよう！

スピリチュアルケアでは，「早く死なせてほしい」と訴えた背景にある問題を把握することが大切です。「死にたいくらいつらいと思わせてしまったのは，どんなことですか？」とスピリチュアルペインの背景にある問題を確認します。先に述べたように，痛みが続くことであったり，排泄物が漏れることであったり，家族から嫌なことを言われたことであったり，人それぞれ理由は異なります。その理由を尋ねられることで，ストーマ保有者は自分のつらさをわかろうとしてくれているという安心感を得ることができます。そして医療者はその背景にある問題が明確になることで，スピリチュアルケアの方法を検討することができます。また，背景にある問題は一つだけでなく，さまざまなことが相互に関連し合って起こっていることが多いので，会話の中からそれぞれの問題をみつけ，整理しましょう（図2）。ただし，医療者で解決できない問題の場合はストーマ保有者のつらい気持ちを受けとめるにとどめ，問題に踏み込みすぎないようにブレーキをかけることも大切です。

1 患者の心身の状態に合わせたストーマ周囲スキンケアとセルフケア

Point 4　ストーマ保有者に見捨てられた感を与えないようにしよう!

　「早く死なせてほしい」と訴えたときに，話題をそらされたり，何も返事をしてもらえなかったり，励まされたりすると，ストーマ保有者は「自分の気持ちを誰もわかってくれない」という絶望感に陥ってしまうことがあります。

　スピリチュアルケアで大切なことは，ストーマ保有者に見捨てられた感を与えないことです。たとえば，痛みが強くて「こんなに痛みが続くなら，死んだほうがいい。早く楽にして」と思っている場合は，先に述べたように，つらさを受けとめたり，原因をフィードバックして確認するだけでなく，その痛みを取るよう医療者は努力し続けることを約束することが大切です。たとえば，「痛みが取れる薬はもうほかにはないです」などといった返答をした場合に，やはり誰も自分のつらさをわかってくれないという気持ちになり，場合によっては自殺企図に至ることもあります。排泄物の漏れの場合も同様です。「少しの漏れは仕方がない」ではなく，漏れが起こらないようなストーマ管理を検討することを約束することが大切です。

Point 5　ストーマケアが影響している場合は,ストーマケア方法を検討しよう!

　排泄物の漏れやセルフケアできないことなどストーマケアが影響している場合は，それを解決できる方法をみつけ出す必要があります。

　排泄物の漏れが原因の場合は，漏れない管理方法を検討することが最も重要なケアです。ストーマ保有者のつらさを受けとめて，話を聴くだけではスピリチュアルペインは緩

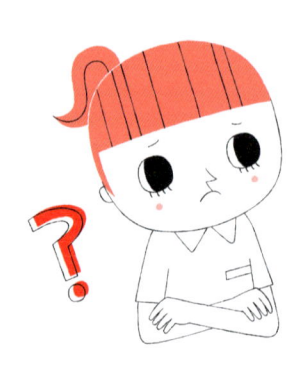

和されません。いつ，どこの部位から，どのように漏れが起こっているのか，腹壁に凹凸はないのか，臥位と座位時の腹壁の状況は同じか，ストーマ保有者の装具の取り扱い方法は適切かなど情報収集し，漏れの原因をアセスメントし，補正方法を検討したり，必要に応じて装具を変更します。ストーマ外来の受診間隔を調整し，できるだけ早く漏れない管理が可能になるように方法を検討します。また，漏れが解決できない場合は，自分だけで問題を抱えないで，専門家に相談するようにしましょう。

セルフケアできないことが原因の場合は，ストーマ保有者が自分で判断できること，自分で実施できることを少しでもみつけましょう。たとえば，装具の剥離やスキンケアができない場合でも，装具の交換間隔は患者に判断してもらったり，ストーマ保有者に練状皮膚保護剤を装具に使用することを実施してもらったりするなどです。また，自分で装具交換ができなくなり，医療者や家族に介助してもらっている場合は，自分で装具交換ができないというもどかしさだけでなく，支援者が自分が行ってきた方法と同じように行ってくれないというもどかしさを抱いている場合もあります。とくに，ストーマを保有してから徐々に病状が悪化し，がん終末期を迎えたストーマ保有者の場合は，今まで自分が行ってきた方法が確立しています。たとえば，使用する剥離剤や洗浄剤の量であったり，皮膚の拭き取り方であったり，ストーマ袋の向きであったり，排泄物の処理方法であったりと，ストーマ保有者の工夫が盛り込まれています。個々のストーマ保有者が工夫してきた方法を確認し，その方法を尊重するとともに，一つでも多く取り入れることが大切です。

Point 6　身体症状による苦痛が原因の場合は，情報収集，アセスメントを行い，医師にも報告しよう！

がん終末期の場合は，身体症状による苦痛がスピリチュアルペインにつながることが多いので，身体的苦痛の緩和がとても重要です[5]。

身体症状による苦痛の場合は，いつ，どこが，どの程度，どのように，どうなるのか，和らぐときはどのようなときか，増強するときはどのようなときかなど，その症状に関する情報収集やアセスメントを行います。現在使用している薬剤に効果はあるのか，ないのかも確認し，医師に報告して，症状緩和方法を検討します。その身体症状を少しでも早く和らげることがスピリチュアルケアにもつながります。また，余命数週～数日には緩和しきれない全身倦怠感や呼吸困難感などがスピリチュアルペインにつながることがあります。この時期のスピリチュアルペインを緩和することは難しいですが，ストーマ保有者を見捨てない，そばに寄り添う姿勢が大切です。

❖引用・参考文献
1) 村田久行：終末期がん患者のスピリチュアルペインとそのケア―アセスメントとケアのための概念的枠組みの構築, 緩和医療学, 5(2)：157-165, 2003.
2) Lichtenthal WG., et al.：Do rates of mental disorders and existential distress among advanced stage cancer patients increase as death approaches?, Psychooncology, 18(1)：50-61, 2009.
3) 祖父江正代, 他：ストーマ保有者にみられるスピリチュアルペイン構造, 日本ストーマ・排泄リハビリテーション学会誌, 25(1)：62, 2009.
4) 祖父江正代, 他：壮年期ストーマ保有者への心理的サポートのために―がん終末期ストーマ保有者のスピリチュアルペイン構造とスピリチュアルケア, 日本ストーマ・排泄リハビリテーション学会誌, 26(1)：57, 2010.
5) 月山淑：がん患者の全人的苦痛における身体的苦痛除去の重要性, ストレス科学, 23(1)：9-15, 2008.

1 | 患者の心身の状態に合わせた
ストーマ周囲スキンケアとセルフケア

Q 13 今まで行ってきたケアができなくなった場合はどのようにすればよい?

A >>> 今まで行ってきたケアができなくなると,排泄のケアを人に依頼するつらさや,身体の衰弱や病状の悪化による不安,自分で排泄コントロールできないもどかしさなどによるスピリチュアルペインをきたすことがあります。このような場合は,ストーマケアにおける動作だけでなく意思決定も含め,できることをみつけ少しでもそれが継続できるようケア方法を工夫します。ただし,身体症状が強い場合は無理して勧めないようにしましょう。医療者が実施する場合は,ストーマ保有者が今まで行ってきたケア方法の工夫を尊重し,それを継続することも大切です。

Point 1 今まで行ってきたケアができなくなった場合にみとめるストーマ保有者の精神的苦痛について理解しておこう!

ストーマ保有者にとって今まで行ってきたケアができなくなると,排泄のケアを人に依頼しなければならないというつらさに加えて,「これができなくなるくらい身体が弱ったな」と身体の衰弱や病状の悪化を感じる機会にもなります。とくに,徐々にがんが進行したり,別の部位に新たにがんが発生して終末期を迎えたりしたストーマ保有者の場合には,長年自分でストーマ管理を行ってきたのに,思うようにケアできないというもどかしさや排泄をコントロールできないというつらさによってスピリチュアルペインをみとめることもあります[1]（**詳細はchapter1のQ2とchapter3のQ12を参照**)。

Point 2 ストーマ周囲スキンケアに必要な動作と意思決定の中でできることをみつけよう!

まずは,ストーマ保有者の状況をみながらストーマ周囲スキンケアの過程の中で,何ができるのかをみつけます。ストーマ周囲スキンケアに必要な動作だけでなく,皮膚保護剤の膨潤や溶解状況をもとに次の装具交換間隔の目安を立てることなどの意思決定も含めて考えます。

Point 3　できることが続けられるように配慮しよう!

　ストーマ周囲スキンケアの過程の中で，できることが続けられるようケア方法を工夫します。たとえば，常に臥床状態で自分でストーマ周囲スキンケアができない状態であっても，ストーマ保有者と一緒に皮膚保護剤の膨潤や溶解状況を確認し，次の装具交換の目安を立てることも一つの方法です。また，装具の剥離に時間を要したり，乱雑であっても介助はせず見守ります。余命によっては乱雑に剥がしても皮膚障害を予防できる方法を検討するという発想を転換することもあります。たとえば，通常は皮膚保護剤貼付部に皮膚被膜剤を塗布すると，皮膚保護剤の作用が十分に発揮されないため，好ましくないといわれていますが，あえて皮膚保護剤貼付部にも皮膚被膜剤を使用することもあります。こうして被膜を形成することで装具を乱雑に剥がしてしまっても表皮の損傷を防ぐことができ，ストーマ保有者の自立を妨げず，なおかつ皮膚障害も予防できます。

　ただし，痛みや呼吸困難感，全身倦怠感など身体症状が強い場合はストーマケアを行うことも苦痛になるので，ストーマ保有者の身体状況をみて勧めるようにしましょう。

Point 4　よき支援者をみつけよう!

　できなくなったことを誰が担うのかを考えます。入院中であれば，家族あるいは病棟看護師，在宅療養中であれば，家族あるいは訪問看護師になることが多いでしょう。在宅療養中はストーマ保有者が今何に困っているのか，何ができるのか，何ができなくなってきているのかを把握し，訪問看護師介入の時期が遅れないようにします。家族とともに実施できている場合は，それがスピリチュアルケアにつながることもありますので，無理にセルフケアを勧めたり，医療者が行ったりする必要はありません。

Point 5　できなくなったことの中でストーマ保有者が大切にしてきたスキンケア方法は何かを確認して，それを継続しよう!

　できなくなったことを医療者や家族が実施する場合には，ケア方法を継続できるように手技を統一することはもちろんのこと，それ以外にもストーマ保有者のこだわりの部分を確認しておくことが大切です。今まで何年間かにわたってストーマ保有者が行ってきた方法はすでに確立したものであり，ストーマ保有者の工夫が盛り込まれています。すべてを把握してすべてその通りにする必要はありませんが，どれか一つでよいので，その工夫を継続することがスピリチュアルケアにつながります。たとえば，洗浄剤の量や拭き取りの回数，粘着テープの貼り方などです。ストーマ保有者の方法を尊重して取り入れることで，ストーマ保有者が抱くもどかしさが軽減します。

❖引用・参考文献
1) 祖父江正代，他：壮年期ストーマ保有者への心理的サポートのために―がん終末期ストーマ保有者のスピリチュアルペイン構造とスピリチュアルケア，日本ストーマ・排泄リハビリテーション学会誌，26(1)：57，2010.

2 | ストーマ装具の選択

Q14 皮膚保護剤にはどのような作用がある？

A >>> 皮膚保護剤には，粘着作用，吸水作用，静菌作用，pH緩衝作用，創傷治癒作用があり，皮膚に密着して排泄物や細菌などの刺激から皮膚を守っています。

Point 1 | 排泄物の付着を予防する皮膚保護剤の粘着作用について知っておこう！

　消化管ストーマの排泄物には消化液が含まれるため，皮膚に付着すると皮膚障害を起こしやすくなります。とくに，回腸ストーマでは排泄物の大半が液状で消化液の量も多いため，皮膚刺激性が強くなり，短時間でも皮膚に付着すると接触性皮膚炎を起こすことがあります。また，尿路ストーマでは，尿の接触で皮膚が浸軟したりします。皮膚保護剤には粘着作用があり，隙間なく皮膚に密着して排泄物の付着を防ぎ，皮膚を排泄物から保護します。

Point 2 | 汗や不感蒸泄を吸収する皮膚保護剤の吸水作用について知っておこう！

　たとえば，絆創膏を長時間指に貼っていて白くふやけてしまった経験はないでしょうか。これは絆創膏が汗や不感蒸泄などの水分を吸収しないため，皮膚が過剰に水分を含んだ状態になり浸軟（皮膚が白くふやけた状態）しているのです。皮膚保護剤はこのような事態にならないよう汗などの水分を吸収して，皮膚の浸軟を予防します。

Point 3 | 皮膚保護剤の静菌作用について知っておこう！

　皮膚の表面は，弱酸性の酸外套（汗，皮脂，角質層のケラチン分解物質などの影響で形成されるpH5.0前後の酸性膜）で覆われ，細菌が繁殖しにくい環境となっていますが[1]，ストーマ周囲の皮膚は，排泄物の付着やアルカリ性の洗浄剤による洗浄などで酸外套が崩壊し，容易にアルカリ性に傾いてしまいます。このため，ストーマ周囲皮膚を覆う皮膚保護剤はpH4.5～5.5の弱酸性になっており，皮膚を弱酸性に保つ役割を担っています[2]。この弱酸性の環境が細菌繁殖を阻止し，皮膚を細菌から保護しています。

Point 4　皮膚保護剤のpH緩衝作用について知っておこう!

　皮膚保護剤は，弱酸性になっていますが，胃液などの強酸性の物質にはアルカリ性として作用し，消化液などのアルカリ性には酸性として作用します[2]。このような緩衝作用により，皮膚障害性の高い消化液から皮膚を保護しています。

Point 5　創傷に対して創傷治癒を促進させる環境を作る皮膚保護剤の創傷治癒作用について知っておこう!

　皮膚保護剤は，組成的に創傷管理に用いられるハイドロコロイドドレッシング材とほぼ同じです。創傷治癒環境に必要な適度の湿潤環境や密閉環境などを作ることが可能なため，真皮までの浅い創傷（たとえば，排泄物が皮膚に付着して発生したびらんなど）などは，皮膚保護剤を直接創面に貼用し創傷治癒を促進させる環境を作ることができます。

❖引用・参考文献
1) 田澤賢次：ストーマスキンケアと創傷管理に必要な知識と応用，ストーマリハビリテーション講習会実行委員会編：ストーマリハビリテーション―実践と理論，pp.270-278，金原出版，2006．
2) 田澤賢次，他：皮膚保護剤の薬理作用，田澤賢次監：皮膚保護剤とストーマスキンケア―基礎と臨床のすべて，pp.51-62，金原出版，1998．

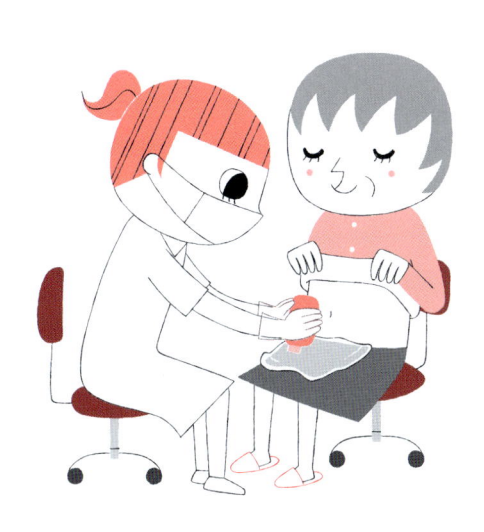

2 | ストーマ装具の選択

Q 15

皮膚保護剤の種類によって何が違う?

A >>> 皮膚保護剤の組成成分やその量によって吸水性，耐水性，粘着力，pH緩衝作用などが異なります。

Point 1 皮膚保護剤の組成成分とその特徴について知っておこう!

皮膚保護剤の組成成分は大きく分けて，親水性ポリマーと疎水性ポリマーに分類されます（**表1**）。Chapter3のQ14で述べたような皮膚保護剤の薬理作用として，親水性ポリマーが，吸水作用，pH緩衝作用，静菌作用を担い，疎水性ポリマーが粘着作用を有します[1]。皮膚保護剤はカラヤガム単体で作られたものを除いては，複数のポリマーをブレンドして作られています。したがって，ブレンドされるポリマーの種類や量によって，皮膚保護剤の薬理作用の程度が異なり，それぞれの特徴となります。

表1 | 皮膚保護剤の主な成分

親水性ポリマー		疎水性ポリマー	
ポリマー	特徴	ポリマー	特徴
カラヤガム（K）	緩衝作用と静菌作用に優れている。保水性があるが，吸水すると形状が崩壊する。	PIB（B）	接着剤，粘着剤として用いられる。吸水すると溶解や型崩れを起こす。剥離力が比較的小さい。
ペクチン（P）	緩衝作用がある。	SIS（S）	弾力性があり，型崩れを起こしにくい。しかし，剥離力が大きい。
CMC（C）	親水性，水溶液の高粘度性，皮膜形成能，接着性を有する。多くの皮膚保護剤に使用されている。	EVA（E）	型崩れを起こしにくい。剥離力が比較的小さい。
コットンファイバー（F）	面板の剥離刺激を軽減する。	マイクロファイバー（M）	さまざまな形状に変化でき，その形状を維持できる。

*（　）はイニシャル

Point 2　皮膚保護剤の分類について覚えておこう!

皮膚保護剤の組成成分である親水性ポリマーと疎水性ポリマーそれぞれのイニシャルを組み合わせて作成された吉川分類[2]があり、分類名から内容成分が把握できるため皮膚保護剤の特徴を理解できます（**表2**）。

❖引用・参考文献
1) 吉川隆造：皮膚保護剤の構造と組織，田澤賢次監：皮膚保護剤とストーマスキンケア―基礎と臨床のすべて，pp.17-22，金原出版，1998．
2) 吉川隆造：最近の皮膚保護剤について組成的分類表の作成，日本ストーマ・排泄リハビリテーション学会誌，23（2）：3-7，2007．

表2　皮膚保護剤の分類

会社名 分類	アルケア	コロプラスト	ビー・ブラウンエースクラップ	コンバテックジャパン	ホリスター	ダンサック
KPB系	・プロケアー ・ユーケアー					
KPBS系	・プロケアーウロ ・ユーケアーU ・イレファイン					
CPB系		・ニューイスロール ・ニューイスロールEX	・トレビアン ・アルマリスツインプラス	・エスティーム ・バリケア		
CPBS系		・ニューイスロールER ・ニューイスロールクリアー ・ダブルレイヤー皮膚保護剤 （皮膚に密着する下の層）		・デュラヘーシブ	・フレックステンド	
CPBE系					・フレックスウェアー	
CPBM系					・フレックステンドM	
CPBH系	・セルケア					
CPFB系					・ソフトフレックス	・GX親水性皮膚保護剤
CS系		・キュラガード ・マイルドキュラガード				

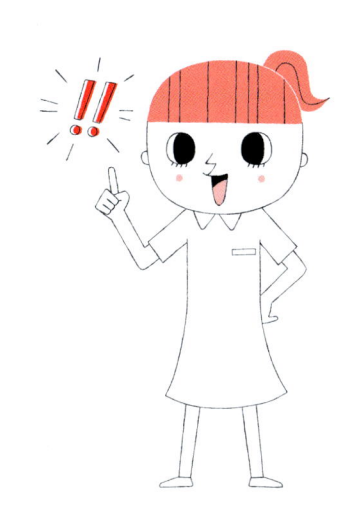

2 ストーマ装具の選択

Q16

ストーマ装具選択に必要なフィジカルアセスメントは？

A >>> アセスメントの基本体位（仰臥位，座位，前屈位）をとって，ストーマサイズの変化や，ストーマ周囲のしわ，陥凹の有無，腹壁の形状や硬さなどを視診や触診で確認し，装具を密着させるために必要な条件をアセスメントします。

Point 1 アセスメントを行う基本体位について知っておこう！

　ストーマ装具選択では，ストーマの高さや，ストーマ周囲皮膚のしわ，腹壁の硬さなどのストーマ局所状況に，それぞれ合った装具を選ぶことが重要です。しかし，ストーマの局所状況は，体位によってさまざまな動的変化を起こすため，一定でないといっても過言ではありません。たとえば，仰臥位ではみられなかったストーマ周囲のしわが，座位になると発生したり，座位ではストーマの高さが10mm以上となるのに，仰臥位になるとストーマの高さがなくなるなど，ストーマ装具選択に必要な情報は，体位によって変化するため，体位を変えながらアセスメントすることが重要となります。基本体位とは，仰臥位，座位，前屈位で，この順番でアセスメントを行います。ただし，がん終末期では身体的苦痛によりさまざまな体位がとれないことが多いため，体位を変えてアセスメントする方法は，可能な範囲にとどめます。また，得手体位がある場合は，その体位を長時間とることが多いため，得手体位でアセスメントすることもあります。

Point 2 ストーマの種類とともにストーマ袋の種類や閉鎖具を選択しよう！

　カルテからストーマの種類（消化管系か尿路系）を確認し，視診で排泄物の性状（水様性，泥状，有形）を観察します。ストーマ袋の種類は消化管ストーマであれば消化管用，尿路ストーマであれば尿路用を選択します。さらに消化管ストーマ袋は，排泄物の性状をもとに，小腸ストーマ用か開放型，閉鎖型を選択します。

表1 | フィジカルアセスメントツール

評価段階	アセスメント項目	方法
Step1 仰臥位 （下肢伸展させる）	・ストーマの形状	ストーマを正円か不正円に分類する。
	・ストーマのサイズ（縦径）	縦径をmm単位で計測する。
	・ストーマの高さ	皮膚から排泄口までの高さをmm単位で計測する。
	・ストーマ周囲皮膚4cm以内の手術創，瘢痕，骨突出，局所的膨隆	観察する。
Step2 座位 （足掌を床につける）	・ストーマ周囲4cm以内の腹壁の硬度	検者の2本の指でストーマ周囲腹部を押し，指の沈む程度で硬・中等・軟の3段階に分類する。
Step3 前屈位 （背筋の緊張を解き30度以上前傾し，なおかつストーマ保有者が日常生活でよくとる体位）	・ストーマサイズ（横径）	横径をmm単位で計測する。
	・ストーマ外周4cm以内の皮膚平坦度	ストーマ周囲の山型，平坦型，陥凹に分類する。
	・ストーマ外周4cm以内に連結しないしわ	ストーマに連結しないしわ，または皮膚の陥凹が最も深くなる部分を計測する。
	・ストーマ外周4cm以内に連結するしわ	ストーマに連結するしわ，または皮膚の陥凹が最も深くなる部分を計測し，無・浅・深に分類する。
Step4	・ストーマの種類	病歴で確認する。
	・ストーマの排泄物の性状	観察して記録する。

Point 3　排泄物の性状に見合った皮膚保護剤を選択しよう！

　Point 2と同様にカルテのストーマの種類や排泄物の性状から，皮膚保護剤を選択します。下行，S状結腸ストーマは有形便で排泄量が少ないため，疎水性ポリマーの配合が少ない皮膚保護剤を選択します。尿路ストーマや回腸ストーマでは，水様性や消化酵素が多い排泄物に対応できる，耐久性のよい皮膚保護剤を選択します。

Point 4　面板のストーマ孔の種類やサイズを選択しよう！

　まず，仰臥位でストーマの形状を観察し正円か不正円を判定します。正円はストーマサイズより3〜5mm大きい既製孔（プレカット）を，不正円は自由にカットできる自由開孔（フリーカット）を選択します。しかし，がん終末期ではがんの進行によりストーマ状況が刻々と変化しやすいため，正円であってもあえて自由開孔を選択することがあります。ストーマサイズは，仰臥位と座位で大きさが変動することがあるため，仰臥位と座位で計測し，サイズの大きいほうを選択します。

表2 記録用紙

	記録			判定方法
ストーマの種類	消化器系（コロストミー／イレオストミー）・単孔式・双孔式・泌尿器系			
排泄物の性状	有形泥状	水様	尿	
ストーマ所見	ストーマの形状	正円	不正円	ストーマの高さが10mm以上を突出，9mm以下を非突出
	突出	不突出		
	ストーマのサイズ	縦　　mm　横　　mm　高さ　　mm		
ストーマ周囲の腹壁	ストーマ周囲 4cm以内の手術創，瘢痕，骨突出，局所的膨隆	無	有	
	硬度	硬い	普通　　　軟らかい	硬い：1縦指以下の沈み 普通：1縦指以上の沈み 軟らかい：2縦指以上の沈み
ストーマ外周4cm以内の皮膚の状況	皮膚平坦度	山型	平坦型　　陥凹型	
	連結しないしわ	無	有	無：0〜4mmまで 有：5mm以上
	連結するしわ	無	浅　　　　深	無：0〜2mmまで 浅：3〜6mm以上 深：7mm以上

Point 5　ストーマ近接部の固定法を選択しよう！

ストーマ装具に求められる機能は，ストーマ近接部にしっかり密着し，しわやたるみなどの軽度のストーマ局所状況の変化を起こさないように，ストーマを装具で固定することです。この固定ができないと，排泄物が面板の下に潜りやすくなったり（**章末写真3-21を参照**），漏れたりする原因になります。排泄物の性状やストーマの高さ，ストーマ近接部のしわの有無からアセスメントし，その程度によってストーマ近接部の固定方法を，板状皮膚保護剤や練状皮膚保護剤で補強するか，二品系装具のフランジによる固定，あるいは凸型装具を選択します。

Point 6　面板貼用部全体の固定法を選択しよう！

次に，面板貼用部全体を押さえ込むように密着する面板の形状を選択します。この固定ができないと，面板が腹壁に追従せずに外縁から浮いてきます。ストーマ周囲皮膚の面板を貼用する範囲内で，手術創，瘢痕，骨突出部，局所的膨隆，臍，しわなどの凹凸の有無，腹壁の硬さ，形状などからアセスメントします。ストーマの状況により，面板の形状，接皮面積，硬さなどを選択します。

Point 7 ストーマ装具選択に必要なストーマ・フィジカルアセスメントツールについて知っておこう!

以上のアセスメント内容を体位別に効率よくアセスメントできる,ストーマ・フィジカルアセスメントツールがあります(**表1,表2**)。

❖引用・参考文献

1) 山田陽子:ストーマ・フィジカルアセスメントツール,大村裕子編著:「ストーマ装具選択基準」で導くストーマ装具選択の実際, pp.10-19, へるす出版, 2011.

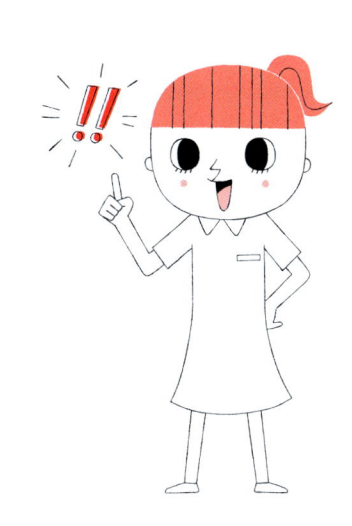

2 | ストーマ装具の選択

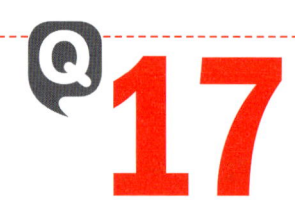

Q17 がん終末期のストーマ保有者のストーマ装具選択ではどのようなことを基準にすればよい？

A >>> がん終末期におけるストーマ状況の変化や全身状態の変化に対応できるよう，弱粘着性，自由開孔，腹部の圧迫を考慮して選択をします。

Point 1 がん終末期におけるストーマ状況や全身状態の変化について知っておこう！

がん終末期ではがんの進行により，ストーマケアに影響を及ぼすさまざまなストーマ局所状況の変化や全身状態の変化が起こります[1)2)]（表1）。装具選択では，ストーマ状況の変化に対応できるもの，あるいはその変化を予測していつでも対処できるもの，ADLの低下でセルフケアが困難となった場合に他者が支援しやすいものなどを考慮して選択します。

Point 2 粘着性が適正な皮膚保護剤を選択しよう！

進行がんでは，摂取不足による低栄養状態，脱水，発汗減少などが原因でしばしば皮膚の乾燥をみとめ，皮膚が脆弱になることがあります。機械的な刺激を受けやすい面板貼用部やその外縁部は，面板の剥離刺激により皮膚障害を引き起こすことがあるため，皮膚刺激性の少ない弱粘着性の皮膚保護剤を選択します。

表1 | ストーマケアに影響を及ぼすがん終末期のストーマ局所状況や全身状態の変化

ストーマ局所状況の変化	全身状態の変化
・腸閉塞や腹水貯留による腹部膨満	・痛みやがん悪液質症候群によるADLの低下
・るいそうによる腹壁の陥凹	・オピオイドなどの薬剤の副作用による眠気や傾眠
・ストーマ合併症によるストーマサイズの変動	・上記ゆえにセルフケア能力の低下
・ストーマ合併症によるストーマ，周囲皮膚の変動	

Point 3 ストーマサイズの変化に対応できる自由開孔の面板を選択しよう！

　ストーマ浮腫，ストーマ脱出，ストーマ傍ヘルニアなどのストーマサイズが大きく変化しやすいストーマ合併症に対して，開孔サイズを変更できる自由開孔の面板を選択します。

Point 4 腹部膨満や腹部に痛みなどの症状がある場合は，装具装着時に腹部圧迫を回避できる装具や装着方法を選択しよう！

　腹部膨満や腹部に痛みなどの症状がある場合は，装具装着時に腹部を圧迫せずに装着できる，単品系装具，もしくはフランジ部分が浮動型や粘着式の二品系装具を選択します。腹部を圧迫しやすい二品系装具でフランジ部分が固定型のものをやむを得ず使用する場合は，装具を装着する前に面板とストーマ袋を合わせておき，単品系装具のようにして装具を装着します。

Point 5 ストーマ合併症対策にさまざまな形状の皮膚保護剤をうまく活用しよう！

　皮膚保護剤は，粉状，練状，板状などのさまざまな形状があります。それぞれの皮膚保護剤の特徴を活かして，ストーマ合併症の症状コントロール（出血予防や皮膚障害の予防など）や，面板の貼用期間を延ばす目的などに活用します（**詳細はchapter3のQ26〜39を参照**）。

Point 6 他者がストーマ合併症の観察やケアを支援しやすい透明なストーマ袋を選択しよう！

　がん終末期では，身体機能の低下で除々にセルフケアが困難になります。ストーマ袋は家族や訪問看護師などの他者が支援しやすい透明なものを選択します。

Point 7 シンプルなケアになっているか確認しよう！

　他者からストーマ装具交換の支援を受けることができても，ケアに時間を要してしまうとストーマ保有者のみならず支援者も疲れてしまいます。すばやく丁寧に行えるように，複雑なケアにならないように注意します。

❖引用・参考文献
1）松原康美：ターミナル期や他の疾患の治療のためのストーマ造設とケア，ストーマリハビリテーション講習会実行委員会編：ストーマリハビリテーション—実践と理論，pp.319-322, 金原出版, 2006.
2）安藤嘉子, 他：緩和的ストーマの特徴および生活状況, 日本ストーマ・排泄リハビリテーション学会誌, 25(3)：125-131, 2009.

2 | ストーマ装具の選択

Q18

水様便の場合はどのような装具を選択すればよい?

A >>> 耐久性（耐水性）のあるポリマーブレンド系皮膚保護剤とストーマ袋と接続してドレナージできる装具を選択します。

Point 1 水様便になる理由を確認しよう!

　ストーマの排泄物が水様性になる理由は，感染性腸炎を発症している場合と，ストーマ造設の術式（小腸と大腸をバイパスして大腸にストーマ造設）やストーマの種類（空腸瘻，回腸瘻）による場合があります。前者は一時的なもの，後者は永久的に続くものです。

Point 2 水様便の程度に合わせてストーマ袋の種類を選択しよう!

　腸炎などによる一時的な水様便の場合は，腸炎の治療開始後すぐに便の量が減少することが多いため，ストーマ袋の種類はドレナブルのまま様子をみることがあります。ストーマの種類や術式の影響で永久的に水様便となる場合は，ドレナージしやすいように蓄尿袋に接続可能な回腸ストーマ用のストーマ袋を選択します（**章末写真 3-22 を参照**）。

Point 3 耐久性のある皮膚保護剤を選択しよう!

　皮膚保護剤は，多量な水様便に耐えられるような耐久性のよいポリマーブレンド系皮膚保護剤を選択し，皮膚保護剤の溶解（5mm以内）や膨潤（10mm以内）の程度と皮膚障害の有無を照らし合わせて貼用期間を設定します。ただし，耐久性の高い皮膚保護剤（疎水性ポリマーの配合率が多い製品）は粘着力が強くなる傾向があり，面板の剥離による皮膚障害を起こすことがあるため，必ず剥離剤を使用して皮膚の負担を軽減させながら面板を剥します（**詳細は chapter3 の Q2，Q3 を参照**）。

Point 4 　練状や板状の皮膚保護剤を併用しよう!

　皮膚保護剤の耐久性を上げるために，ストーマ近接部に練状皮膚保護剤や板状皮膚保護剤などを併用します。直接皮膚に貼用してもよいですが，貼用している最中に排便で汚染されたりするため，すばやく貼用できるように面板の裏にあらかじめ付けておくと便利です（**章末写真 3-23 を参照**）。

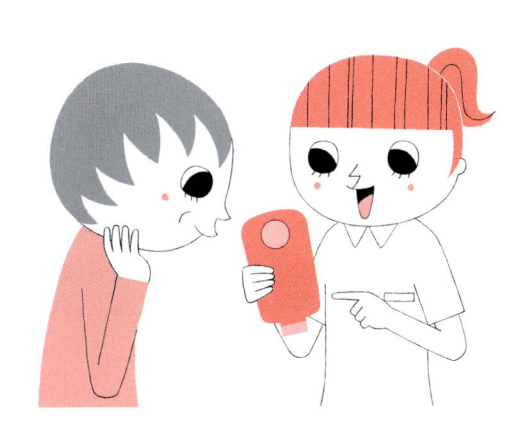

2 | ストーマ装具の選択

Q19

るいそうで骨突出が強い場合はどのような装具を選択すればよい?

A >>> るいそうがあるストーマ保有者の腹壁の形状は，肋骨弓から上前腸骨棘にかけて大きく陥凹し，いわゆる船底型になるのが特徴です。装具選択では，この腹壁に追従するように面板全体が柔らかいものを選択します。また，低栄養や脱水により皮膚が脆弱になっているため，皮膚保護剤の選択では，皮膚刺激性の少ない低粘着性のものを検討します。

Point 1　腹壁に追従するよう面板全体が柔らかいものを選択しよう!

　るいそうで骨が突出している場合は，前述したように腹壁の形状は陥凹し，かつ腹壁が硬いのが特徴です（**章末写真3-24を参照**）。このような例に硬い面板を貼用すると，面板が皮膚に密着せず，すぐに浮いたり剥がれたりするので，追従するように面板全体が柔らかいものを選択します。

　装具は単品系平面装具か，二品系平面装具でフランジが浮動型のもの，あるいは外縁がテーパーエッジになっているか，粘着テープ付きのものを選びます（**章末写真3-25を参照**）。

Point 2　しわがある場合やストーマに高さがない場合の対処方法について知っておこう!

　しわの程度やストーマからの排泄物の性状にもよりますが，浅いしわでは二品系平面装具のフランジの硬さで簡単にしわを伸ばすことができます。ストーマの周りに深いしわがある場合やストーマに高さがない場合は，通常，凸型装具を使用しますが，腹壁に追従せず装具が密着しないこともあるため，凸型装具の選択は慎重に行います。柔らかい凸型装具（**章末写真3-26を参照**）や凸の形状が浅く，外縁に向かってなだらかなカーブを描く凸型装具（**章末写真3-27を参照**）を選択するか，板状皮膚保護剤や練状皮膚保護剤を使用してしわを伸ばすように補正します。

❖引用・参考文献
1) 小林和世：造設後40年近く経過したストーマに，新たに装具選択を行ったケース，大村裕子編著：「ストーマ装具選択基準」で導くストーマ装具選択の実際, pp.135-144, へるす出版, 2011.

Q 20 腹水が貯留し，腹部膨満がある場合はどのような装具を選択すればよい？

A >>> 腹部膨満によって凸状に膨らんだ腹壁（章末写真 3-28 を参照）に追従する面板を選択します。

Point 1 | 腹水によるストーマやストーマ周囲皮膚の変化を観察しよう！

腹水が貯留するとストーマは，腹圧上昇により突出し，さらにストーマ浮腫などを合併して今までよりもストーマサイズが大きくなることがあります。また，ストーマ周囲皮膚は，しわや陥凹していた部分が伸展してしばしばしわや陥凹が消失します（章末写真 3-29 を参照）。このような変化から，装具変更の必要性が高くなります。

Point 2 | 装具によるストーマ合併症を予防できる装具を選択しよう！

まず，ストーマ浮腫がある場合は，面板の開孔部で粘膜損傷を起こしやすく（章末写真 3-30 を参照），一度損傷すると治癒が困難になる可能性があるため，面板の開孔サイズはストーマサイズよりも 5mm 以上大きくします。

凸型装具を使用している場合は，コンベックス（凸型はめ込み具）の圧迫斑や圧迫痕を生じる可能性があります。これを予防するために，凸度の低い面板に変更するか，平面装具を選択します。次にギャッチアップや座位で腹部の形状を側面から観察し，腹壁の凸度に合った外縁が柔らかい面板を選択します。二品系装具を使用する場合は，装具装着時に腹部を圧迫しないよう浮動型か粘着式フランジがよいでしょう。

2 | ストーマ装具の選択

Q21 腫瘍によって面板貼用部の皮膚に凹凸がある場合はどのような装具を選択すればよい?

A >>> 凹凸部は皮膚が硬くなっているため，この部にかかる面板を部分的にカットするか，柔らかい面板に切り込みを入れて凹凸に追従させます。

Point 1 | 凹凸部を愛護的に触診して，皮膚の硬さや皮膚表面に触れる腫瘍の大きさを確認しよう!

凹凸部は不整形で硬いので，柔らかい面板でも凹凸部に密着しない場合があります。まずは，凹凸部を愛護的に触診し，硬くなった皮膚の状況やそのサイズを計測します。

Point 2 | 皮膚の凹凸部位によって面板に工夫しよう!

次にあげるような場合に面板の工夫を行います。

❶ **ストーマ近接部に凹凸がある場合**（章末写真 3-31 を参照）

凹凸部に合わせて面板を大きく開孔します。凹凸部には練状皮膚保護剤などを充填します（章末写真 3-32 を参照）。

❷ **面板貼用部の外縁に凹凸がある場合**（章末写真 3-33 を参照）

凹凸部を避けるように面板をカットするか，この部に切り込みを細かく入れて凹凸部に追従させます（章末写真 3-34 を参照）。

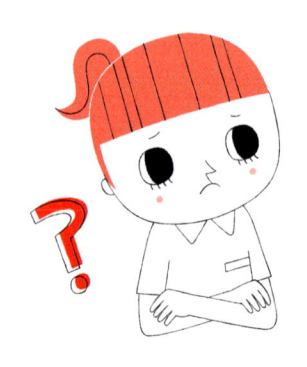

Q22 骨突出部位に近い位置にストーマがある場合はどのような装具を選択すればよい？

A >>> 骨突出部に面板が追従するように，柔らかい形状のものや外縁がテーパーエッジになっているもの，粘着テープ付き装具を選択します。

Point 1　骨突出部とストーマの距離を計測しよう！

ストーマと骨突出部が最も接近する距離を計測します（**章末写真 3-35 を参照**）。この距離が 3cm 以上あれば装具選択の幅が広がりますが，3cm 以内の場合は，装具装着条件として非常に悪条件であるため，使用できる装具は限られます。

Point 2　骨突出部までの距離をもとに面板を選択しよう！

ストーマから骨突出部までの距離が 3cm 以上ある場合は，面板は柔らかいもので，骨突出部にあたる部分に追従できるようなテーパーエッジ，粘着テープ付き装具などを選択します。凸型装具が必要な場合は凸部の面積（幅）が狭い装具がよいでしょう。

ストーマから骨突出部までの距離が 3cm 以内の場合は，面板は平面装具で粘着力を高めて対応できるよう皮膚保護剤は疎水性ポリマーが多く配合されているものなどを選択します。ストーマに高さがない場合でも，凸型装具を選択すると腹壁に追従しないため，平面装具に用手形成皮膚保護剤や板状皮膚保護剤，凸面リング状皮膚保護剤などで補強して対応します（**章末写真 3-36 を参照**）。

2 | ストーマ装具の選択

Q23

ストーマ周囲にしわがある場合はどのような装具を選択すればよい？

A >>> 面板貼用範囲に発生したしわの位置や深さなどをアセスメントし，しわを補正できる装具を選択します。"ストーマに連結するしわ"と"ストーマに連結しないしわ"によって，その対策が異なります。

Point 1　しわの種類について覚えておこう！

しわのタイプは，"ストーマに連結するしわ"と"ストーマに連結しないしわ"の2種類に分けられます（**章末写真3-37を参照**）。前者はしわに沿って排泄物が面板の下に潜り込む原因となり，後者は装具が皮膚に密着しない原因となります。

Point 2　"ストーマに連結するしわ"の場合は，しわを伸ばすように補正しよう（表1）！

"ストーマに連結するしわ"の対策は，基本的にしわを伸ばすように補正しますが，その方法はしわの程度や，ストーマの高さ，排泄物の性状・量などにより決定します。

しわの程度が浅く，ストーマに10mm以上の高さがあり，排泄物の性状が硬い場合は，板状皮膚保護剤などの部分的な補正をするか，二品系装具のフランジの硬さを利用してしわの補正をします（**章末写真3-38を参照**）。一方，ストーマの高さが9mm以下で，排泄物の性状も水様性から泥状などの場合は，凸型装具でしっかりストーマ周囲を押さえる補正が必要です（**章末写真3-39を参照**）。

表1 | ストーマ周囲皮膚に発生したしわへの対策方法

ストーマに連結するしわ	ストーマに連結しないしわ
・板状皮膚保護剤	・二品系装具の面板
・凸面リング状皮膚保護剤	・しわに追従する外縁が柔らかい面板
・二品系装具のフランジ	・しわにかからない形状の面板
・凸型はめ込み具（凸型装具）	（しわの部分をカットできる面板）

しわの程度が深い場合は，凸型装具に練状皮膚保護剤や板状皮膚保護剤を併用します。通常，このような悪条件ではストーマを押さえる固定ベルトの使用が推奨されますが，がん終末期では腹部の圧迫を嫌悪される場合もあり慎重に選択する必要があります。

Point 3 "ストーマに連結しないしわ"の場合は，しわを避ける，伸ばす，追従させるなどの方法をとろう！

"ストーマに連結しないしわ"への対策は，しわを避ける，伸ばす，追従させるなどの方法をとります。面板の外縁部にあたる部分のみに発生した深いしわは，しわを避けて面板を貼用します。面板貼用部全体にみられるしわでは，二品系装具のやや硬めの面板を利用してしわを伸ばします（**章末写真 3-40 を参照**）。どうしてもしわによる密着が得られない場合は，発想を変えてしわに追従するように柔らかい面板や粘着テープ付き装具で対応します。

❖引用・参考文献
1）大村裕子：ストーマ周囲スキンケア，ストーマリハビリテーション講習会実行委員会編：ストーマリハビリテーション―実践と理論, pp.263-269, 金原出版, 2006.

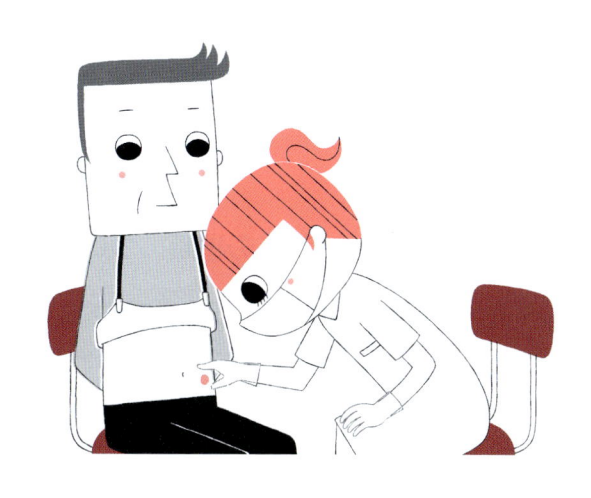

2 | ストーマ装具の選択

Q24

[ストーマサイズが大きい場合はどのような装具を選択すればよい?]

A >>> 緩和ストーマ造設は，悪性腸閉塞に対して行われる場合が多く，拡張した腸管を用いて双孔式ストーマを造設するため，しばしばストーマ径が5cmを超える大きさの巨大ストーマとなることがあります（**章末写真3-41を参照**）。このようなストーマの装具選択では，ストーマがゆとりをもって装具に収まるか否かがポイントで，面板の最大有効径サイズの大きいものや，装具装着状態が安定する広い貼用面積のあるものを選びます。

Point 1 ストーマサイズ（ストーマの基部と見た目の大きさ）の計測とストーマの形状をよく観察しよう！

巨大ストーマは，マッシュルーム状になっているため（**章末写真3-42を参照**），ストーマの見た目の大きさよりも，ストーマ基部（ストーマの根元）はかなり小さくなっています。通常，面板の開孔サイズはストーマ基部サイズを基本に5mm程度大きく開孔しますが，巨大ストーマでは，ストーマ基部サイズに合わせて面板を開孔すると，ストーマが面板に入らず装着に難渋します。よって，通常よりも1～2cm大きく開孔して粘膜と皮膚の隙間を練状皮膚保護剤や用手形成皮膚保護剤などで充填するか，面板の開孔部に切り込みを入れるなど，貼り方の工夫が必要です。

Point 2 特大サイズのあるストーマ装具の種類について知っておこう！

近年，巨大ストーマに対応するストーマ装具の開発が進み，装具選択の一助になっています。それぞれ有効径のサイズや面板の種類が異なるので普段から有効径を把握しているとよいでしょう（**表1**）。また，特大サイズの凸型装具はありません。もし，ストーマの高さがない場合や，ストーマ近接部にしわや陥凹などがある場合は，開孔した面板の切片や板状皮膚保護剤などで補正が必要です。

表1 面板開孔の有効径が大きい装具

	メーカー名	製品名	有効径	備考
単品系	ホリスター	モデルマフレックス SF ロックンロールオーバル	75mm	
	ダンサック	ノバ1 マキシフォールドアップ	90mm	
二品系	コロプラスト	センシュラ2 プレート 70mm センシュラ2 プラスプレート 70mm センシュラフレックスプレート 90mm センシュラフレックスプラスプレート 70mm	65mm 53mm 88mm 56mm	凸型 凸型
	コンバテック ジャパン	バリケアナチュラ M フランジ 70mm バリケアナチュラフランジ 100mm エスティームシナジーウェハー 89mm	56mm 85mm 89mm	テープ付き
	ホリスター	ニューイメージ FWF テープ付 102mm ニューイメージ FWF 凸面テープ付 70mm ニューイメージ SFF70mm	89mm 51mm 57mm	テープ付き 凸型テープ付き
	ダンサック	ノバ2 リング 70mm ノバライフ2 リング 70mm	62mm 62mm	

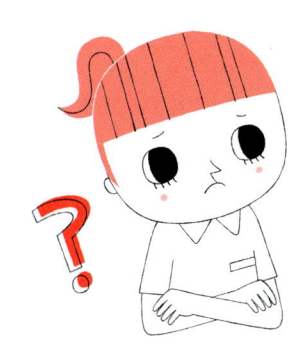

3 | ストーマ合併症

Q25 がん終末期のストーマ保有者に起こりやすいストーマ合併症には何がある？

A >>> がん終末期に造設するストーマは，全身状態が不良な状況で腹圧上昇などによる腹部膨満や浮腫，低栄養，長期の抗がん剤治療による皮膚や粘膜，組織の脆弱性などを伴っていることが多いため，ストーマ合併症が発生しやすい状況です。がん終末期にとくに起こりやすい合併症には，①ストーマ粘膜皮膚離開，②ストーマ浮腫，③ストーマ脱出，④ストーマ傍ヘルニア，⑤ストーマ静脈瘤，⑥ストーマ出血，⑦ストーマ周囲皮膚転移がんおよびストーマ転移がんなどがあります（詳細はchapter3のQ26〜32を参照）。

Point 1 一般に起こり得るストーマ合併症について知っておこう！

ストーマ合併症には術後早期から周術期に発生しやすい早期合併症と，生涯の長期管理の中で発生する晩期合併症があります（**表1**）。

Point 2 がん終末期に起こりやすいストーマ合併症について知っておこう！

がん終末期や緩和ストーマ造設時後に起こりやすい主な合併症には，①ストーマ粘膜皮膚離開，②ストーマ浮腫，③ストーマ脱出，④ストーマ傍ヘルニア，⑤ストーマ静脈瘤，⑥ストーマ潰瘍やうっ血：ストーマ出血・ストーマ皮下出血，⑦ストーマ周囲皮膚転移がんおよびストーマ転移がんなどがあります（**表2**）。

Point 3 緩和ストーマ造設時の患者の状態から起こり得る合併症について理解しておこう！

❶腸管挙上が困難である
- 術前のストーマサイトマーキングした部位に適切なストーマ造設が困難
- ストーマ循環障害，ストーマ壊死，ストーマ狭窄のリスクがある
- 平坦ストーマ，陥没ストーマになりやすい
- 不整形の双孔式ストーマになりやすい

表1 | ストーマ合併症

領域	早期合併症	晩期合併症
形状	過大（巨大），過小，陥没，穿孔	脱出，下垂，狭窄，萎縮，瘻孔，陥没
ストーマ粘膜	循環障害，壊死，充血，うっ血，出血，貧血，潰瘍，浮腫	萎縮，貧血，裂傷，潰瘍，硬結，腫瘍，黒色，出血，うっ血，浮腫，ストーマ熱傷
ストーマ粘膜皮膚接合部	膿瘍，出血，離開，脱落，蜂窩織炎，急性皮膚障害	粘膜移植，浸軟，偽上皮腫性肥厚，ケロイド，狭窄，急性皮膚障害，慢性皮膚障害[2]，周囲静脈瘤，炎症性肉芽
面板貼付部	膿瘍，皮膚炎，蜂窩織炎，急性皮膚障害[1]	皮膚炎，蜂窩織炎，潰瘍，陥凹，浸軟，炎症性肉芽，偽上皮腫性肥厚，周囲静脈瘤
腹壁（孔）腹腔	位置異常，旁内臓脱出，腹膜炎，腸閉塞，装着不全	没ストーマ，旁ヘルニア，偽ヘルニア，ストーマ脚過長/拡張，穿孔，ストーマ孔塞栓，コロストミー機能不全，イレオストミー困難症，直腸空置症候群，直腸切断症候群

[1]急性皮膚障害：発赤，びらん　[2]慢性皮膚障害：色素沈着，色素脱出

表2 | がん終末期の緩和ストーマ造設やストーマ保有者ががん終末期に移行する時期の合併症の特徴

①がん終末期の緩和ストーマ造設時の病態と合併症

病態	合併症
腹膜播種や腸管挙上が困難	・ストーマサイトマーキングした部位に適切なストーマ造設が困難 ・ストーマ循環障害，ストーマ壊死，ストーマ狭窄 ・平坦や陥没ストーマ
拡張腸管での作成	・不正円の双孔式ストーマ ・過大（巨大）ストーマ
腸膜炎症状の改善	・腹壁形状の変化 ・膨隆から平らな腹壁へ ・ストーマサイズの変化 ・ストーマ周囲皮膚状況の変化 ・しわ，たるみ，陥凹の出現
その他 　術前の全身状態の不良 　栄養状態不良	・ストーマ周囲皮膚の蜂窩織炎 ・ストーマ粘膜皮膚離開 ・創傷治癒遅延

②ストーマ保有者ががん終末期に移行する場合の病態と合併症

病態	合併症
がんの進行に伴う腸管浮腫や炎症 腹水や腫瘍での腹腔内圧の上昇 腹膜播種の進行（腹水，腸閉塞） 肝転移や肝機能障害 （門脈圧の亢進） 化学療法の有害事象 血小板減少	・腹壁形状の変化（腹部膨満） ・ストーマ浮腫 ・ストーマ脱出 ・ストーマ旁ヘルニア ・ストーマ静脈瘤 ・ストーマ出血 ・ストーマ転移がん ・ストーマ周囲皮膚転移がん

3 ストーマ合併症

❷ 拡張腸管での作成である
- 過大（巨大）ストーマになりやすい
- ストーマ浮腫が強く出現しやすい

❸ 術後に腹部症状が改善する
- 腹壁の形状が変化する
- 膨満した形状から平らな腹壁形状になる
- 腹壁が硬い状況からが柔らかくなる
- 術前にはなかったストーマ周囲のしわやたるみ，陥凹が出現する
- ストーマ浮腫の軽減やストーマサイズが小さくなる

❹ その他（術前から全身状態不良や栄養状態不良である）
- ストーマ周囲の蜂窩織炎になりやすい
- ストーマ粘膜皮膚離開になりやすい
- 創傷治癒遅延の原因になりやすい

Point 4 | 合併症を早期に発見するための観察のポイントについて知っておこう！

以下の基本的な項目に沿って観察します。

❶ ストーマ造設術式とその種類
- 部位（腸の種類）
- ストーマの形状（単孔式，双孔式，ループ式，二連銃式，分離式）
- 腹直筋内，腹直筋外，腹膜外経路
- 一次開孔術，二次開孔術
- ストーマサイトマーキングした位置に造設されたか（造設されなかった場合は，その位置と原因，理由について確認する）

❷ ストーマの所見
- ストーマの形状：円形（正円），楕円形（不正円），不整型，隆起平坦型，過大（巨大），過小
- ストーマサイズ：縦×横×高さmm
- ストーマ浮腫の経過
- 血行状況
  色調：正常，貧血，うっ血，黒色，壊死，出血，外傷，ポリープの有無
  範囲：一部，全周
  状態：一時的な血行不良，潰瘍
- ストーマの指診（腹壁，腹腔）：拇指以上，指示以上，小指以上，小指以下

❸ ストーマ粘膜皮膚接合部の状況
- 皮膚障害*の有無とその原因
- ストーマ粘膜皮膚離開の有無とその状況
- 感染状況の有無：感染がある場合は，外部感染か内部感染の識別をする

❹ ストーマ周囲の皮膚状況
- 皮膚障害の有無とその原因
- 感染状況の有無：感染がある場合は，外部感染か内部感染の識別をする

❺ ストーマ周囲の腹壁
- ストーマ周囲4cm以内の手術創，瘢痕，骨突出，所見的膨隆：なし，あり
- 硬度：硬い（1縦指以下の沈み），普通（1縦指以上の沈み），柔らかい（2縦指以上の沈み）

❻ ストーマ周囲4cm以内の皮膚の状況
- 皮膚平坦度：山型，平坦型，陥凹型
- ストーマに連結しないしわ：なし（0～4mmまで），あり（5mm以上）
- ストーマに連結するしわ：なし（0～2mmまで），浅い（3～6mmまで），深い（7mm以上）

❼ 排泄物の性状
- 宿便，水様便，下痢便，泥状便，軟便，固形便，固形粘調便，大量の排泄物，少なすぎる排泄物，過剰な排ガス，過剰な排ガスの臭い，過度の粘液生成，排泄物なし（ストーマが機能しない）

＊皮膚障害の種類：発赤，浸軟，びらん，潰瘍，刺激過敏（化学的・物理的），不良肉芽，粘膜皮膚移植，蜂窩織炎，真菌感染，偽上皮腫性肥厚（PEH），色素沈着，色素脱失，物理的な圧迫斑，アレルギー反応など

❖引用・参考文献
1）ストーマリハビリテーション講習会実行委員会編：ストーマリハビリテーション―実践と理論，pp.323-332，金原出版，2006．
2）ストーマリハビリテーション講習会実行委員会編：カラーアトラス―ストーマの合併症，pp.26-49，金原出版，1995．
3）安達勇編：ゼロから始める消化器外科のナースのための緩和ケア超入門，消化器外科 NURSING2010 春季増刊，pp.219-218，2010．
4）穴澤貞夫編：実践ストーマ・ケア（臨牀看護セレクション10），pp.116-127，へるす出版，2000．
5）山田陽子，他：適切なストーマ装具選択のためのストーマ・フィジカルアセスメントツール作成の試み，日本ストーマ・排泄リハビリテーション学会誌，25（3）：113-123，2009．

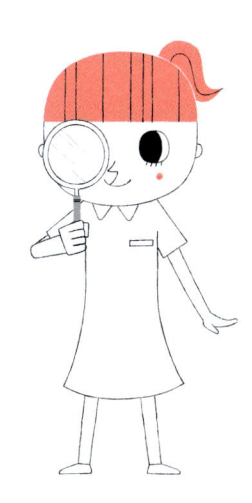

3 | ストーマ合併症

Q26 ストーマ粘膜皮膚離開がある場合はどのようにケアすればよい？

A >>> ストーマ粘膜皮膚離開がある場合は，十分な洗浄と便を創面に付着させないケアをします。

Point 1　ストーマ粘膜皮膚離開について知っておこう！

　ストーマ粘膜皮膚離開とは，ストーマ基部とストーマ周囲皮膚の接合部である皮膚縁が離開することです。粘膜皮膚離開の原因は，腸管の循環不全や粘膜と皮膚の接合部の感染，粘膜と皮膚の接合部の物理的な圧迫による血行不全などがあります。

　緩和ストーマ造設者は，術前の全身状態不良，栄養状態，腹部膨満により皮膚が伸展し脆弱になっていて，術前からの腸閉塞による腸管浮腫などのさまざまなリスクファクターが合併し，術直後から周術期にストーマ粘膜皮膚離開が発生します。また，周術期を過ぎてもがん性腹膜炎や腹水による腹部膨満で腹壁の変化や全身状態不良により，ストーマ粘膜皮膚離開が発生することもあります。一度合併症が発生すると，全身状態不良のため創傷治癒にも時間がかかることが多くあります。そのため，緩和ストーマ造設直後やがん終末期で全身状態の変化のある時期は適切なアセスメントとケアが重要となります。

Point 2　ストーマ粘膜皮膚離開の観察のポイントについて知っておこう！

　ストーマ粘膜皮膚離開の観察は，ストーマ基部の何時から何時方向に，どのくらいの深さであるか，離開部の組織の炎症所見の有無，その周囲皮膚の蜂窩織炎（発赤，硬結，疼痛）の有無を確認します。

Point 3　ストーマ粘膜皮膚離開部を洗浄しよう！

　シャワー浴が不可能な場合は，ストーマ粘膜皮膚離開部は，人肌に温めた生理食塩水でシリンジを使ってシャワーくらいの水圧をかけて十分に洗浄します。周術期の結腸ストーマの場合は，ストーマ粘膜皮膚接合部を毎日観察でき，ケアができる装具〔ポスパック・

K〔アルケア〕〕を選択するとよいです。創面の水分は，ガーゼで愛護的に押さえ拭きします。シャワー浴が可能になったら，適温で十分なシャワーの圧力で創面を洗浄します。

Point 4　ストーマ粘膜皮膚接合部は皮膚保護剤で確実に被覆しよう！

　ストーマ粘膜皮膚接合部は，排泄物や消化酵素を含んだ粘液が付着しやすい部位のため，創面にそれらが付着すると創傷治癒が遅れてしまいます。創傷治癒を促進させるポイントは，創面に排泄物や粘液が垂れ込まないようにし皮膚保護剤で確実に覆うことです。

Point 5　ストーマ粘膜皮膚離開が軽度（小さく浅い）の場合は，練状皮膚保護剤を創部に充填しよう（章末写真3-43を参照）！

　ストーマ粘膜皮膚離開は，練状皮膚保護剤で充填します。練状皮膚保護は刺激のあるアルコール含有の製品は避け，非アルコール性のものを選択します（章末写真3-44を参照）。

　粉状皮膚保護剤は練状皮膚保護剤より耐久性がないため排泄物の性状によっては適しません。とくに，排泄物が水様の小腸ストーマや尿路ストーマでは，粉状皮膚保護剤が溶けてしまいます。

Point 6　ストーマ粘膜皮膚離開が重度（大きく深い）で潰瘍形成している場合は，創傷被覆材を活用しよう（章末写真3-45を参照）！

　潰瘍部からの滲出液をコントロールをするために，創面にアルギン酸カルシウムをつめてから，練状皮膚保護剤で上から覆うように充填します。創傷治癒遅延が予測される全身状態不良や創面が大きく深い潰瘍の場合は，創傷治癒促進のため，ヒトbFGF（塩基性線維芽細胞増殖因子）製剤（フィブラスト®スプレー）を使用することも可能です。

❧引用・参考文献
1）ストーマリハビリテーション講習会実行委員会編：ストーマリハビリテーション―実践と理論, pp.51-54, 金原出版, 2006.

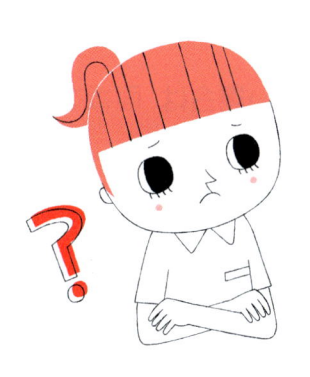

3 | ストーマ合併症

Q27

ストーマ浮腫が強い場合はどのようにケアすればよい？

A >>> 大きくなるストーマサイズに対応できる装具選択と浮腫で傷つきやすい粘膜の損傷を避けるケアをします。

Point 1　ストーマ浮腫はどんなときに起きるのか知っておこう！

緩和ストーマ造設後は，腸閉塞によって腸管が拡張している状態で手術をすることもあり，術後はストーマ浮腫が強く出現しやすいです。通常の根治手術におけるストーマ造設も術後10日〜2週間くらい浮腫がみられ，2カ月程度で本来の腸のストーマサイズになります。そのため，緩和ストーマ造設後は腸閉塞などによる全身状態の改善とともに浮腫が軽減すれば問題はありません。

ストーマ浮腫でケアが必要となる時期は，がんの進行によって腹膜播種による腸閉塞，腸管浮腫や炎症などで身体状況が悪化しストーマ浮腫が持続するときです（**章末写真3-46を参照**）。

Point 2　ストーマ浮腫が強い場合は二次的合併症に気をつけて観察しよう！

ストーマ浮腫が強い場合は，ストーマの粘膜の循環障害，うっ血による血流障害や潰瘍，面板開孔の物理刺激によるストーマ潰瘍（**章末写真3-47を参照**）などの合併症が二次的に発生しやすいので注意しましょう。

Point 3　ストーマの浮腫が強い場合は，面板を少し大きめに開孔しよう！

ケアの方法は以下のようになります。
①面板はストーマ浮腫の変化に対応できる自由開孔で，ゆとりのある面板の規格にします。
②ストーマ基部の潰瘍予防のため面板の開孔は少し大きめに切ります。
③非アルコール性の練状皮膚保護剤でストーマ粘膜基部を充填します（**章末写真3-48を参照**）。
④ストーマ粘膜の損傷や出血のある場合は，粉状皮膚保護剤を散布し粘膜を保護します（**章末写真3-49を参照**）。

⑤二品系装具を使用している場合は，フランジ部の物理刺激で粘膜損傷を起こさないようにゆとりのある規格にします。

❖引用・参考文献
1）ストーマリハビリテーション講習会実行委員会編：ストーマリハビリテーション―実践と理論, pp.51-54, 金原出版, 2006.

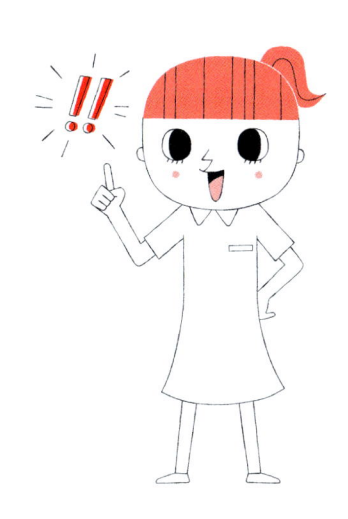

3 | ストーマ合併症

Q28

ストーマ脱出がある場合はどのようにケアすればよい?

A >>> ストーマ脱出のケアは，ストーマサイズの最大径に面板が開孔できる装具選択と，脱出部の粘膜損傷や潰瘍の予防，粘膜からの粘液による皮膚障害の予防をすることが大切です。

Point 1 ストーマ脱出の原因について知っておこう!

ストーマ脱出は，ストーマが造設時よりも異常に飛び出す（垂れる）状態になることです。一般的な原因は，過大な皮膚切開，腹直筋の脆弱化，遊離腸管が長すぎる，過度な腹圧，腹直筋の未発達（とくに乳幼児），双孔式ストーマ（とくに肛門側）に発生しやすい，右側結腸に造設するほうが左側結腸より脱出しやすいなどの特徴があります。

がん終末期でのストーマ脱出の主な原因は，がんの進行に伴う腸管浮腫や炎症，腹水や腫瘍での腹腔内圧の上昇，腹膜播種の進行に伴う腹水や腸閉塞などから発生することが多いと考えられます（**章末写真3-50を参照**）。また，ストーマ脱出だけでなく，ストーマ浮腫やうっ血などが同時に合併して発生することもあります。

Point 2 ストーマ脱出の治療法について知っておこう!

がん終末期では，積極的なストーマ脱出の治療は行わず，患者の身体状況に合わせて保存的管理をすることが一般的です。近年，ストーマ脱出の治療法として腸出腸管切除，自動吻合器による腸管切除，Delorme手術，Gant-三輪法，ボタン固定法などの治療法が報告されています[1)-3)]。それぞれの治療法にはメリットとデメリットがありますので，がん終末期ではストーマ脱出の程度や状況に合わせて適切な治療法を十分に検討して選択します。

Point 3 ストーマ脱出の観察のポイントについて知っておこう!

ストーマ脱出がある場合は，腹圧によってサイズが大きく変化します。面板開孔が小さい場合は，ストーマの粘膜損傷の原因となり潰瘍の原因になります。面板開孔が大きい場

合は，排泄物の接触による皮膚障害の原因となります。

ストーマ脱出の観察のポイントは以下のようになります（**章末写真3-51 ①と②を参照**）。

❶**体位別のストーマサイズの変化**

仰臥位：最も腹圧がかからない体位で，脱出部が腹腔内にもどりやすく，ストーマサイズが最少になります。また，排泄口が一番低くなります。

座位：腹圧がかかる体位で，ストーマ脱出のサイズが最大になります。

立位：腹圧がかかる体位で，ストーマ脱出のサイズが最大になります。

❷**ストーマ脱出部の粘膜の色や浮腫の程度**

❸**ストーマ粘膜損傷，うっ血，血流障害，潰瘍などの有無とその程度（章末写真3-52を参照）**

ストーマ脱出は腸が垂れる状態のため，ストーマ基部に装具による物理的刺激による粘膜損傷や潰瘍が発生しやすいです。発生部位は腸管が垂れる3～9時方向に多いです。二品系装具を使用している場合は，腸脱出の垂れる3～9時方向の粘膜がフランジ部にぶつかっていないか座位や立位で確認します。

| Point 4 | 腸粘膜を損傷しない管理をしよう！ |

ストーマ脱出のケアのポイントは，脱出部の腸粘膜を損傷しない管理です。ケアの方法は以下のようになります（**章末写真3-53を参照**）。

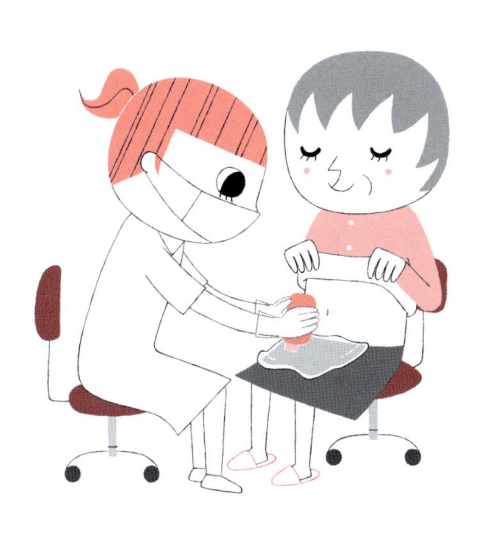

❶装具選択のポイント

　二品系装具使用の場合は，フランジ部の物理的刺激で粘膜損傷や潰瘍が発生しやすいためフランジ部の構造と規格サイズを確認します。座位で腸脱出の垂れている状況のときは，フランジ部とストーマ粘膜が隣接していないか観察します。ストーマ脱出の粘膜部がフランジ部に隣接している場合は，フランジ部の規格サイズを大きくします。二品系装具の浮動型や固定型のフランジ部で物理的刺激が予測される場合は，粘着式フランジ（**章末写真 3-54 を参照**）を検討します。

❷装具装着方法

　座位もしくは立位で最大径になるサイズに合わせて面板を開孔します。通常はストーマサイズより5mm程度大きめに面板を開孔しますが，脱出の程度で粘膜損傷が予測される場合は大きめ（8〜10mm程度）に開孔します。非アルコール性練状皮膚保護剤で開孔部を補強します。

　仰臥位と座位（立位）でストーマサイズの変化が大きい場合は，多めに非アルコール性練状皮膚保護剤で皮膚を保護します。脱出部の粘液の付着は皮膚障害の原因になるため注意します。ストーマ粘膜損傷予防のため，ストーマ袋内に少量の空気を入れ過度の袋の密着を防ぎます。

　物理的刺激によるストーマ粘膜出血がある場合は，1日1回粉状皮膚保護剤をストーマ粘膜全体に散布します（**章末写真 3-55 を参照**）。

❸装着時の注意事項

　ストーマ脱出があると装具装着が困難です。皮膚に腸粘膜が付着した状態で面板を装着すると皮膚保護剤が密着せず排泄物の漏れの原因となるので注意します。

　装着時の体位は，できるだけ腹圧がかかりにくい体位で装着します。たとえば，ソファーにもたれかかる体位（セミファウラー位など）です。

　強度のストーマ脱出の場合は，ストーマ粘膜に使い捨ての不織布でストーマを覆い，面板を貼付してから袋を装着するとよいです。また，用手環納法でストーマを腹腔内に戻してから行うと装着しやすいです。

Point 5　用手環納法と圧迫法について知っておこう！

❶用手環納法

　体位は腹圧がかからない仰臥位もしくはセミファウラー位で行います。ただし，用手環納法を行っても腹圧がかかるとすぐにストーマ再脱出するため，効果が得られにくいことが多いです。

❷圧迫法

　脱出部の上を腹帯などで圧迫します。腹帯装着時は用手環納後に行います。ただし，腹圧がかかるとすぐにストーマ再脱出するため，効果が得られにくいことが多いです。

✤引用・参考文献
1）太田博俊：ストーマ粘膜脱に対する GANT-三輪法の有用性，臨床と研究，87(10)：111-114, 2010.
2）特集 ストーマ旁ヘルニアとプロラップス，アルメディア，12(1), 2008.
3）ストーマリハビリテーション講習会実行委員会編：ストーマリハビリテーション—実践と理論，pp.51-54, 金原出版，2006.

Q29 ストーマ旁ヘルニアがある場合はどのようにケアすればよい？

A >>> 膨隆した腹壁に追従する装具の選択とストーマ旁ヘルニア予防ベルトで保存的に管理をします。

Point 1 ストーマ旁ヘルニアの原因とストーマ管理上の問題，治療法について知っておこう！

ストーマ旁ヘルニア（**章末写真3-56を参照**）とは，腹壁に形成した孔から腹腔内の小腸や大網などの構造物が脱出し，ストーマ周囲の皮膚が膨隆する状態のことです。ストーマ旁ヘルニアの原因は，腹直筋外での造設，腹直筋腱膜に開けた孔が大きすぎる，肥満や加齢に伴う腹壁の脆弱化，過度の持続する腹腔内圧の上昇などがあります。

がん終末期では，とくに持続する過度の腹腔内圧の上昇が原因で，すでにストーマ旁ヘルニアがある場合，病状の進行でさらにヘルニアが悪化することもあります。腹腔内圧の上昇の原因には，がん進行に伴う腸管浮腫や炎症，腹膜播種による腸閉塞や腹水，肺転移による慢性咳嗽，麻薬による慢性的な便秘や排便時のいきみ（尿路ストーマ保有者）などがあります。

ストーマ旁ヘルニアの管理上の問題は，腹部の変形で装具装着が困難となること，小腸や大網によりストーマが圧迫されるため便の排泄障害が発生しやすいこと，ストーマ周囲皮膚の痛みの出現があること，ストーマ粘膜の循環障害のリスクが高くなることなどがあります。

治療方法は，がん終末期のため外科的手術の適応になることは難しいでしょう。また，たとえ外科的手術でヘルニア修復術を施行しても再発やメッシュ感染の合併症があります。そのため，一般的にはストーマ旁ヘルニアベルトを用いた保存的管理が適しています。

Point 2 ストーマ旁ヘルニアの診断とアセスメントを行おう！

ストーマ旁ヘルニアの診断は以下のように行います。
❶触診やCT画像でヘルニア門（ヘルニアの出口にあたる部分）・ヘルニア囊（ヘルニア内から壁側腹膜が外方に膨出した部分）・ヘルニア内容（ヘルニア門からヘル

3 ストーマ合併症

ニア嚢内に脱出している臓器，一般的に大網・空腸・回腸がヘルニア内容になりやすい）の確認（**章末写真 3-57 を参照**）
❷触診でヘルニアが発生している部位（ヘルニア門）と腹直筋の位置の確認
❸体位によってストーマサイズや腹壁の変化の状況の確認

　仰臥位，立位，座位，左右非対称の腹壁の状況とその程度の違いを確認します。そして，ヘルニアが隆起（ヘルニアの内容）している大きさを確認します。腹部の特徴は，左右非対称でありヘルニア部は触診で腸が隆起しているため硬いよりは柔らかい場合が多いです。仰臥位，立位，座位での最大になるストーマサイズと最小になるストーマサイズを測定します。

❹排便状況（回数と性状），排便障害の有無とその状況の確認

| Point 3 | 腹壁に追従する装具の選択とストーマ粘膜の保護に留意して管理しよう！ |

❶装具選択のポイント

　ストーマ旁ヘルニアの膨隆した腹壁に追従する形状の装具を選択します（単品系平面装具か二品系平面装具）。

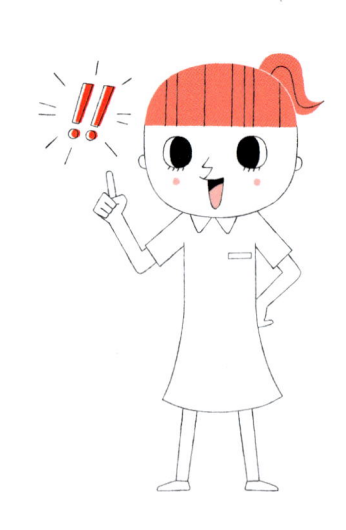

フランジは固定型よりも浮動型や粘着式タイプのほうが膨隆した腹壁に密着しやすいです（**章末写真 3-58 を参照**）。

面板の形状は薄く追従しやすいものがよいです。膨隆した硬い腹壁に凸型装具や二品系固定型フランジは追従しにくいです（**章末写真 3-59 を参照**）。膨隆した硬い腹壁に凸型装具や固定型フランジによるストーマ周囲皮膚の圧迫潰瘍が発生することもあるため注意します（**章末写真 3-60 を参照**）。

❷装具装着方法（**章末写真 3-61 を参照**）

最大径のストーマサイズで面板開孔を大きく開けます。体位によってストーマサイズが変化するため，練状皮膚保護剤をストーマ基部に充填しストーマ周囲皮膚を保護します。面板外縁部が膨隆した腹壁に密着しづらい場合は，面板外縁部に放射状に切り込みを入れます。

❸日常生活支援

極度に腹圧のかかる動作は避けます。咳嗽やいきむときは，ストーマ周囲を手で押さえます（圧迫します）。また，体重が増加しないように注意します。必要に応じてストーマ旁ヘルニアベルトを使用します。

Point 4 | ストーマ旁ヘルニアベルトのサイズ選びと使用方法について知っておこう！

ストーマ旁ヘルニアベルトの種類は何種類かありますが，主なものを以下に紹介します。

❶種類（**章末写真 3-62 を参照**）

MPI ストーマベルト，ストーマ保護ベルト。

❷正しいサイズの測り方

仰臥位になりヘルニアが腹部にへこんだ状態にします。次に，患者に力を抜いて深呼吸をしてリラックスしてもらいます。腹部のサイズは，仰臥位で膨らみが一番大きな部分の胴回りサイズを測定します（**図1**）。

❸装着方法

仰臥位で腹部の緊張をとり，ヘルニアが腹部にへこんだ状態にします。そして，ベルトを止めます。ベルト装着時は，力を入れていきんだり，息を止めてしまうと腹圧がかかりヘルニアが隆起してくるので注意します。力を抜いて深呼吸をしてリラックスしているときに装着するのがポイントです。

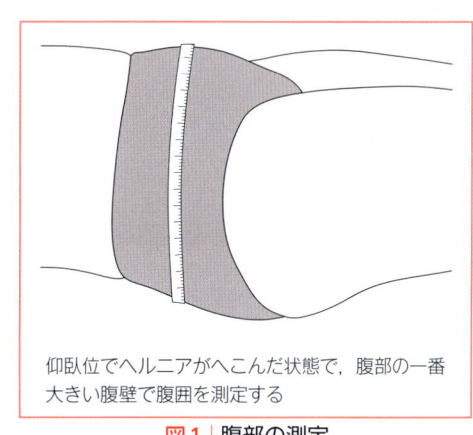

仰臥位でヘルニアがへこんだ状態で，腹部の一番大きい腹壁で腹囲を測定する

図1｜腹部の測定

❖引用・参考文献

1）ストーマリハビリテーション講習会実行委員会編：ストーマリハビリテーション―実践と理論, pp.51-54, 金原出版, 2006.

3 | ストーマ合併症

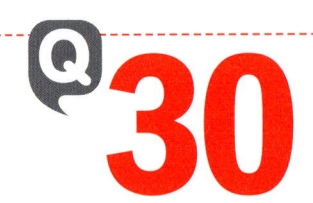

Q30 ストーマ静脈瘤がある場合はどのようにケアすればよい?

A >>> ストーマ粘膜やストーマ粘膜皮膚接合部から出血しやすいため，非アルコール性の練状皮膚保護剤や粉状皮膚保護剤で皮膚や粘膜を保護します。

Point 1 ストーマ静脈瘤の原因について知っておこう!

ストーマ静脈瘤の原因は，肝硬変やがんのため門脈圧の亢進，腸管の静脈と腹壁の静脈との間のシャント形成（門脈系と体循環系の吻合がストーマの粘膜皮膚接合部で形成）（図1）で，持続する出血（章末写真3-63を参照）を繰り返します。時には大量出血で止血が困難なことがあります。

Point 2 ストーマ静脈瘤の診断基準について知っておこう!

ストーマ静脈瘤の診断基準（表1）は，ストーマ周囲皮膚に放射状の静脈怒張，指圧による怒張血管の消失，粘膜面の静脈怒張および蛇行（数珠状，結節状），易出血性，ストーマ周囲皮膚の環状色素沈着，全身所見として肝硬変症状を呈する初期は発赤，症状の進行により暗赤色，全身所見として肝硬変症などがあります。

Point 3 ストーマ静脈瘤の治療法について知っておこう!

ストーマ静脈瘤の管理の一番の問題は持続する大量出血です。そのため，ストーマ静脈瘤から大量に出血した場合には，以下の治療法があります。
❶出血部位の圧迫療法
❷縫合止血（出血部位の拡張した静脈の縫合。再出血防止のため抜糸は行わず，吸収糸で縫合）
❸電気メスによる焼灼止血

これらの局所治療は一時的で再発率も高いですが，がん終末期では症状が発生するたびに保存的な管理を繰り返し行います。

ストーマ静脈瘤の根本的な治療法は，真の原因である門脈圧亢進症の改善が必要となります。そのほかのストーマ静脈瘤の治療として硬化療法やシャント術などもありますが，が

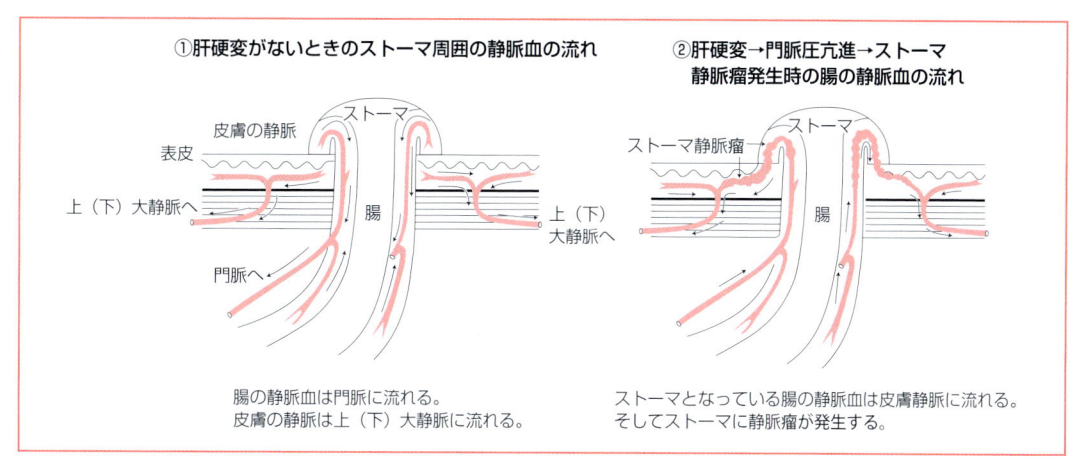

①肝硬変がないときのストーマ周囲の静脈血の流れ　②肝硬変→門脈圧亢進→ストーマ静脈瘤発生時の腸の静脈血の流れ

腸の静脈血は門脈に流れる。
皮膚の静脈は上（下）大静脈に流れる。

ストーマとなっている腸の静脈血は皮膚静脈に流れる。
そしてストーマに静脈瘤が発生する。

図1｜ストーマとストーマ静脈瘤の断面図

ん終末期では治療対象となりにくいでしょう。

Point 4　出血を予防するためにストーマ粘膜，ストーマ粘膜皮膚接合部を保護しよう！

ケアの方法は以下のようになります。

❶観察項目
静脈瘤の位置とその範囲・出血部位・程度・量，動脈性（拍動）か静脈性かを確認します。

❷ストーマ周囲のスキンケア
愛護的なスキンケアのためストーマ周囲皮膚の泡洗浄と少し弱めのシャワーの圧力で洗い流します。装具を剥がす刺激を最小限にするため，非アルコール性の剥離液で愛護的に剥がします。

❸ストーマ粘膜・ストーマ粘膜皮膚接合部の保護
ストーマ粘膜の出血は，粘膜の痛覚神経がないため出血の自覚がありません。ストーマ近接部の皮膚が脆弱で出血のリスクがある場合は，非アルコール性皮膚被膜剤で皮膚を保護します。外的刺激からの摩擦防止と出血を回避するため，ストーマ基部とストーマ粘膜皮膚接合部に粉状皮膚保護剤を多めに散布します。出血が多い場合は，粉状皮膚保護剤を1日1回散布します。面板の物理的刺激による出血予防のため，面板のストーマ孔を少し大きめに開孔し，練状（粉状）皮膚保護剤を多めに充填します。ストーマ袋の摩擦で出血しやすい場合は，ストーマ袋の中に空気を入れます。ストーマ袋には脱臭フィルター付きタイプが多いため，脱気口に付属のシールを貼り機能させないようにします。

❹装具選択のポイント
装具の装着期間は，中期〜長期用（4〜5日交換）にします。短期（1〜2日）での頻回の装具交換は，面板の剥離刺激により粘膜皮膚接合部から易出血の原因となります。面板の皮膚保護剤は剥離刺激の低下のため，強粘着性皮膚保護剤は避けます。出血しやすい場合は，観察しやすい透明のストーマ袋にします。粉状皮膚保護剤を散布しやすい二品系装具を選択します。

表1｜ストーマ静脈瘤の進行度分類と診断基準

	ストーマ周囲皮膚	ストーマ粘膜	粘膜皮膚接合部	出血の既往
1度	・<u>明るい紫色</u>	変化なし	変化なし	（−）
2度	・<u>放射状に枝分かれする細い静脈瘤</u>	・粘膜が浮腫状 ・一部が静脈瘤により顆粒状に隆起	・粘膜と皮膚がわずかに浮腫状	（＋）
3度	・暗紫色 ・<u>皮下の静脈瘤が皮膚を押し上げ隆起</u> ・<u>隆起する皮膚の周辺にも放射状の静脈瘤</u>	・<u>粘膜下層の静脈瘤により顆粒状に隆起</u>	・<u>大腸粘膜と皮膚が接合部で隆起</u> ・接合部は陥凹 ・接合線がギザギザ	（＋＋）

＊以上の所見のうち，もっとも高い進行度をもってその進行度とする．アンダーラインは，それぞれの進行度の特徴的変化を示します．
〔大木繁男，他：ストーマ静脈瘤の診断―その肉眼所見，消化器外科，19(11)：1741，1996 を参考に作成〕

❺日常生活でのセルフケア支援

日常生活動作による物理刺激により安易に出血しやすくなります．そのため，出血予防のための日常生活の工夫，ストーマ管理の方法，出血時の止血方法，どの程度で病院受診をするかなどの対処方法について指導します．

❖引用・参考文献

1) 穴澤貞夫：ストーマ静脈瘤・序説，消化器外科，19(11)：1732-1735，1996．
2) 大木繁男，他：ストーマ静脈瘤の診断―その肉眼所見，消化器外科，19(11)：1737-1742，1996．
3) 尾崎晴美，他：ストーマ静脈瘤のストーマ管理，消化器外科，19(13)：1992-1998，1996．
4) 岩本公和，他：ストーマ静脈瘤の治療，消化器外科，19(13)：1999-2002，1996．
5) ストーマリハビリテーション講習会実行委員会編：ストーマリハビリテーション―実践と理論，pp.51-54，金原出版，2006．

Q31 ストーマ出血がある場合はどのようにケアすればよい？

A >>> ストーマ出血がある場合は，ストーマ粘膜の物理的刺激からの回避のため粉状皮膚保護剤で保護をします。

Point 1 ストーマからの出血やストーマ周囲皮膚の皮下出血の原因について知っておこう！

ストーマ出血やストーマ周囲皮膚の皮下出血の原因は，がんの進行に伴う全身状態の悪化によるDIC（Disseminated Intravascular Coagulation；播種性血管内凝固），化学療法の副作用によるもの，ストーマ静脈瘤などさまざまな合併症によるものがあります。すぐに止まるごく軽度であれば，自然の粘膜出血のため特別なケアはしなくてもよいですし心配もありません。腸閉塞などの症状緩和目的で腸管内のがんを切除せずに双孔式ストーマ造設をした場合は，ストーマ肛門側の腸管内のがんから出血することもあります（**章末写真3-64を参照**）。

ストーマ粘膜から中程度の持続する出血がある場合は，その原因の確認と対処が必要です。

Point 2 ストーマ出血がある場合は圧迫止血とストーマ粘膜を保護しよう！

ストーマ粘膜からの出血は，ストーマ粘膜に痛覚神経がないため出血の自覚がありません。排泄処置のときにストーマ袋の中に血がたまったり，便に大量に血が混じっていることで気づきます。ケアの方法は以下のようになります。

❶観察項目
粘膜出血の部位とその範囲・程度・量を確認します。

❷出血部位の圧迫療法

❸ストーマ粘膜の保護
外的刺激からの摩擦防止と出血を回避するため，粘膜に粉状皮膚保護剤を多めに散布し物理的刺激を回避します（**章末写真3-65を参照**）。

出血が多い場合は，粉状皮膚保護剤を1日1回散布します。ストーマ袋の摩擦で出血しやすい場合は，袋の中に空気を入れます。ストーマ袋には脱臭フィルター付きタイプが多いため，脱気口に付属のシールを貼り，機能

させないようにします。

❹装具選択のポイント

出血しやすい場合は，観察しやすい透明なストーマ袋にします。粉状皮膚保護剤などの処置がしやすい二品系装具を選択します。

❺日常生活でのセルフケア

日常生活動作の中で物理的刺激により出血しやすくなります。そのため，出血予防のための日常生活の工夫，ストーマ管理の方法，出血時の止血方法，どの程度で病院受診をするかなどの対象方法について指導します。

Point 3 ストーマ周囲皮膚に皮下出血が発生した場合は装具による圧迫を回避しよう！

がんの進行に伴う全身状態の悪化によって腹膜播種や腹水で腹部膨満や腹壁が硬くなり，従来使用していた面板の圧迫で皮下出血（**章末写真 3-66 を参照**）（いわゆる装具の圧迫による褥瘡）が発生することがあります。持続する装具の圧迫で組織壊死を起こし潰瘍になることもありますので，早期発見，早期のケア介入が重要です。ケアの方法は以下のようになります。

❶腹壁の形状や腹壁の硬さの確認
❷ストーマ周囲皮膚の皮膚出血部位と面板形状の評価

とくに凸型装具を使用している場合は，凸面部位に一致して発生すること多いです。

❸装具選択のポイント

装具による圧迫を回避します。凸型装具使用の場合は，平面装具へ変更します。腹壁の変化が出現する前はストーマ周囲皮膚のしわや陥凹のため凸型装具で管理していた場合でも，腹部膨満になることでストーマ周囲のしわや陥凹が消失し平面装具への移行が可能な場合があります。

✤引用・参考文献
1）ストーマリハビリテーション講習会実行委員会編：ストーマリハビリテーション—実践と理論，pp.51-54，金原出版，2006．

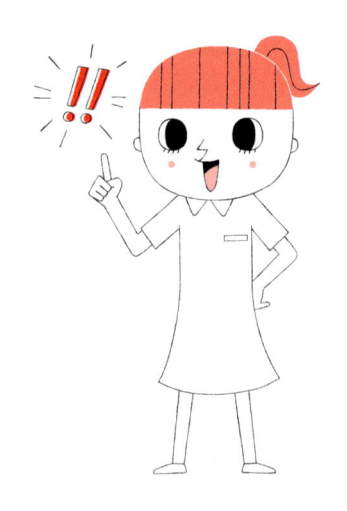

Q32 ストーマ周囲皮膚にがんの自潰がある場合はどのようにケアすればよい?

A >>> ストーマ周囲皮膚転移がんやストーマ部転移がんのがん生育による変化に対応した装具選択，ストーマ周囲皮膚の自潰部の滲出液と臭いのコントロールを行います。

Point 1 ストーマ周囲の皮膚やストーマ部のがんの転移様式について知っておこう!

ストーマ周囲の皮膚やストーマ部のがんの転移様式は，結腸がんや胃がんの腹膜播種の緩和ストーマ造設に多いです[1]。ストーマ粘膜皮膚接合部における転移がんは，おそらく腹膜播種性病変が粘膜皮膚接合部創に生着し皮膚面に増殖したものと考えられます。ストーマ部のがんは，腹膜播種性病変がストーマ腸管の壁外から粘膜下に増殖し最終的に粘膜内に破れて増殖したものと考えられます。

Point 2 ストーマ周囲の皮膚やストーマ部のがんの治療法について知っておこう!

一般的な治療方法には以下のものがあります。
❶ストーマ装具での保存的管理
❷モーズ軟膏（Mohs' paste）による化学的切除術（chemosurgery）

モーズ軟膏とは，塩化亜鉛を主成分とするもので，亜鉛イオンは水溶性でタンパク質を沈殿させ，組織の収斂や腐食を起こす作用があります。また，殺菌作用もあるため，腫瘍の除去とそれに伴う止血，滲出液の抑制や二次感染による悪臭の軽減に有効です。塩化亜鉛，亜鉛華デンプン，グリセリンなどで調整して，皮膚の病変部位に塗布し，組織固定や切除します。近年，皮膚転移がんに使用されその有効性が報告されています。
❸緩和的な放射線治療
❹外科的切除

ストーマ周囲皮膚のがん転移は予後不良の所見です[1]。そのため，がん終末期の治療として一般的に積極的な③④のような治療は，生命予後を向上させるか，あるいは患者のQOLに寄与できるかを慎重に検討して治療方針を決定します。ストーマ周囲皮膚のがん転移は，②モーズ軟膏による化学的切除のほうが外科的切除よりも患者の苦痛が少なく局所の出血も回避できます。

Point 3　ストーマ周囲の皮膚やストーマのがんを観察しよう！

　ストーマ周囲皮膚やストーマ粘膜部に転移がんが発生した場合，初期は診断の判定が難しいです。そのため，全身状態と局所状態から疑わしい場合は，定期的な観察をして変化をみていきます。観察するのは以下のことです。

❶ストーマおよびストーマ周囲皮膚の状況
❷転移巣の肉眼像
❸類似病変の除外診断

　ストーマ周囲の初期の皮膚のがんは，不適切なケアによって発生する皮膚障害の発赤と類似している所見が多いです。まずは，下記のような識別診断をもとにケアを評価します（**詳細は chapter3 の Q2 を参照**）。

（1）ストーマ近接部の排泄物の付着が原因の発赤

　排泄物の接触が原因の場合は，ストーマ近接部に排泄物が付着しないケアに変更します。

（2）練状皮膚保護剤に含まれたアルコール刺激が原因の発赤

　アルコール刺激が原因の場合は，アルコール含有の練状皮膚保護剤を中止し，非アルコール性練状皮膚保護剤へ変更します。

（3）凸型装具による物理的な圧迫が原因の発赤の有無

　圧迫が原因の場合は，凸型装具から平面装具へ変更します。

（4）面板の剥離刺激による発赤

　剥離刺激が原因の場合は，非アルコール性剥離液を用いて刺激を回避します。

❹病理検査による確定診断

　類似病変の除外診断をしても転移がんが疑わしい場合は，病理検査で確定診断をします。転移がんには痛みがないため，検査による患者への苦痛は最小限にできます。

Point 4　がんの程度に合わせた装具と滲出液，臭いのコントロールを行おう！

　ストーマ周囲皮膚やストーマ部のがんが発生してきている時期は，全身状態の悪化で身体的な体力低下があります。合併症が発生したことでストーマの局所管理がより複雑になると管理困難やQOLの低下を助長させる原因になります。そのため，ケアの変更が必要でもできる限りシンプルなケアができるように工夫することが重要です。ケアの方法は以下のようになります。

❶装具選択のポイント

　皮膚の転移がんの生育によって変化していく皮膚状況や，腹膜播種や腹水などで腹部が膨隆していく腹壁の変化に適した装具を選択します。ストーマ周囲皮膚の転移がんがストーマを中心に放射状に増殖していく場合は，面板開孔を大きくします。面板の貼付面積を広く確保するため面板の規格サイズを大きくします。また，面板形状は膨満した腹壁に追従しやすい柔らかい面板形状を選択します。

　腹部膨隆のある場合に二品系装具を使用するときは，硬い固定型フランジより浮動型や粘着式フランジの追従のよいものにします。

　固定型フランジを使用する場合は，装着時の腹圧でがん性疼痛を助長させる原因になるため注意します。アルコール含有の練状皮膚保護剤や剥離剤の使用を中止し，非アルコール性練状皮膚保護剤や剥離液を使用します。

❷滲出液のコントロール

モーズ軟膏による化学的切除術で滲出液を減少させます。

❸臭いのコントロール

モーズ軟膏による化学的切除術で臭いを減少させます。排泄物が漏れない適切な装具管理をすれば，ストーマ袋の防臭効果で臭いをコントロールできます。

❹がん浸潤部の脆弱な皮膚へのスキンケアの工夫

皮膚のがん浸潤部は軽度の物理的刺激で皮膚が自潰しやすい状況であるため，できる限り物理的刺激を回避するスキンケアを行います。装具剥離時は，非アルコール性剥離剤を使用します。洗浄剤は十分に泡立て愛護的に洗い，低い水圧のシャワーで洗浄します。ストーマ周囲皮膚の水分は，愛護的に押さえ拭きします。がん浸潤部に多少の皮膚保護剤が残留しても，出血の原因になるため強く擦って無理に取らなくてもよいです。

❺日常生活でのセルフケア支援

がんが生育することで整容的問題や再発による死への不安が増強されるため，家族を含めた精神的な支援を行います。全身状態の悪化に伴うセルフケア不足のため，ストーマケアの支援者を検討しケア支援の準備をします。

Point 5　滲出液量によって管理方法を変えよう！

❶ストーマ周囲皮膚転移部がんの滲出液を伴わない場合（章末写真 3-67 を参照）

皮膚転移部にそのまま面板を貼付して，従来どおりの装具装着を継続します。皮膚転移部の凹凸がある場合は，非アルコール性練状皮膚保護剤で補正します。剥離時は，転移部に刺激を与えないように非アルコール性剥離剤を多めに使用し，ゆっくりと愛護的に剥離します。

❷ストーマ周囲皮膚転移部がんの滲出液を伴う場合（章末写真 3-68，3-69 を参照）

面板開孔サイズを大きくし，滲出液のあるがん転移部を露出させます。滲出液が多く管理困難な場合は，モーズ軟膏による化学的切除術で滲出液を減少させます。

❸ストーマ部のがんの場合（章末写真 3-70 を参照）

ストーマ孔（排泄口）の狭窄がなければ経過観察でよいです。がんがストーマ孔を狭窄させる原因となり排泄困難な状況の場合は，薬剤で便性（軟便）を調整します。

✤引用・参考文献
1）武田信子：ストーマ部癌再発，臨牀看護，30(2)：233-237，2004.
2）ストーマリハビリテーション講習会実行委員会編：ストーマリハビリテーション—実践と理論，pp.51-54，金原出版，2006.

4 | ストーマ周囲皮膚障害

Q33 ストーマ周囲皮膚障害を起こす要因には何がある?

A >>> ストーマ周囲皮膚障害には,洗浄剤や排泄物などの化学的要因,摩擦や剥離刺激などの物理的要因,発汗や細菌繁殖などの生理的要因,アレルギーやデルマドロームなどの医学的要因があります[1]。また,皮膚障害はこれらの原因が複数重なってみられることが多いので,慎重にアセスメントする必要があります。

Point 1 皮膚のバリア機能について知っておこう!

皮膚はpH5.0〜5.5の弱酸性で,皮膚表面には,皮脂,汗などの水分,角質から作られた皮脂膜があります。この皮脂膜によってバリア機能を果たし,さまざまな皮膚への刺激を防いでいます。たとえば,胃液のような酸性のものが皮膚に付着するとpHを上げて弱酸性に調整したり,便や胆汁などのアルカリ性のものが皮膚に付着するとpHを下げて弱酸性に調整するというアルカリ中和能ももっています。健全な皮膚を保つためには,この皮脂膜となる皮脂,水分,角質が整っていることが大切です。

Point 2 化学的要因について知っておこう!

先に述べたように皮膚は弱酸性です。それに対して洗浄剤や排泄物,胆汁などはアルカリ刺激となります。また,胃液は酸性刺激となります。健常な皮膚の場合は,アルカリ中和能の緩衝作用によって皮膚への刺激を和らげてくれますが,皮膚がふやけていたり(浸軟),乾燥していたり,摩擦刺激などで角質に損傷をみとめたりして,十分にバリア機能の作用が発揮できないような場合には,アルカリ刺激や酸性刺激で発赤やびらん,潰瘍などの皮膚障害をきたします。

ストーマケアに関連するのは,洗浄剤や排泄物の接触,汗,剥離剤や皮膚被膜剤,練状皮膚保護剤に含まれるアルコールです。

洗浄剤はその種類によってpHが異なります。最近は弱酸性の洗浄剤が低刺激であると注目され,pHをコントロールした製品も増えていますが,岡[2]の調査では,固形石鹸はpH9.0以上,ボディシャンプーはpH6.0〜9.0,薬用石鹸はpH9.0以上,ベビー石鹸は

pH10.0以上を示していました。

　また，排泄物は，便はpH6.9〜7.2[3]で，水様便の場合は消化液が多く含まれるため，普通便よりアルカリ刺激が強いです。一方，尿はpH6.0前後ですが，感染尿の場合はアルカリ性に傾いており，皮膚にとって刺激となります。また，回腸導管の場合は消化酵素の活性が強い小腸液が含まれるため，皮膚にとって刺激となります。汗はそのまま放置しておくと分解されてアルカリ性に傾くため，長時間の汗の付着はアルカリ刺激となり，夏は細菌の繁殖も容易に起こります[4]。

　剥離剤や皮膚被膜剤，練状皮膚保護剤などに含まれるアルコールは皮膚にとって刺激となります。

Point 3　物理的要因について知っておこう！

　物理的要因には，装具の剥離刺激やスキンケア時の摩擦刺激，医療用粘着テープによる皮膚の緊張，凸型装具による圧迫などがあります。皮膚は通常，基底細胞から角化細胞となり，角質層を形成するまでに約14日，その後約14日かけて角質層から脱落するといわれています[5]。それに比べて装具や医療用粘着テープは1〜7日ごとに交換するため，角質を無理に剥がすことになります。また，スキンケア時に衛生材料としてタオルやガーゼを使用すると，角質表面を擦ることになり，皮膚表面に肉眼では確認できないほどの傷ができます。医療用粘着テープを引っ張って貼ると，皮膚表面にずれ力が発生し，皮膚に緊張がかかり緊張性水疱をきたすことがあります。また，硬い腹壁に深い凸型装具を使用すると，褥瘡発生と同様に血流障害が起こり，発赤やびらんをきたします。

Point 4　生理的要因について知っておこう！

　生理的要因には，加齢，発汗や細菌繁殖などがあります。皮膚保護剤には，吸水作用がありますが，皮膚保護剤の成分（親水性ポリマーと疎水性ポリマー）の配合や厚みなどによって吸水力はさまざまです。吸収しきれない量の汗をかいた場合には，水分でふやけた皮膚保護剤が付着していることで，皮膚もふやけてしまいます。また，汗だけでなく尿による水分も同様です。とくに，医療用粘着テープ部分には，吸水作用がありません。汗をかいたときや皮膚の損傷があり滲出液があるときなどは，その水分によって皮膚が蒸れ，ふやけてしまいます。さらに，湿った状態のままにしておくことで，真菌が繁殖し，真菌感染を起こすこともあります。

Point 5　医学的要因について知っておこう！

　医学的要因には，アレルギーやデルマドロームがあります。数多い装具の中でもKG系，KPB系，KPBS系装具には，親水性ポリマーとして天然ゴムのカラヤゴムが配合されています。この天然ゴムにアレルギーのある人がKG系，KPB系，KPBS系装具の装

具を貼付すると，アレルギー反応を起こすことがあります。また，ゼラチンアレルギーのある人がゼラチン入りの皮膚保護剤を使用した装具を貼付した場合も同様です。しかし，実際にアレルギー性皮膚炎をみとめたという報告例はごくわずかです。剥離刺激などの原因で発生した皮膚炎の程度が強い場合には，自家感作性皮膚炎といって湿疹性の原発巣に引き続いてほかの部位にも播種性に湿疹病変が出現することがあります。筆者はストーマ周囲に皮膚障害があり，腕や背中に発疹が広がった事例を経験しています。

また，デルマドロームとは，疾患が影響して皮膚にその症状が現れることをいいます。たとえば，腎機能障害患者の皮膚の乾燥や肝機能障害のある患者の黄疸や紫斑，悪性リンパ腫患者にみられる発赤や発疹などです。さらに，放射線療法による発赤や落屑，乾燥などの急性皮膚炎や，皮膚の萎縮や色素沈着などの晩期皮膚炎，抗がん剤の中でも分子標的治療薬使用中にみられる皮膚の乾燥やざ瘡様皮疹なども医学的要因に含まれるでしょう。

Point 6　皮膚障害には複数の要因が影響していることについて理解しておこう!

　ストーマ周囲皮膚障害はこれらの4つの要因が複数絡み合って起こることが多いです。たとえば，皮膚保護剤貼付部全体に小丘疹をみとめる皮膚障害の場合は，①装具の剥離刺激による肉眼的に見えないほどの皮膚の損傷を受ける⇒②スキンケア時の摩擦刺激でさらに皮膚の損傷を受ける⇒③装具をそのまま貼付することによって皮膚保護剤の成分や汗による刺激を受ける⇒④炎症をきたし，小丘疹や膿痂疹となるなどです。このように物理的要因，化学的要因，生理的要因が影響して皮膚障害となるのです。

　また，がん終末期患者の場合は，がん悪液質症候群に伴うるいそうや浮腫，皮膚の乾燥や，痛み，呼吸困難感，全身倦怠感，せん妄などの身体症状がストーマ管理方法に影響して皮膚障害につながってしまうこともあります。ストーマ周囲皮膚障害をアセスメントするときには，多方面からアセスメントし，対策を立てることが必要です。

✤引用・参考文献
1）田澤賢次，他：スキンケアからみた皮膚保護剤，田澤賢次監：皮膚保護剤とストーマスキンケア—基礎と臨床のすべて，pp.7-15, 金原出版，1998.
2）岡恵子：皮膚洗浄剤，高屋通子，他編著：スキンケア, p.37, 南江堂, 1998.
3）池内健二：ストーマからみた解剖生理，ストーマリハビリテーション講習会実行委員会編：ストーマリハビリテーション—実践と理論, pp.25-30, 金原出版, 2006.
4）田中秀子：皮膚に影響を与える要因, 日本看護協会認定看護師制度委員会創傷ケア基準検討会編著：スキンケアガイダンス（創傷ケア基準シリーズ3）, pp.37-50, 日本看護協会出版会, 2002.
5）宮嶋正子：皮膚の構造・機能・生理, 日本看護協会認定看護師制度委員会創傷ケア基準検討会編著：スキンケアガイダンス（創傷ケア基準シリーズ3）, pp.27-37, 日本看護協会出版会, 2002.

Q34 ストーマ周囲皮膚障害が発生した場合にどのように原因を見分けるの？

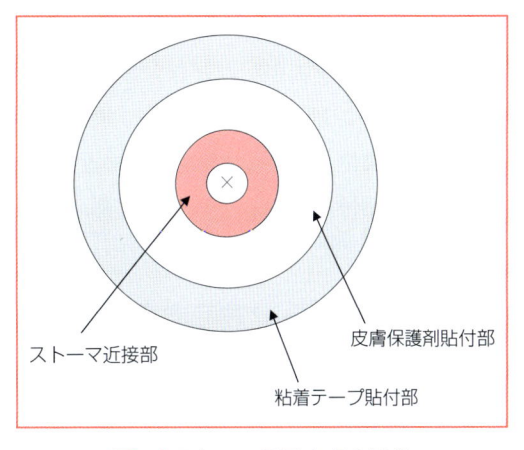

A >>> ストーマ周囲皮膚障害が発生した場合には，まずどこに皮膚障害が発生しているのか，その部位に起こりやすい特徴は何かということをもとに皮膚障害の原因を特定していきます。そのためには，まずストーマ周囲皮膚の区分やそれぞれの特徴を覚えておく必要があります。原因を特定したら，さらにその原因につながった背景に何が起こっているのかを考えます。このように原因，その背景にある誘因を明らかにすることによって，皮膚障害への対策が立てやすくなります。

Point 1 ストーマ周囲皮膚の区分について覚えておこう！

ストーマ周囲皮膚は大きく分けると4つの区分に分かれます（図1）[1]。ストーマ近接部，皮膚保護剤貼付部，粘着テープ貼付部，皮膚保護剤貼付部外です。

ストーマ近接部とは，ストーマ周縁部分をいいます。皮膚保護剤貼付部とは皮膚保護剤が，粘着テープ貼付部とは粘着テープが貼付されている部分です。そして，皮膚保護剤貼付部外とは面板を貼付している部分を超えた範囲です。

図1 | ストーマ周囲皮膚の区分

表1 | ストーマ周囲皮膚の区分の特徴

ストーマ近接部	排泄物，凸型装具，練状皮膚保護剤が接触する部位
皮膚保護剤貼付部	皮膚保護剤を貼付，剥離する部位
粘着テープ貼付部	粘着テープを貼付，剥離する部位，皮膚被膜剤を塗布する部位
皮膚保護剤貼付部外	ストーマ袋が接触する部位

Point 2　ストーマ周囲皮膚の区分の特徴について覚えておこう（表1）！

　ストーマ近接部はストーマの周縁部分です。この部位には排泄物が接触したり，凸型装具が接触したり，練状皮膚保護剤が接触したりします。つまり，この部位には，排泄物のアルカリ刺激や凸型装具の圧迫，アルコール性の練状皮膚保護剤による化学的刺激が加わりやすいといえます。

　皮膚保護剤貼付部は皮膚保護剤が接触している部分です。この部位は皮膚保護剤を貼付したり，剥がしたり，汚れを除去するためにスキンケアを行ったりします。そのため，皮膚保護剤の剥離刺激やスキンケアによる摩擦刺激，発汗による生理的あるいは化学的刺激が加わりやすいといえます。

　粘着テープ貼付部は皮膚保護剤のような吸水作用がない粘着テープを貼付している部分です。この部位は粘着テープの貼付，剥離を行ったり，皮膚被膜剤を塗布したりするので，発汗による生理的あるいは化学的刺激を受けたり，粘着テープの剥離刺激を受けたり，皮膚被膜剤に含まれる成分による化学的刺激が加わりやすいといえます。

　皮膚保護剤貼付部外の中でも面板貼付部分を超えた範囲は，スキンケアを行ったり，ベルトが接触したり，前屈位をとったときに装具のフランジ部が接触したり，ストーマ袋が接触したりしている部分です。そのため，スキンケア時の摩擦刺激や，ベルト，フランジなどによる物理的刺激，通気性がないストーマ袋の接触による生理的刺激を受けやすいといえます。

Point 3　ストーマ周囲皮膚のどの部位に皮膚障害が起きているのか確認しよう！

　ストーマ装具を剥がしたとき，皮膚障害が発生していることに気づいたという場合，まず行うのは部位の確認です。ストーマ近接部，皮膚保護剤貼付部，粘着テープ貼付部，皮膚保護剤貼付部外の4つの区分のうち，どこに皮膚障害が発生しているのか，どこが健全な皮膚なのかを確認しましょう。

Point 4　ストーマ周囲皮膚の区分の特徴をもとに原因を考えよう！

　皮膚障害が起こっている部位を確認したら，次に行うのは，その区分の特徴が何かを考えることです。たとえば，ストーマ近接部に発赤が発生していた場合は，その原因として，排泄物の接触によるアルカリ刺激や凸型装具の圧迫，アルコール含有の練状皮膚保護剤による化学的刺激などが考えられます。皮膚障害の原因が何なのか，おおよその目安が立ったら，意図的に情報収集していきます。

　そして，原因ではないと思ったものは一つずつ消去していきます。排泄物の接触によるアルカリ刺激が原因の場合は必ず皮膚に排泄物が付着しています。面板裏側を見て，皮膚保護剤の膨潤や溶解の程度を確認します。

　次に凸型装具を使用しているのか，アルコール含有の練状皮膚保護剤を使用しているのかを確認します。もし，それらを使用していない場合は原因は排泄物の接触によるアルカ

表2 | 皮膚障害のアセスメントに必要な情報

- 発生部位
- 皮膚障害に関する自覚・他覚症状
- 使用装具，装具の開孔サイズ，ストーマサイズ，皮膚保護剤の種類，膨潤と溶解の程度
- しわやくぼみ，たるみなど腹壁の状況（臥位，座位，立位，前屈位）
- 体重の変化（浮腫や腹水貯留の有無）
- ケア方法（装具の交換間隔，スキンケア，装具の貼付など）
- 日常生活（活動状況，食生活など）
- がんの進行に伴う身体・精神症状の有無（痛み，呼吸困難感，全身倦怠感，せん妄など）
- 身体・精神症状の緩和状況

リ刺激が原因と考えられるわけです。

このように，区分の特徴をもとに原因を特定していきます。皮膚保護剤貼付部に小丘疹をみとめる場合も考えてみましょう。この部位に皮膚障害が発生している場合は，その原因として皮膚保護剤の剥離刺激やスキンケアによる摩擦刺激，発汗による生理的あるいは化学的刺激が考えられます。装具交換は何日ごとに行っているのか，乱雑に剥離していないか，スキンケア方法は適切か，皮膚保護剤全体の膨潤はあるのかなど情報収集します。装具の剥離刺激が原因の場合は，ストーマ近接部には症状が出現しないことが多いです。排泄物によって皮膚保護剤が膨潤や溶解して粘着力が低下しているので，ストーマ近接部は剥離刺激を受けないのです。また，スキンケアが乱雑な場合は擦ることによって小丘疹のみではなく，皮疹がつぶれてさまざまな大きさや形の皮疹がみられるのも特徴です。このように皮膚障害の起こり方を覚えておくと原因をさらに特定しやすいです。

また，がん終末期ストーマ保有者の場合，がんの進行による身体的苦痛の出現，体型の変化，ADLの低下，抗がん剤や放射線療法による副作用（有害反応）の持続，ストーマの形状変化なども起こります。これらのがんの進行に伴う要因も含めて情報収集しましょう。

皮膚障害アセスメントのための項目を**表2**にまとめます。さらに，ストーマ周囲皮膚の転移がんやストーマ部のがんにより，発赤をみとめることもあるので，必要に応じて，それらの鑑別診断も必要です。

Point 5　原因の背景にある問題を特定しよう（図2）！

ストーマ周囲皮膚障害の原因が明らかになったら，さらにそれにつながってしまった原因を特定します。たとえば，排泄物の接触によるアルカリ刺激が原因だということがわかったら，次に，なぜ排泄物が接触したのかということを明らかにします。

たとえば，排泄物が接触する原因には，皮膚保護剤の溶解や膨潤が進みpH緩衝作用や耐水作用が働かなかったり，広範囲に皮膚が露出していたりすることがあげられます。さらに，その背景には，装具の交換間隔が長くなってしまっていたり，腹壁にしわがあり，装具が密着していなかったり，ストーマサイズに比べて装具の開孔が大きかったりという

4 ストーマ周囲皮膚障害

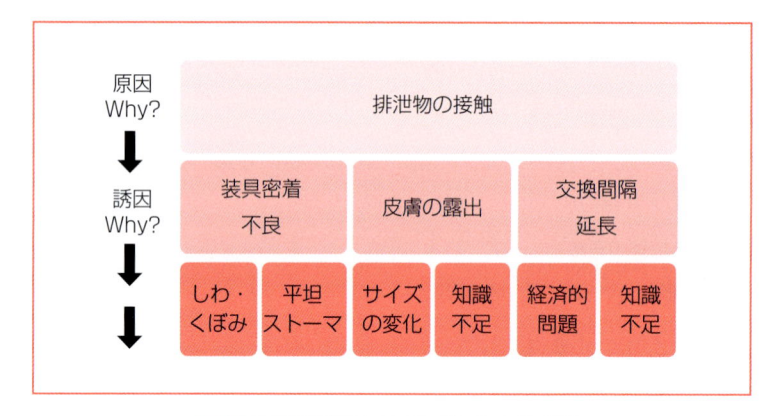

図2｜皮膚障害のアセスメント方法（例）

原因 Why?	排泄物の接触		
誘因 Why?	装具密着不良	皮膚の露出	交換間隔延長
↓	しわ・くぼみ / 平坦ストーマ	サイズの変化 / 知識不足	経済的問題 / 知識不足

問題が隠れています。そして、その背景には、どの時期に装具を交換したらよいのかわからなかったり、下痢をみとめたが、通常の交換間隔と同様に交換していたり、経済的に負担があり、できるだけ使用装具の数を減らしたかったりして装具の交換間隔が長くなってしまっていたなどさまざまな問題があります。原因だけをみて対策を立ててしまうと、いろいろ試してみたのに、ちっとも改善しないということになりかねません。先に述べたように、原因を特定してから、さらに、それはなぜ起こったのか、なぜ、なぜと一つずつ原因を掘り下げていき、真の問題を明らかにしましょう。

❖引用・参考文献
1）穴澤貞夫：ストーマ診断学，ストーマリハビリテーション講習会実行委員会編：カラーアトラス―ストーマの合併症，pp.26-49，金原出版，1993．

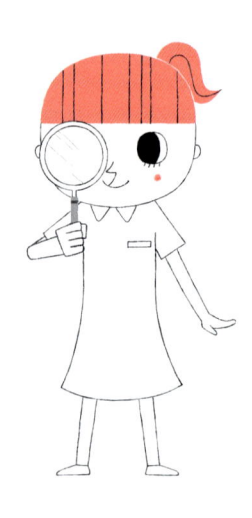

Q35 ストーマ近接部に発赤がある場合はどのようにケアすればよい？

A >>> まずは，排泄物が接触していないか，凸型装具による圧迫を受けていないか，練状皮膚保護剤のアルコール刺激が加わっていないかなど一つずつ確認しながら，原因を明確にします。また，さらにその原因に至った原因（誘因）を明確にし，それを除去することで，発赤は消退します。

Point 1　発赤に至った原因や誘因を明確にしよう！

Chapter3のQ33で紹介したように，まずは，なぜ，発赤が起こってしまったのかという原因を明確にすることが大切です。原因が明らかになっていないと，また同じことを繰り返してしまったり，発赤の軽快につながらないからです。原因は後述するように，一つひとつ順にアセスメントし，消去法で考えていくとよいでしょう。また，その原因につながったさらなる原因（誘因）が何かを明確にしましょう。

❶面板裏側や皮膚に排泄物が付着しているか，皮膚保護剤の膨潤や溶解の程度を確認する

ストーマ近接部に発赤がある場合は，まず面板裏側や皮膚に排泄物が付着しているかを確認します。面板裏側や皮膚に便が接触していたら，発赤に至った原因は排泄物の接触である可能性が高いです（**章末写真3-71を参照**）。尿路ストーマの場合は，目で見て皮膚に尿が接触しているかどうかわかりにくいので，皮膚保護剤の膨潤や溶解の程度で判断します。一般的な装具交換間隔[1]である膨潤5〜10mm程度，溶解5〜7mm程度以上に皮膚保護剤が膨潤や溶解している場合や膨潤に偏りがある場合は，尿の接触である可能性もあります（**章末写真3-72を参照**）。

❷排泄物が接触している場合，なぜ排泄物が接触することになったのか確認する

排泄物の接触が原因と判断された場合は，次に，排泄物の接触がなぜ起こったのかを考えましょう。皮膚保護剤の膨潤や溶解からみて装具の交換間隔は長くないか，ストーマサイズに比べて装具の開孔サイズは大きく（小さく）ないか，排泄物が漏れて短期間で装具を交換していないかなどを確認します。また，時として裏紙を外し忘れて装具を貼ってしまっていたり，膨潤した皮膚保護剤を綿棒などで頻回に除去していたりすることもあります。そのため，ストーマ管理方法についてさまざまな視点で情報収集していくことが大切

です。

　排泄物が漏れている場合は，腹壁のしわや形状，ストーマ周囲陥凹の有無や程度，ストーマの形状，排泄物の性状などを確認し，なぜ漏れてしまったのかという原因も明確にしましょう。

❸ **凸型装具，アルコール含有の練状皮膚保護剤が影響していないか確認する**

　排泄物の接触が原因ではないと判断された場合は，凸型装具やアルコール含有の練状皮膚保護剤が影響していないか確認します。凸型装具の使用は腹壁の状況からみて適切かを確認します。腹壁が硬い場合は，凸型装具を使用することによって，その圧力で血流障害をきたし，発赤をきたすことがあります。腹壁の形状，硬さ，ストーマ周囲陥凹の有無，凸型装具の深さなどを観察しましょう。皮膚に圧痕がみられる場合は凸型装具による圧迫が原因と考えられます。

　アルコール含有の練状皮膚保護剤か否かをメーカーのカタログで確認しましょう。練状皮膚保護剤の使用範囲と発赤の範囲が一致している場合は，練状皮膚保護剤のアルコールの刺激が原因と考えられます（**章末写真3-73を参照**）。

Point 2 排泄物の接触，凸型装具による圧迫，練状皮膚保護剤のアルコール刺激のいずれにも該当しない場合は，こんなことも確認しよう！

　先に述べたいずれの原因もみあたらない場合は，スキンケア方法を確認します。たとえば，ストーマ近接部を酒精綿で消毒していたり，練状皮膚保護剤の粘着物質が除去できないために，何度も擦って除去していたりすることもあります。ストーマ保有者から詳しく情報を収集しましょう。また，がん終末期の場合は，ストーマ周囲皮膚の転移がんによって発赤をみとめることがあります。腫瘍がないか，痛みがないかなどを確認しましょう。

Point 3 皮膚障害につながった原因を取り除こう！

　発赤は炎症などによって真皮浅層の血管が拡張している状態であり[2]，皮膚障害の原因を取り除くことで自然に消退します。そのため，発赤を改善させるためには，原因を明確にするための情報収集をきちんと行い，一つひとつの情報をもとに，真の問題を明確にすることが大切です。また，ストーマ保有者が行っているケアが指導した内容と異なっていた場合は，なぜ，そのような方法をとっているのかということも必ず確認します。たとえば，装具の交換間隔を延長する理由が経済的な問題であったり，排泄物が漏れるために開孔サイズの大きい装具を使用していたり，痛みや全身倦怠感など身体症状によって装具交換を行うことが苦痛になっているかもしれません。また，装具が密着せず，排泄物が漏れている場合もがん悪液質症候群によって，るいそうが進み，腹壁の形状が大きく変化していたり，抗がん剤の副作用でうまく指先が動かず，適切に装具が貼付できなかったりしていることもあるでしょう。これらを明確にすることによってストーマ保有者が最も困っている問題の解決にもつながります。

　また，いくつかの原因が重なり合って発赤

に至っていることもあります。何が問題かを明確にするためには，一つずつ順に原因を取り除くようにしましょう。

❖引用・参考文献
1）日本ET/WOC協会編集：装具交換の基準と判断，ストーマケアーエキスパートの実践と技術，pp.89-93，照林社，2007．
2）三原一郎：発疹学と皮膚病理組織，小川秀興，他編：TEXT皮膚科学，pp.15-42，南山堂，1998．

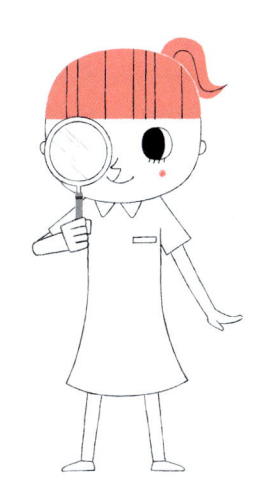

4 | ストーマ周囲皮膚障害

Q36 ストーマ近接部にびらんや潰瘍，浸軟（PEHを含む）がある場合はどのようにケアすればよい？

A >>> まずは，びらんや潰瘍，浸軟の部位や範囲，程度，滲出液量などを観察します。そして，chapter3のQ33とQ34を参考に，びらんや潰瘍，浸軟に至った原因を考えます。すぐに対策を立てず，なぜだろう？なぜだろう？と原因を掘り下げていきます。原因が明確になったら，それを取り除く方法を検討します。また，滲出液量の少ないびらんの場合は，びらん部に粉状皮膚保護剤を散布し，余分な粉を払い落してから装具を貼付します。滲出液の多いびらんや潰瘍，浸軟（PEHを含む）の場合は，その部位の水分を吸収できる皮膚保護剤を使用して水分コントロールを行い，短期間で装具交換するようにしましょう。

Point 1　びらんや潰瘍，浸軟の程度を観察しよう！

　びらんとは，「表皮の一部から全部の欠損」をいい（章末写真3-74を参照），潰瘍とは，「真皮に及ぶ皮膚の欠損」をいいます（章末写真3-75を参照）[1]。浸軟とは，「水に浸漬して角質層の水分が増加し，一過性に体積が増えてふやけることで，可逆性の変化」をいいます（章末写真3-76を参照）[2]。また，偽上皮腫性肥厚（psedoepitheliomatous hyperplasia；PEH）とは，ストーマや褥瘡の周囲皮膚が浸軟を繰り返すなどの慢性炎症により生じた皮膚過形成をいい[3]，皮膚が硬く肥厚し，凹凸を示し，痛みを伴います（章末写真3-77を参照）。いずれの場合も滲出液がみられるため，通常のケアのみでは，皮膚保護剤の粘着作用が働かず，装具の密着が困難となります。そして，さらに，排泄物の接触が起こり，びらんや潰瘍，浸軟が悪化します。

　まずは，びらんや潰瘍，浸軟の部位や範囲，程度，滲出液量などを観察しましょう。

Point 2　びらんや潰瘍，浸軟に至った原因や誘因を明確にし，除去する方法を考えよう！

　ストーマ近接部がびらんや潰瘍，浸軟に至る原因の多くは排泄物の接触ですが，それにつながった原因（誘因）も明確にすることが大切です。これらを除去しない限り，治癒し

ません。

　たとえば，腹壁にしわがあり，装具が密着しておらず，排泄物が漏れて皮膚に接触してびらんが発生したとします。その場合は，後述するびらんに対する対処に加えて，腹壁のしわの部分に板状皮膚保護剤あるいは練状皮膚保護剤を使用して補正を行い，装具が密着し，排泄物が漏れないようにすることが大切です。

　また，がん終末期には，がん悪液質症候群の進行によってるいそうが著明となり，腹壁にしわが出現したり，骨突出が著明になり陥凹型の腹壁に変化したりと装具の密着が不良になる要因がたくさんあります。また，身体症状によって今まで座位で装具を貼付していたのに，臥位で貼付するようになったり，痛みがあり，前屈位をとることが多いなど装具の貼付方法やその後の管理にも大きな変化をきたします。Chapter3のQ33やQ34を参考にさまざまな視点で情報収集し，一つずつ整理して考えていきましょう。

Point 3　びらんの場合，装具を装着する前に，びらん部に粉状皮膚保護剤を散布してから装具を装着しよう！

　びらんや潰瘍をみとめる場合には，その滲出液によって装具の密着は妨げられてしまいます。そのため，まずは装具が密着する創床環境を整えることが必要です。粉状皮膚保護剤は水分を吸収すると，ゲル化し，皮膚や創面に固着するという特徴があります（**章末写真3-78を参照**）。この特徴を活かして，びらんをみとめる場合には，スキンケア後に創面に粉状皮膚保護剤を散布します。そして，散布後，びらん部以外に付着した余分な粉状皮膚保護剤をコットンなどで払い落としてから装具を装着します（**章末写真3-79を参照**）。これは，正常な皮膚に粉状皮膚保護剤が付着していたり，びらん部に多く粉状皮膚保護剤が付着していると，装具を貼付した際に，粉が粘着面に付着し，密着を妨げてしまうからです。粉状皮膚保護剤を軽くコットンで払い落としても，びらん部に残留している粉は除去しないよう注意しましょう。

Point 4　滲出液が多量のびらんや潰瘍，浸軟の場合は，まず創を治すよう近接部の耐久性を高めよう！

　滲出液が多量のびらんや潰瘍，浸軟の場合は，粉状皮膚保護剤を散布してもすぐにその吸水作用が限界となり，装具が密着しません。その場合は，まず，びらんや潰瘍を治すことを目標にします。方法はいくつかありますが，筆者がよく行う方法を紹介します。

　多量の滲出液も吸水できる皮膚保護剤として，CPBS系皮膚保護剤のフレックステンド皮膚保護シート（ホリスター）があります。この皮膚保護剤は初期粘着性が高く，吸水作用が高く，吸水スピードが速いという特徴があります。フレックステンド皮膚保護シートをびらんや潰瘍，浸軟の範囲より1cmほど超える幅のリングにして貼付します（**章末写真3-80を参照**）。そして，短期使用型凸型装具を貼付し，1〜2日ごとに交換します。フレ

ックステンド皮膚保護シートは長期使用が勧められていますが，びらんや潰瘍，浸軟がある場合には，その水分を一気に吸収するため，2日後には皮膚保護剤の形状が崩れるほど膨潤してしまうこともあります（**章末写真3-81を参照**）[4]。この方法でPEHが発生した場合も約2週後にはほぼ平坦化します（**章末写真3-82を参照**）

短期使用型装具を使用する理由は，ストーマ近接部はびらんや潰瘍などを治すために短期間で交換するのが望ましいのですが，通常使用する装具を短期間で交換すると，皮膚保護剤貼付部に剥離刺激による皮膚障害が発生する危険性もあります。そのため，ストーマ近接部の耐久性を高める，低粘着性の短期使用型装具を使用することによって周囲の剥離刺激を予防するという両部位にとって最適な粘着性に調整します。

びらんや潰瘍が上皮化したり，浸軟が改善したら，今後使用する装具を再検討します。

ハイドロコロイドドレッシング材やアルギン酸創傷被覆材などのドレッシング材は，滲出液を吸収するとゲル化するため，場合によっては，より装具の密着を妨げてしまうので，慎重に使用する必要があります。また，ドレッシング材を使用する場合は医師の指示も必要となります。

ただし，先に述べた短期交換でのケアを行う場合には，ストーマ保有者あるいは家族をはじめとする支援者が実施可能な場合です。がん終末期ストーマ保有者の場合，痛みや呼吸困難感，全身倦怠感などの身体的苦痛によって1～2日ごとの交換が困難な場合もあります。びらんや潰瘍があってもそれによる苦痛や漏れがなく管理できる場合は，ストーマ保有者の余命や身体的苦痛も考慮して目標を低めに設定することもあります。

Point 5　粘膜移植や粘膜侵入について知っておこう！

粘膜移植とは，粘膜が離れた皮膚に移り定着することをいい，粘膜侵入とは，粘膜組織が連続的に置きかわることをいいます（**章末写真3-83，3-84を参照**）[3]。粘膜移植は肉芽を形成し，少し触れただけで出血を伴いますが，触れても痛みを伴わないのが特徴です。

ストーマ保有者は出血による装具の貼りにくさや，がんの増悪などの不安を訴えます。この粘膜移植や粘膜侵入は先に述べたような粉状皮膚保護剤や板状皮膚保護剤などを使用しても治癒しません。医師による硝酸銀や電気メスでの焼灼処置などが必要となります。時に，びらんや潰瘍と混同してしまいがちですが，ケアでは治癒は困難なので注意します。

このような状態をみとめた場合は医師に報告しましょう。

これらに対する対処を行うか否かは，患者の全身状態を考慮したうえで決定します。

❖引用・参考文献
1) 三原一郎：発疹学と皮膚病理組織，小川秀興，他編：TEXT皮膚科学，pp.15-42，南山堂，1998．
2) 田中秀子：浸軟，日本看護協会認定看護師制度委員会創傷ケア基準検討会編：スキンケアガイダンス（創傷ケア基準シリーズ3），pp.117-121，日本看護協会出版会，2009．
3) 日本ストーマリハビリテーション学会編：ストーマリハビリテーション学用語集 第2版，金原出版，2003．
4) 作間久美，他：ウロストーマ周囲皮膚障害に対する高分子量合成ゴム配合CMC系皮膚保護剤の使用経験，東海ストーマリハビリテーション研究会誌，20(1)：77-81，2000．

Q37 皮膚保護剤貼付部位全体に発赤や丘疹，膿疱などがある場合はどのようにケアすればよい？

A >>> まずは発赤や丘疹，膿疱のサイズや滲出液の程度などを確認します。皮膚保護剤貼付部の特徴は，皮膚保護剤の貼付，剥離を行う部位であることから，この部位の発赤や丘疹，膿疱に至る原因の多くは不適切なスキンケアによる機械的刺激によるものです。装具の貼付方法や剥離方法，スキンケアの何が問題なのか，それにつながった原因（誘因）も明確にします。そして，それらの問題を解決できるよう装具の剥がし方，スキンケア方法を見直すとともに皮膚の安静を図るよう装具の交換間隔を調整します。

Point 1　発赤や丘疹，膿疱の程度を観察しよう！

皮膚の発赤とは，細小動脈と毛細血管の拡張による色調変化をいいます[1]。また，丘疹は非水疱性，非膿疱性の皮膚面より隆起する径1cm以下の皮膚病変をいい，膿疱には毛嚢炎や膿痂疹などがあります（**章末写真3-85を参照**）[2]。

この皮膚障害が発生した場合に観察する点は，発赤や発疹の範囲，形状，滲出液量などです。発赤や発疹はストーマ近接部にも起こっているのか，皮膚保護剤貼付部位や粘着テープ貼付部を超えた部位にも起こっているのか，皮膚保護剤貼付部位のうち，どの方向に強く起こっているのか，発赤や丘疹，膿疱は全体に同じサイズなのか，滲出液はどの程度の量なのかなどです。

Point 2　発赤や丘疹，膿疱に至った原因や誘因を明確にし，それらを除去する方法を考えよう！

皮膚保護剤貼付部の発赤や丘疹，膿疱に至る原因の多くは不適切なスキンケアによる機械的刺激によるものですが，スキンケアの何が問題なのか，それにつながった原因（誘因）も明確にすることが大切です。これらを解決しない限り，皮膚障害は何度も繰り返し起こります。そのためには，chapter3のQ33とQ34を参考にさまざまな視点で情報収集し，問題を一つずつ整理していきましょう。

たとえば，ストーマ近接部には症状はみら

れず，皮膚保護剤貼付部にのみ小丘疹や膿疱をみとめる場合は，装具の剥離によって表皮が損傷し，そこに汗や皮膚保護剤の粘着剤の刺激が加わって炎症を起こしていると考えられます(**章末写真 3-86 を参照**)。また，その部位が 12 時方向に強い場合はとくに剥がしはじめに強い力が加わっていると推測できます。反対に 6 時方向に強い場合は剥がし終わりにピッと引っ張っていることもあります。このように装具の剥離刺激による皮膚障害が原因だということが明らかになったら，なぜ，剥離刺激が加わってしまったのかを考えます。剥離剤などを使用せず，乱雑に剥がしたことによるものか，あるいは排泄物が漏れるために，推奨される装具交換の間隔より早期に装具を剥離したことによるものかなどです。CPBS 系 や KPBS 系 の SIS（Styrene-Isoprene-Styreneblock copolymer；スチレン・イソプレン・スチレンブロックコポリマー）を含む皮膚保護剤が使用されている装具の場合は粘着性が高く，ストーマ近接部の皮膚保護剤の膨潤や溶解に合わせていても装具交換間隔を短期間で設定すると，皮膚保護剤貼付部にとっては粘着性が高い状態で装具交換を行うこととなり皮膚障害が起こることもあります。また，剃刀で体毛を処理すると表皮を損傷し，毛嚢炎を起こすこともあります。

小丘疹や膿疱の形状がさまざまで，いくつかの皮疹が融合している場合は，装具の剥離刺激に加えて皮膚を擦っていることが考えられます(**章末写真 3-87 を参照**)。その背景にある問題として，スキンケアに使用している衛生材料にタオルやガーゼを使用している，残留している粘着剤を除去するために擦ってしまっている，などが考えられます。さらに，抗がん剤の副作用である末梢神経障害や手足症候群，皮膚の乾燥がスキンケアに影響していることもあるので，さまざまな角度からスキンケア状況を確認しましょう。

皮膚保護剤貼付部や粘着テープ貼付部を超えて発赤や小水疱をみとめる場合はアレルギーの可能性もあります。

Point 3 | スキンケア方法の見直しをしよう！

先に述べたように，皮膚保護剤貼付部の皮膚障害の多くはスキンケア方法が関連しています。スキンケアの何が問題なのかが明確になったら，chapter3 の予防的スキンケア方法を参考に，それを改善することが大切です。しかし，皮膚の損傷がある間は剥離剤や皮膚被膜剤などに含まれるアルコールなどの化学物質が皮膚にとって刺激になることがあります。皮膚が治癒するまでの間だけでも非アルコール性のものを使用するほうがよいでしょう。

また，スキンケアの見直しを行う際には，ストーマ保有者が行っている方法を認めつつ，皮膚障害の原因が何であるか，治癒のためには，スキンケア方法の改善が必要であることを説明するようにしましょう。

Point 4 | 皮膚保護剤貼付部の安静を保つようにしよう！

皮膚はおおよそ 28 日周期で生まれ変わり，角質は垢となって剥がれ落ちます。皮膚保護剤貼付部に生じた皮膚障害の原因が装具の剥離刺激やスキンケア時の摩擦刺激である場合

は，角質が垢となる前に，無理やり剥がされてしまったことが大きく影響しています。

そのため，皮膚障害を治癒させるためには，できるだけ，皮膚への機械的刺激を和らげ，皮膚の安静を保つことが大切で，装具の交換間隔を通常より延長します。滲出液を伴う場合は，皮膚保護剤の膨潤（皮膚保護剤貼付部）の状況をみて装具の交換間隔を延長します。しかし，装具の交換間隔を延長すると，その分ストーマ近接部の皮膚保護剤の膨潤や溶解は進んでしまいます。そのため，筆者が行っている方法は，ストーマ近接部には，リング状にした板状皮膚保護剤やSISを含む練状皮膚保護剤を併用したりして装具の耐久性を高めるようにしています（**章末写真3-88を参照**）。

この場合に使用する装具はSISを含む強粘着性の長期連用型装具は避けたほうがよいでしょう。

Point 5　副腎皮質ステロイド剤の使用には注意しよう！

炎症反応が著しい場合は，副腎皮質ステロイド剤のローションなどを使用することもありますが，大切なのは，皮膚障害になった原因を除去することです。副腎皮質ステロイド剤は長期連用することによって皮膚の菲薄化や乾燥などの副作用をきたします（**章末写真3-89参照**）。また，軟膏やクリームは油分を含むため，装具の密着を妨げてしまうので注意しましょう。

❖引用・参考文献
1）日本ストーマリハビリテーション学会編：ストーマリハビリテーション学用語集 第2版，金原出版，2003．
2）三原一郎：発疹学と皮膚病理組織，小川秀興，他編：TEXT皮膚科学，pp.15-42，南山堂，1998．

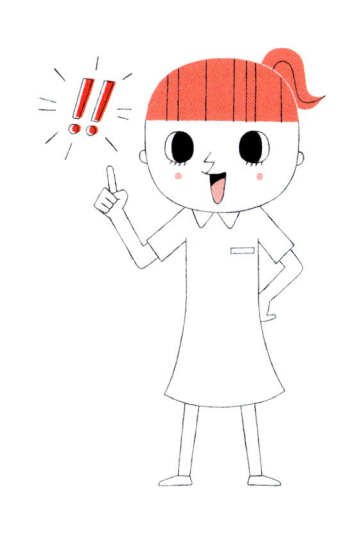

4 | ストーマ周囲皮膚障害

Q38

粘着テープ部に発赤や水疱, びらんがある場合はどのようにケアすればよい?

A >>> 粘着テープ貼付部の皮膚障害の原因は, テープの貼り方, 剥がし方によるものであることが多いです。まずは, テープの剥離方法, 貼付方法を確認し, 原因を明確にします。皮膚障害部位へのテープの貼付は中止し, 皮膚保護剤やドレッシング材で治癒を促します。また, テープの貼り方, 剥がし方を見直し, 今後, 再発しないように予防的スキンケアを導入しましょう。なお, 真菌感染を疑うときには, 必ず医師に報告しましょう。

Point 1 | 発赤や水疱, びらんの程度を観察しよう!

発赤とは, 細小動脈と毛細血管の拡張による色調変化をいいます[1]。水疱は表皮内あるいは表皮下およびその双方に形成され, 内容は血清である状態をいいます[2]。びらんは「表皮の一部から全部の欠損」をいいます[2]。

この皮膚障害がある場合に観察する点は, 発赤やびらんの範囲, 皮膚の浸軟の有無, 滲出液量などです。粘着テープ貼付部のみに起こっているのか, その範囲を超えているのか, 発赤に加えて真菌感染を疑うようなカンジダ様皮疹(膿疱)や落屑などを伴っていないかなども確認します。

Point 2 | 粘着テープの剥離方法, 貼付方法を確認し, 原因を明確にしよう!

粘着テープ貼付部の皮膚障害の原因には, ①伸び縮みする皮膚とテープで固定された皮膚の境界でのストレス, ②テープ剥離時の角質の損傷, ③発汗による皮膚の浸軟・細菌の繁殖, ④テープ中の刺激物質の侵入などがあります[2]。皮膚保護剤貼付部は肉眼的に確認できないほどの表皮の損傷をみとめても, 皮膚保護剤の吸水作用やpH緩衝作用, 創傷治癒作用などによって次の装具交換までには治癒すると考えられます。しかしながら, 粘着テープ貼付部にはそのような作用はなく, 角質の損傷によって滲出液がしみ出ると, 皮膚の浸軟が起こり, ひいては真菌感染など細菌の繁殖をみとめることもあります(**章末写真3-90を参照**)。また, 腹水が貯留している場合や黄疸をみとめる場合は皮膚が脆弱になり, 皮膚障害が起こりやすい状況にあります。

テープの貼り方による皮膚の緊張が原因の

182

場合はテープの辺縁部に水疱形成します。水疱やびらんをみとめる場合には，まずは貼り方を確認します。とくに，伸縮性のあるテープを使用して固定している場合や腹壁が突出しており，立位，臥位，座位時に腹壁の形状が著しく変化する場合には起こりやすいです。

テープ剥離時の角質の損傷が原因の場合は，テープ貼付部に発赤やびらんをみとめます（**章末写真 3-91 を参照**）。発赤をみとめる場合は，テープの剥がし方を確認します。皮膚被膜剤を使用しているか，乱雑に剥がしていないかなども確認します。テープの種類によっては入浴や発汗など水分を吸収すると，粘着性を増すものもあり，剥離後にテープ貼付部全体に発赤をみとめます。

Point 3　粘着テープ貼付部の発赤，びらんなどの部位に粘着テープを貼るのを一時中止しよう！

粘着テープ貼付部にすでに発赤，びらんなどの皮膚障害をみとめる場合は，そのままそこにテープを貼付すると，さらに皮膚障害は悪化します。

発赤のみの場合は，テープの貼付を一時中止することで自然に発赤は消退します。発赤の範囲が狭い場合は，その部位のみテープをカットして皮膚にテープを貼付しないようにします。また，その範囲が広い場合は，全面皮膚保護剤装具に変更することもあります。

一方，びらんの場合は，創傷治癒を促すために，創部に皮膚保護剤あるいは創傷被覆材を貼付します。皮膚保護剤にはハイドロコロイドドレッシング材同様に，創傷治癒作用があります。そのため，粘着テープ付き装具の場合は全面皮膚保護剤装具に一時的に変更したり，びらんの範囲が狭いのであれば，その部位にのみ板状皮膚保護剤や創傷被覆材を貼付してその上からテープを貼付することもあります。

全面皮膚保護剤装具に医療用粘着テープを追加して使用している場合は，テープを貼付しなければならない理由も確認し，それに対する対策を立てることも忘れてはなりません。たとえば，全面皮膚保護剤装具の辺縁部が溶解し，また固まることで硬くなり，刺激になるためにテープで保護していたり，装具が剥がれてしまうのではないかというストーマ保有者の不安であったりとテープを貼付している理由はさまざまです。なぜ，貼付しているのかということも確認しましょう。

Point 4　粘着テープの貼り方，剥がし方の見直しをしよう！

先に述べたように，粘着テープの皮膚障害の多くはテープの貼り方，剥がし方が関連しています。そのため，今後，皮膚障害が発生しないようにするためにもテープの貼り方と剥がし方を見直す必要があります。発汗時や入浴後にテープを剥離している場合は，できるだけ発汗が治まってから，あるいは入浴前にテープのみ剥がしておくとよいでしょう。また，乱雑にテープを剥がすことが原因の場合は，テープの剥がし方として皮膚を指で押さえながら，ゆっくりと剥がすよう指導します。そして，皮膚障害が治癒した後は皮膚被

膜剤を使用したほうがよいでしょう。

皮膚被膜剤は皮膚障害をみとめる部位に使用すると，その成分の化学物質によって皮膚障害を悪化させてしまうこともありますので，注意しましょう。

水疱形成をみとめ，テープの貼り方が原因の場合は，緊張がかからない方法でテープを貼付します。たとえば，座位ではなく，立位あるいは臥位で貼付するようにしたり，テープはなるべく短く切り，いくつかに分けて貼付するようにしたりします。

Point 5　真菌感染を疑う場合は，医師に報告しよう!

真菌感染を疑う場合は，まず医師に報告し，確定診断をつけてもらうことが大切です。真菌感染であると診断されたら，抗真菌剤の使用が必要です。抗真菌剤を使用する際には，できるだけローションタイプのものを使用するようにし，薬剤の水分が蒸散したら装具を貼付するようにしましょう。

❖引用・参考文献
1) 日本ストーマリハビリテーション学会編：ストーマリハビリテーション学用語集 第2版, 金原出版, 2003.
2) 三原一郎：発疹学と皮膚病理組織, 小川秀興, 他編：TEXT皮膚科学, pp.15-42, 南山堂, 1998.
3) 木之下隆士, 他：医療用粘着テープの知識, 日本創傷・オストミー・失禁ケア研究会, 4(2)：1-8, 2000.

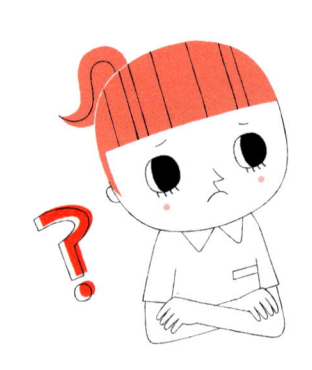

Q39 腸閉塞予防のために どのようなことに気をつければよい?

A >>> がん終末期では，がんの進行に伴う消化管の圧迫や閉塞，消化管を支配する神経障害などが原因でしばしば腸閉塞を発症します。このように腸閉塞の原因ががんによるものの場合は予防は困難ですが，排便や排ガスの有無，便の性状や量などの排泄状況や腹部膨満感の有無などを日頃から観察し，異常の早期発見に努めましょう。

Point 1 排便，排ガスの有無，便の性状，腹部膨満感などを観察し，記録しよう！

　ストーマ保有者や家族に1日のおおよその食事や水分摂取量，排便処理回数や量，便の性状，排ガスの有無，腹部膨満感の有無などを毎日観察して排泄状況を把握するように指導します。日々の状態を観察し記録しておくと，ストーマ保有者や家族が異常に気づくきっかけになり，早期に腸閉塞を発見することが可能になります。また，外来受診の際に主治医に記録を見せるように指導しておくと，病状の経過や腸閉塞の診断に役立ちます。
　腸閉塞の初期症状の一つに排便がないことがあげられますが，便秘と識別するための腸閉塞か否かのアセスメントでは，排ガスや腹部膨満，腹痛の有無なども確認します。ストーマ袋に脱臭フィルターが付いている製品を使用している場合は，排ガスがあっても自然に袋から抜けてしまうため，"排ガスなし"と誤って判断してしまうことがあります。排ガスが少ないと感じたら，脱臭フィルターを専用のシールや市販のビニールテープなどでふさぎ，袋の膨らみで排ガスを確認できるようにします（図1）。

Point 2 無理のない食事指導や排便コントロール指導をしよう！

　がん終末期では，①がんの進行による腸蠕動を促す神経の障害，腸管の圧迫，②脱水，食事や水分摂取量の低下，③薬剤（オピオイド，抗コリン剤，利尿剤，鉄剤など）の副作用，④その他，などさまざまな要因で便秘傾向になります[1]。便秘は腸閉塞を助長する可能性があるため，排便コントロールが重要です。しかし，厳格な食事療法や下剤などの薬物療法は，かえってストーマ保有者のストレスとなり便秘の要因になるため，無理のない指導

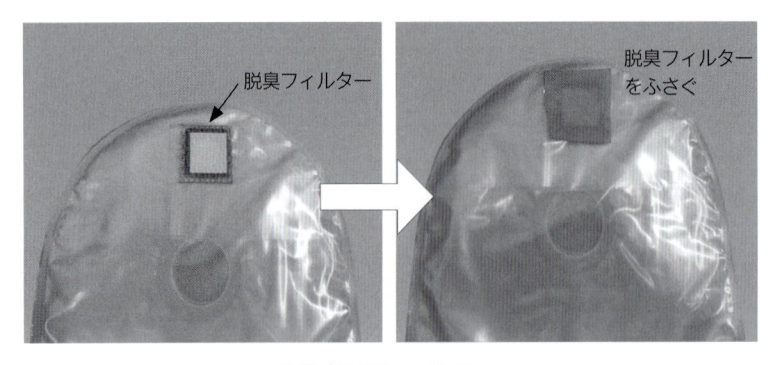

図1｜脱臭フィルター
脱臭フィルターはどのメーカーも袋の上部についています。ガスが自然に抜けないように，ビニールテープなどでふさぎます。

を行います。

　食事指導で留意する点は，消化の悪い食品や食物繊維の多い食品など食べてはいけないものばかりを強調した内容にしないことです。がん終末期では食欲不振になっている場合が多いため，腸閉塞を起こしやすい食品を一度に多量に摂取することはありません。一般的な腸閉塞を予防する内容よりも，どんな食品なら摂取できるか，あるいは楽しみながら食事がとれるようにするためにはどのような工夫がよいかなどをストーマ保有者や家族と一緒に考えながら食事指導を進めます。

　次に，便秘や硬便に対し薬物療法を用いた排便コントロールを行います。下剤は便秘に起因するもの以外の腸閉塞予防にはなりませんが，腸閉塞の重症化予防としては期待できます。がんの進行によりすでに消化管狭窄がある場合は，手術などの治療を行うまでの間，しばしば便の性状を軟便に維持することがあります。しかし，排便状況に関係なく医師が処方したとおりに下剤を内服し，過度の腸蠕動亢進や下痢，腹痛などを招いてしまうこともあります。便の性状や排泄回数をみて内服量や方法を調整できるように，「便の性状が硬い場合に飲み，水様便になったら中止する」「排便が3日なければ飲む」など具体的に下剤の使い分けや内服方法を説明します。

Point 3　腸閉塞の徴候がみられた場合の対処方法を指導しよう！

　排便や排ガスがいつもより少ない，全くないなどの症状に加えて，腹部膨満感，嘔吐，腹痛，発熱などの症状がある場合は，絶食にしてただちに病院を受診するように指導します。

✤引用・参考文献
1）田村恵子編：がんの症状緩和ベストナーシング，pp.134-139，学研メディカル秀潤社，2010．

Q40 消化管狭窄がある場合はどのようなことに気をつければよい？

A >>> 消化管狭窄は，消化管に発生したがんの進行や，ほかの臓器に発生したがんの消化管への浸潤，壁外圧迫によって発生します。狭窄の程度により腸閉塞を起こしやすいため，消化管狭窄と診断された場合はただちに画像診断や症状から腸閉塞の有無を確認し，対応策を考える必要があります。腸閉塞に至っていない場合は，狭窄部に便塊が詰まらないように便性を軟らかくコントロールすることが重要です。

Point 1 | 消化管狭窄に対する治療方法について知っておこう！

がんに起因する消化管狭窄では，狭窄部位やがんの進行度，病状などによって治療方針が決定します。まず，狭窄の原因となっているがんの切除，新たなストーマ造設，バイパス術など，便の通り道を確保する外科的治療が検討されます。しかし，がん終末期では腹膜播腫や腹腔内転移などで狭窄部位が複数に及ぶ場合や，全身状態が悪く手術不適応な場合もあり，しばしば外科的治療が困難なことがあります。

このように手術ができない場合は，腸閉塞の合併の有無によって治療法が変わります。

Point 2 | 腸閉塞に至っていない場合は，便の性状をコントロールしよう！

腸閉塞の徴候がない場合は，狭くなった部分に便が詰まらないように，便の性状を軟らかく保つ排便コントロールを行います。便を軟化させる酸化マグネシウムなどの塩類下剤による薬物療法や，フードブロッケージを起こさないように食物繊維の少ない食品や濃厚流動食のみ摂取するなどの食事療法で便の性状をコントロールします。

Point 3 | 腸閉塞をきたしている場合は，絶食と減圧療法をする可能性について知っておこう！

すでに腸閉塞を起こしている場合は，絶食とイレウス管の挿入によって減圧療法が行わ

れます。しかし，がん終末期における保存的な減圧療法は，複雑な病態により治療の難易度が高く，十分に症状緩和が図れないことがあるほか，狭窄に対する根本的な療法とならないため最期まで減圧療法を継続しなければいけないという厳しい特徴があります。

Point 4 減圧胃瘻について知っておこう！

イレウス管留置による鼻腔や咽頭の不快感や絶食による食べられない苦痛を軽減する目的で，しばしば減圧胃瘻が造設されます。減圧胃瘻が造られると水分や流動食しか摂取できない，栄養補給効果にはならないなどの制限はありますが，経口摂取が可能となり，患者は食事を楽しむことができます[1,2]。また，この時期，ストーマ保有者を支援できるケア内容は少なくなり，家族は無力感を感じることがありますが，「食事を工夫する」という方法で，ストーマ保有者を支援できます。

このように，がん終末期では，消化管狭窄や腸閉塞があってもストーマ保有者・家族の苦痛を緩和するために，可能な限り経口摂取が行えるような治療方針をとります。

❖引用・参考文献
1) 森田達也, 他編：＜秘伝＞臨床が変わる緩和ケアのちょっとしたコツ, pp.117-119, 青海社, 2010.
2) ストーマリハビリテーション講習会実行委員会編：ストーマリハビリテーション—実践と理論, pp.319-322, 金原出版, 2006.

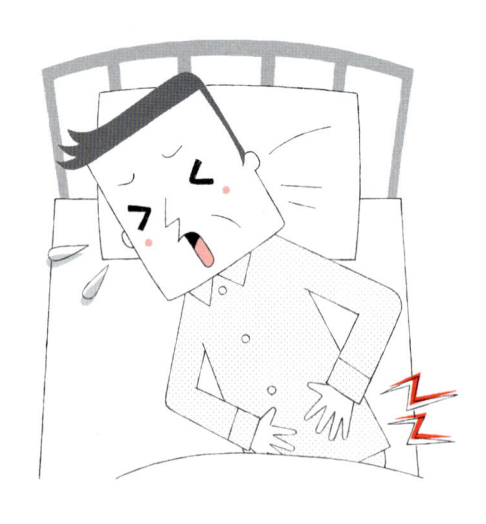

Q41 オピオイドを使用している場合はどのようなことに気をつければよい?

A >>> オピオイドの副作用がストーマケアに影響を及ぼしていないか観察します。とくにオピオイド開始時期や増量時などに副作用の症状が強くなることがあり,注意が必要です。

Point 1 オピオイドの主な副作用について覚えておこう!

オピオイドは必ず副作用が出るといっても過言ではありません。そして,副作用の多くは,症状が強くなるとストーマケアに影響を及ぼします。まずはどのような副作用があるのか知っておきましょう(表1)。

Point 2 傾眠やせん妄状態のときは,排泄処理や装具交換がスムーズにできているか観察しよう!

オピオイドの開始時期は,痛みによるストレスからの開放で眠気が強くなることがあります[1]。眠気はオピオイドの耐性出現により改善することがありますが,せん妄は薬の変更などの対策が必要です。いずれにしても症状が強い時期は,排泄物処理を適切なタイミングで行えずに漏れてしまう場合や,装具交換の日程を忘れる,排泄物の処理や装具交換の途中で眠ってしまう,適切なケアができずストーマ袋や衣類を汚すなどのトラブルを起こすことがあります。このような状況では,家族による支援や訪問看護などの公的支援が必要です。

表1 | オピオイドの主な副作用とストーマケアへの影響

副作用	ストーマケアへの影響
便秘	便塊が大きくなり,ストーマからの排泄が困難
悪心・嘔吐	排泄物の臭気で症状を誘発し,排泄処理や装具交換が困難
眠気	排便処理や装具交換の途中で眠ってしまい,ケアが中断
ふらつき	トイレまで歩いていけない
せん妄	ストーマ管理が不能となる

表2 | 便秘対策に使用される下剤例

分類	薬剤	主な作用
塩類下剤	酸化マグネシウム	便を軟化させる
	硫酸マグネシウム	
膨張性下剤	カルメロースナトリウム	
糖類下剤	ラクツロース	
大腸刺激性下剤	センナ葉エキス	大腸を刺激して，腸蠕動を促進する
	ピコスルファートナトリウム	
	ダイオウ	

Point 3　便秘に対して排便コントロールをしよう！

　便秘は，最も出現しやすいオピオイドの副作用の一つです。がん終末期では，オピオイドの影響だけでなく，食欲不振による食事摂取量の低下や脱水，利尿剤や鉄剤の内服，活動性の低下などさまざまな要因が重複して便秘になる傾向にあります[2]。便秘によって食欲不振や腹部膨満感を助長するほか，大きな便塊が栓となり腸閉塞になることもあります。ストーマケアにおいては，腹部膨満時に腹圧の上昇でストーマ脱出を起こす可能性があります。そのほか，筆者の経験では便秘によって大きくなった便塊の排泄時に，ストーマ径が大きくなり，ストーマ粘膜の損傷を起こしたことがあります。

　オピオイドによる薬物療法中は，排便状況に応じた下剤を適切に使用することが重要です（表2）。

Point 4　ストーマケア支援策を考えよう！

　オピオイドが開始になったら，前述のようなトラブルを防止するために，家族に排泄物処理の方法やタイミング，ストーマ装具交換などのストーマケア方法や支援の必要性を説明します。

　ストーマ保有者に余力があり，動ける間は，このような支援は見守る姿勢で行います。しかし，近年家族も子育てや仕事などで忙しい場合や，本人と別居，支援できるキーパーソンがいないなどなかなか家族の支援を受けられないことがあります。その場合は公的支援を利用しますが，日々の排泄物処理に対する支援対策が不十分になることがあり，訪問看護だけでなく，介護ヘルパーによる排泄支援なども検討する必要があります。また，オピオイドによる薬物療法中はふらつきによる転倒，入浴中の溺水などの事故防止策として，なるべくストーマ保有者を1人にする時間を少なくするように支援することが重要です。

❖引用・参考文献
1）田村恵子編：がんの症状緩和ベストナーシング，pp.53-55，学研メディカル秀潤社，2010．
2）堀夏樹編著：緩和ケアゴールデンハンドブック，pp.96-97，南江堂，2006．

Q42 便臭に加えて悪臭が強い場合はどのようにケアすればよい?

A >>> 確実なストーマ管理を行う, 排泄物の処理回数を増やして臭いの原因となる排泄物をためないようにする, 消臭剤や脱臭剤などの消臭グッズを活用する, 環境整備をする, 換気を十分に行う[1]などの臭気対策を行います。

Point 1 悪臭の発生源について知っておこう!

便臭は, 糞便や腸管内ガスに含まれる硫黄化合物によるもので, もともと刺激のある臭いを発します。この便臭に加えてがん終末期では, 腸管内やストーマ部, ストーマ周囲皮膚に発生したがんの壊死過程に伴う代謝産物, 脂肪酸類による腐敗臭がもとになり, これに嫌気性菌の感染が関与して悪臭となる場合があります[1,2]。

Point 2 ストーマ装具による確実なストーマ管理ができているか確認しよう!

ストーマ装具を使用したパウチング法によって, ある程度の消臭効果が望めますが, 装具が皮膚に密着していない場合や, 不適切な排泄物の処理方法によってストーマ袋の不織布や衣類を排泄物で汚してしまうなどのトラブルで臭うことがあります。まずは適切なストーマ管理ができているか観察します。確実なストーマ管理ができていても臭う場合は, ストーマ袋に付属する脱臭フィルターが閉塞してフィルター部から臭いが漏れていることがあるため, フィルターをテープで閉鎖するか, 新しいストーマ袋に交換する, 詰まりにくいフィルターを採用しているメーカーの装具に変更するなどして対応します。

Point 3 排泄物処理回数を増やしてストーマ袋内に排泄物ためないようにしよう!

排泄物の処理をこまめに行い, 悪臭の原因となる排ガスや糞便などを袋にためないようにします。

5 | 日常生活支援

表1 | ストーマの臭気対策に用いられる主な消臭剤や脱臭剤

用途	商品名（メーカー名）
ストーマ袋内に入れるもの	アダプト消臭潤滑剤（ホリスター）
	デオドロップ（コロプラスト）
	ダンサック消臭液ノドール S（ダンサック）
	バニッシュ（スミスアンド・ネフューウンドマネジメント）
	デオファインパウダー（アルケア）
空気中に散布するもの	m9 消臭スプレー（ホリスター）
	N-118（OH-10）（クインテクス）
	メディエアー（バード）
ストーマ袋を覆うもの，シート	マルチ消臭シート（セーレン）
	オドレスシート（アルケア）
	デオシート（ユニチャーム）
ストーマ袋を覆うもの，下着	ガスメディックパンツ，おならぱんつ
シーツの下に敷くもの	アスカム健康シート（アスカム）

Point 4 | 消臭グッズを活用してみよう！

消臭グッズには，大きく分けて①ストーマ袋内に滴下するもの，②空中に散布するもの，③ストーマ袋を覆ったり，シーツの下に敷くもの[3]，④下着[4]，⑤室内に設置するものなどがあります（表1）。悪臭に対して，香水などの強い臭いで覆い隠そうとすることがありますが，臭いが重なってさらに悪臭となるため推奨できません。

Point 5 | 定期的に環境整備と換気を行おう！

ベッド周りの拭き掃除やシーツ・衣類の洗濯をこまめに行います。

❖引用・参考文献
1) 松原康美：がん患者の創傷管理―症状緩和ケアの実践，pp.38-42, 照林社, 2007.
2) 堀夏樹編著：緩和ケアゴールデンハンドブック, pp.128-129, 南江堂, 2010.
3) 日本看護協会認定看護師制度委員会創傷ケア基準検討会編：瘻孔・ドレーンのケアガイダンス（創傷ケア基準シリーズ 2), pp.179-184, 日本看護協会出版会, 2006.
4) 穴澤貞夫, 他編：排泄リハビリテーション―理論と臨床, pp.301-303, 中山書店, 2009.

Q43 外出や旅行する場合はどのようなことに気をつければよい？

A >>> ストーマ保有者が安心して外出や旅行に行けるように，家族にも装具交換や排泄物の処理の方法を習得してもらいます。ストーマ装具交換に必要な物品を携帯するように準備して，緊急時に備えます。

Point 1　家族に装具交換，排泄物の処理方法，排泄物の処理のタイミングなどを習得してもらおう！

　外出や旅行は，家族が装具交換や排泄物の処理が行えるようになってから開始します。外出や旅行では，普段よりも座位になっている時間が多い，トイレが見つからず適切なタイミングで排泄物の処理が行えないなど装具装着に影響するトラブルが発生して，出先で排泄物が漏れて装具交換を余儀なくされる場合があります。さらに，通常はストーマ保有者がストーマケアを行える状態であっても，緊急時は気が動転してうまく行えない場合もあります。このような事態にならないよう，同伴する家族が排泄物の処理を定期的に促して排泄物の処理のタイミングを図ったり，緊急時に支援できるように備えておくことが重要です。

Point 2　行く先にオストメイト対応トイレがあるかなどを調べよう！

　オストメイト対応トイレとは，装具交換や排泄物の処理をしやすい広いスペースが確保されているほか，鏡や手洗い，準備した製品などを置くカウンターなどが配備されているトイレです。トイレの入り口や案内に表示されているオストメイトマーク（図1）が目印です。病院や空港，駅，高速道路のサービスエリア内などのトイレに設置されているほか，最近ではショッピングモールや新幹線の中にもあります。

　全国のオストメイト対応トイレの設置場所は，パソコン（http://www.ostomate.jp/）や携帯電話（http://m.ostomate.jp/）から検索できるようになっています[1]。

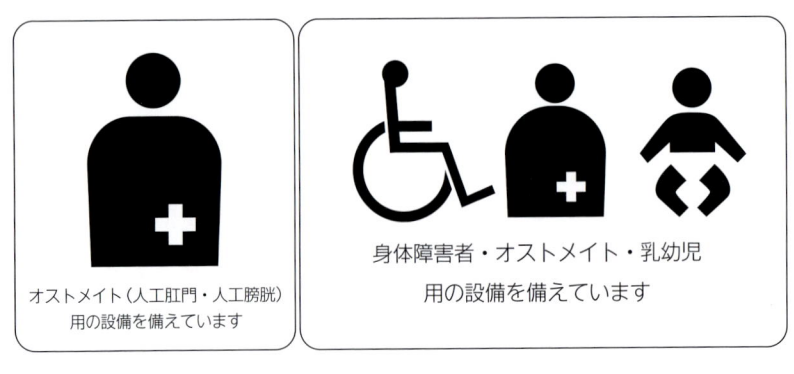

図1 | オストメイトマーク

Point 3 装具交換に必要な物品をコンパクトにまとめて携帯しよう！

装具一式（自由開孔の面板を使用している場合はカットしておく），濡れティッシュ，乾いたキッチンペーパー数枚，不透明なビニール袋，下着などをまとめて携帯します。

外出先で装具交換を行う場合は，皮膚の洗浄ができません。濡れティッシュで汚れた皮膚を清拭するように指導します。最近では，携帯用の拭き取りタイプの洗浄クリームも市販されています。宿泊旅行の場合は，日程にもよりますが1〜2回分多めに準備しておくとよいでしょう。

Point 4 外出先や旅行先で体調を崩した場合に備えておこう！

がん終末期の場合，外出や旅行によって普段よりも活動量が増加し，倦怠感や痛みの増強など体調を崩すことがあります。事前に，出先で体調を崩した場合の相談方法や対処方法を医師に確認しておきます。

❖引用・参考文献
1) 日本オストミー協会ホームページ．http://www.joa-net.org/contents/wc/index.htm

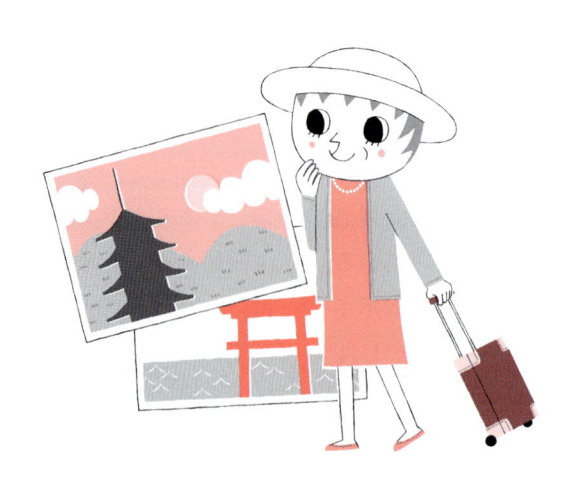

Q44 ストーマ装具の購入ではどのようなことに気をつければよい？

A >>> がん終末期では，全身状態によってストーマやストーマ周囲の変化，ストーマ合併症の発症，ストーマケア実施者の変更（セルフケア困難となり家族や医療者が行う）などのさまざまな理由で，しばしばこれまで使用していたストーマ装具の変更を余儀なくされます。よって，ストーマ装具は変更しやすいように，1カ月単位で購入するとよいでしょう。

Point 1　ストーマ装具の購入は1カ月分にするように指導しよう！

　ストーマ保有者や家族に，ストーマ状況が変化しやすく装具変更の可能性があることを十分に説明し，ストーマ装具の購入は1カ月分のみにするように指導します。

　1カ月分の装具量は，装具交換間隔によっておおよその量（必要枚数）が決まります。たとえば，4日ごとの交換間隔（中3日交換）では，1カ月分に換算すると装具は8枚必要です。しかし，ストーマ装具は品質管理の関係上，箱単位でしか購入できないため，1箱10枚入りの製品では1箱，1箱5枚入りでは2箱購入します。製品によって1箱に入る装具の枚数が異なるため，パンフレットで確認します。①製品名，②製品番号，③1箱に入る装具の枚数，④購入数，⑤金額などを具体的に紙に書いて説明するとよいでしょう。

Point 2　医療者から代理店に状況を簡単に説明しよう！

　ストーマが変化しやすい状況にあり，ストーマ保有者や家族に1カ月分ずつ装具を購入するように指導していることを代理店に説明しておきます。個人情報保護法にふれないように，詳細な病状の説明はしないように注意しましょう。

5 | 日常生活支援

Q 45 ストーマ外来ではどのようなことを観察していけばよい?

A >>> ストーマ外来では，ストーマの局所状態だけでなく，身体面，社会面（家族の支援や公的支援状況），精神面などの全身的な観察が必要です。

Point 1　ストーマ局所状況を観察しよう!

ストーマやストーマ周囲状況に変化がないか，ストーマ合併症を発症していないかなどを観察します。加えて，今後予測されるストーマの変化や合併症を説明し，対応策などを指導しておきます（**詳細はchapter3のQ26〜38を参照**）。そのほか，普段の装具交換間隔を確認し，設定した間隔で予定交換ができているか，ストーマ袋や衣類に排泄物の付着がないかなどを確認し，日々の排泄ケアが適切に行えているかアセスメントします。

Point 2　身体面をアセスメントしよう!

ストーマに関するセルフケア能力の有無を中心にアセスメントします。トイレまで自立して歩行できているか，ストーマ袋にたまった排泄物をタイミングよく確認できているか，抗がん剤の副作用による手のしびれ，手指の皮膚障害などにより排泄物の処理能力の低下がないか，あるいは，排泄物の処理能力があってもがんの進行による身体機能の低下からケアがストーマ保有者本人の負担になっていないかなどを観察します。

Point 3　社会面をアセスメントしよう!

ストーマケアに関するセルフケア能力が低下すると，装具交換に対する支援策（家族支援や訪問看護など）ばかりに目が向き，日々の排泄物の処理に対する支援策がとられていない場合があります。「ストーマケア＝装具交換」の認識が強いのが現状です。たとえば，セルフケアが困難なストーマ保有者の退院支援では，よくストーマ装具交換の曜日を決めて家族や訪問看護などで支援するように計画されます。ところが，キーパーソンとなる家

族が仕事をしていて，日中はストーマ保有者1人になり，タイミングよく排泄物の処理が行えない，あるいは適切な処理が行えないなどの理由で，ストーマ袋に容量を超える排泄物が充満し破裂するなどのトラブルを生じ，日々のストーマ管理が不良となることがあります。訪問看護やホームヘルプサービスなどの公的支援を利用していても，入院中のように常時支援できるわけではないため，ストーマ保有者が1人になる時間帯があると，その時間帯にトラブルが発生してしまう可能性があります。

　がん終末期では週単位，1日単位で患者の身体状況が変化しやすいため，頻繁に家族や訪問看護師などとカンファレンスをもち，介入方法や訪問時間などの再調整が繰り返し必要です。

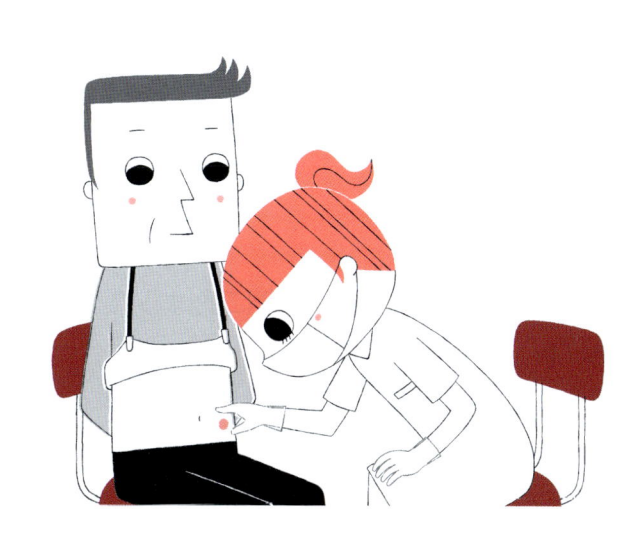

6 | 社会福祉サービス

Q46

がん終末期のストーマ保有者が受けられる社会福祉サービスには何がある？

A >>> ストーマ保有に伴う身体障害者手帳制度や社会福祉サービスに加えて，がん終末期の時期に利用できるサービスが受けられるという考え方になります。がん終末期ストーマ保有者が受けられるサービスには日常生活支援や介護を受けられる「介護保険制度」あるいは「自立支援制度」，療養上，医療の支援が受けられる「訪問診療」「24時間体制の訪問看護ステーション」の利用，経済的保障を受けられる「公正証書」の作成などがあります。今まで利用していなかったサービスをうまく活用することで，入院医療を必要としない段階で「生活の質（QOL）」を落とさず，療養の時間をより確保することができます。

Point 1 | 日常生活に支援や介護が必要な場合に受けられるサービスについて知っておこう！

「がん終末期」には，「日常生活の支援や介護がどの程度必要か」を考える必要があります。今まではなんとか自分でできていたこと一つひとつが，1人では困難になってきます。そこで，考えられるサービスとしては，①40歳以上なら，介護保険制度（**詳細はchapter3のQ49参照**），②39歳以下なら，身体障害者手帳による自立支援制度，③自費での民間サービスなどが考えられます。

Point 2 | 療養上，医療の支援が必要な場合に受けられるサービスについて知っておこう！

通院が困難，待ち時間が長くて待てない，病院に行かない日や夜間に何かあったときにすぐに病院に行けない，救急車を呼ぶのは大げさなので，つらくても我慢してしまうなどの状況や，医学的な管理を必要とする場合は，①医師による往診としての「訪問診療」，②24時間体制の「訪問看護ステーション」などが利用できます。

Point 3　経済的保障について知っておこう!

　身体障害者手帳の3級以上では,医療費の助成を受けることができます。そのため,「身体障害者手帳の上級申請ができるかどうか」は医療費負担の軽減を検討することにつながります。また,「障害年金申請が新たにできるかどうか」は,生活保障についての再検討になります。

　そして,忘れてはならないのは,自分の死後に残された財産や家屋の処分のことで密かに悩んでいる患者も多いということです。このことは,身近な医療者にはなかなか話しづらいものです。できればソーシャルワーカーなどの相談窓口を紹介しながら,個別の不安や社会生活上の相談ができることを患者に知らせることも大切な支援です。公正証書(遺言書)の作成,成年後見制度の利用など,自らの意思表示が不十分になった時点で代行してくれる存在を必要としている人もいることを覚えておきましょう。

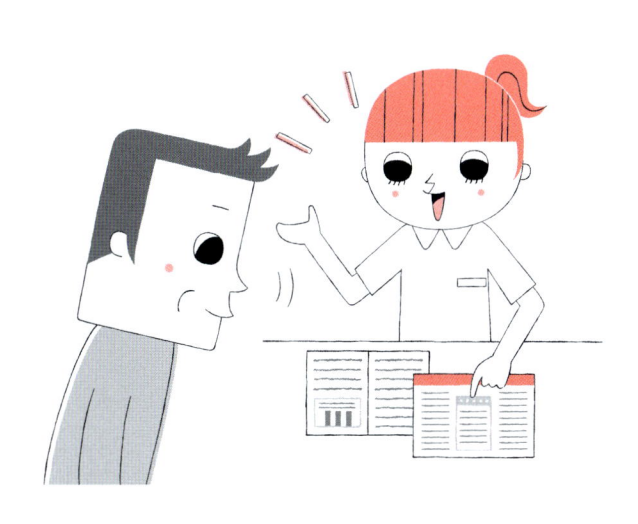

6 | 社会福祉サービス

Q47 社会福祉サービスを紹介する時期はどれくらいがよい?

A >>> ①日常的に行うセルフケアが十分できなくなったとき,②がんの積極的治療が終了したとき,③ストーマ保有者,家族が希望したときが考えられます。

Point 1 | 入院中・外来通院中に観察し,日常生活の支援が必要か判断しよう!

ストーマ保有者が①日常的に行うセルフケアが十分できているか,②化学療法などの治療状況,痛みや倦怠感などの身体症状はどうか,③家族,家屋環境の変化はないかを観察,情報収集して日常生活の支援が必要かどうか判断します。そして,日常生活においていつ,どのような場面でどのような支援があれば,生活の継続が可能なのかを一緒に考えましょう。

Point 2 | 身体症状の変化を予測し日常生活や医療の支援が必要か判断しよう!

がんによる苦痛症状や抗がん剤の副作用がある,積極的な治療が終了したときなどでは,「今の状態」だけではなく,今後「予測される状態」を考えることも大切です。そして,ストーマ保有者や家族に,どのような社会福祉サービスを今後利用できるのかをあらかじめ伝えておくことが必要です。こうすることで,必要な時期にストーマ保有者や家族が相談しやすい環境を整備できます。とくに,外来,ストーマ外来,外来化学療法室間で連携をとっていきましょう。

Point 3 | ストーマ保有者,家族が希望したら,サービス利用につなげよう!

医療者に何らかの不安を訴えた場合や,必要だと考える支援の相談があった場合には,ストーマ保有者や家族の話をきちんと聴き,サービス利用につなげます。そして,情報提供できる体制を作っておきましょう。医療機関内で,どこの部門の,どの職種が担うのかをきちんと決めておくことが必要です。また,情報に偏りがないように,できれば事前に病院内で提供すべき情報を資料として作成し,いつでも渡せるようにしておきます。資料は1つのテーマをA4サイズ1枚にまとめ,差し替えもしやすいように工夫したりします。

Q 48 身体障害者手帳の制度を紹介する場合にどのようなことに気をつければよい?

A >>> 「身体障害者手帳の制度の基礎知識をもつこと」と「ストーマ保有者本人の気持ちを考える」ことです。

Point 1　身体障害者手帳の制度の基本について知っておこう!

　ストーマ保有者の場合は，結腸や回腸ストーマ，尿路ストーマを保有した時点で4級，排尿障害等の状態やダブルストーマを保有した時点などで3級を取得することができます。また，腎瘻や膀胱瘻などの尿路変向も4級以上の申請が可能です。身体障害者手帳の制度では，所持している人に対していくつかのサービスがあります。障害をカバーするために使用する道具の「給付」から，日常生活の支援を行う「自立支援法に基づくサービス」もあります。手帳の申請がどんなサービス（**表1**）につながっていくのかを医療者がしっかり理解したうえで，ストーマ保有者・家族にもそのことを理解してもらい，手続きを行っていけるように支援します。留意点としては，40歳以上は，身体障害者手帳の制度より「介護保険制度」が優先されることです。

Point 2　ストーマ保有者の「気持ち」について理解しよう!

　ストーマ保有者の気持ちとは，「身体障害者手帳」の申請をすることで「自分が障害者になる」という意識が自分を苦しめることがあることです。こうしたストーマ保有者の心情を医療者はよく理解する必要があります。「障害者」という概念に対して抵抗のある人やない人などさまざまな価値があります。自分が今まで生きてきたなかで培った価値観が，いざ自分がその立場になったときにあらわれてきます。その場合は，ストーマ保有者の気持ちに耳を傾けること，「手帳は制度を利用するうえでの出発点になるものであって，手帳を所持しているかどうかは外見ではわからないものであること」「大切なのは，障害の証明をこれからの生活の中で生かしていくか，必要ないかを自分で選択すればよいこと」などを「伝える」ことです。

　本人と違う価値観を提示することで，今までとは違う考え方を新たにもつ機会になることもあります。ただし，手帳の申請を説得す

6 | 社会福祉サービス

表1｜身体障害者手帳制度などの基礎知識

①**身体障害者手帳制度の基礎知識をおさえよう！**
「身体障害者手帳」とは，身体障害者が健常者と同等の生活を送るために最低限必要な援助を受けるためのいわば「証明」となるものです。
- **対象となる障害**
  視覚障害，聴覚障害，音声・言語機能障害，そしゃく機能障害，肢体不自由，心臓機能障害，呼吸器機能障害，じん臓機能障害，ぼうこう直腸機能障害，小腸機能障害，免疫機能障害，肝臓機能障害の12種類。
- **等級**
  最高度は1級。障害を複数持つ場合は各部位に対して個別に等級がつき，その合計で手帳等級が決定します。
- **給付内容**
  有形無形のサービスがある。各種障害共通のものと，障害の特殊性に応じて利用できるものとがあります。
  - 税金の控除・公共料金の割引・手当の支給・補装具・義肢の交付・福祉用具の給付・医療費の助成（3級以上）・住宅改修費の助成・ホームヘルパー派遣（障害者自立支援法）・訪問入浴サービス（障害者自立支援法）など。

②**障害者自立支援法とは**
障害者の地域生活と就労を進め，自立を支援する観点から生まれた法律。障害の種類（身体障害，知的障害，精神障害）にかかわらず，共通の制度で共通の福祉サービスの提供を行うものです。主なサービスには，ホームヘルプサービス，ショートステイ，入所施設などの介護給付費および自立訓練，自立支援医療などがあります。

③**介護保険制度が優先される！**
65歳以上と40歳以上で特定疾病（末期がん）は，手帳を所持していても「介護保険制度が優先されます。終末期においては，39歳以下の場合に要検討ということです。

るようなかかわりは避けなければなりません。これからを生きる本人が自ら主体的に選択し，一歩を進めることはとても大切なことだからです。こうしたプロセスを大切にして，医療者の価値観を押しつけないようにしましょう。

Point 3 「障害」と「障がい」の表現の違いを考えよう！

当事者団体より自分たちは「害」をなす存在ではない，という思いが込められた「障がい」という表現です。医療機関でも表現方法について議論する参考にしてください。

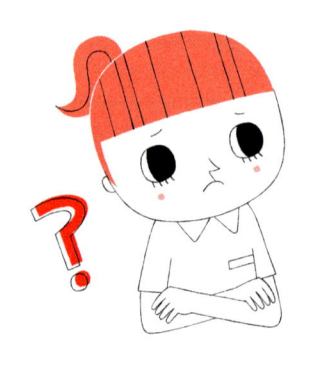

Q49 介護保険サービスはどのように利用するの？

A >>> 介護保険を受けられるのは65歳以上の人と，40〜64歳のうち，16の特定疾病（**表1**）に罹患している人です。がん終末期の場合は，「介護保険主治医意見書」に「末期がん」と記載すると対象となります。介護度の認定を受けた後，その結果によって居宅介護支援事業所（ケアマネジャー）あるいは地域包括支援センター（または地域包括支援センターが委託した居宅介護支援事業所）が介護保険サービスをコーディネートします。

Point 1 介護保険制度の要件について知っておこう！

介護保険を受けられる対象者は65歳以上の人と，40〜64歳のうち，16の特定疾病（**表1**）に罹患している人です。まずは，介護保険料を一定の要件で納めていることが大切な要件となります。40歳以上，65歳未満のストーマ保有者の場合は，主治医が「介護保険主治医意見書」に「末期がん」と記載することで，対象になります。この場合に「がん」の病名だけでは審査が通りませんので注意しましょう。また，余命の記載は不要であることも知っておきましょう。いずれの場合もサービス利用の1割負担が原則です。

Point 2 介護保険制度の申請方法について知っておこう！

申請窓口は，「市町村」または「地域包括支援センター」となります。申請後に利用者の心身の状態について訪問調査が行われます。また，市町村より主治医に直接「主治医意見書」が送付され，意見の記載が求められます。訪問調査と主治医意見書をもとに，審査会が開催され，介護度の認定結果が出ます。申請から決定まで約1カ月かかります（**表2**）。

Point 3 介護保険制度の介護度について知っておこう！

介護保険制度では，その程度について一番軽い「要支援1」から一番重い「要介護5」までの7段階で認定されます。認定内容によって，1カ月に利用できる費用が決まります。

6 社会福祉サービス

表1 40～64歳で介護保険の対象となる16の特定疾病

・初老期における認知症	・閉塞性動脈硬化症	・糖尿病性腎症・網膜症・神経障害
・脳血管疾患	・慢性閉塞性肺疾患	・進行性核上性麻痺，大脳皮質基底核変性症およびパーキンソン病
・筋萎縮性側索硬化症	・関節リウマチ	
・多系統萎縮症	・後縦靱帯骨化症	・末期がん
・脊髄小脳変性症	・脊柱管狭窄症	・両側の膝関節または股関節に著しい変形を伴う変形性関節症
・早老症	・骨折を伴う骨粗鬆症	

表2 介護保険申請の手順

①申請	市町村，地域包括支援センターが窓口になる
②心身の状態を調査	・認定調査 本人の心身の状態を調べるため，認定調査員が訪問する ・主治医意見書 主治医の医療機関に市町村から依頼する
③どのくらい介護の労力が必要か審査し，認定	・1次判定 認定調査の結果をコンピュータで分析する ・2次判定 専門家からなる審査会において，①1次判定の結果，②認定調査の特記事項，③主治医意見書を用いた審査を行う ・認定 審査会の判定をもとに，市町村が介護度の判定を行う
④認定結果通知が届く	・要介護（1～5）→介護給付 ・要支援（1，2）→予防給付 ・非該当

　また，認定結果によりサービス利用時のコーディネーターが異なります。要介護は居宅介護支援事業所（ケアマネジャー），要支援は地域包括支援センター（または地域包括支援センターが委託した居宅介護支援事業所），非該当は地域包括支援センターによる市町村独自の高齢者サービスの利用となります。

Point 4 がん終末期における介護保険制度利用の注意点について知っておこう！

　サービスの利用は，申請と同時に可能ですが，認定結果が出ていない期間中は，利用者の費用負担が保険の範囲内でできるのか，自費負担が出てくるのか予測困難です。そのため，利用したいときに認定結果が出ているよう，申請のタイミングが非常に重要になります。また，がん終末期の場合，心身の状態が短期間に変化することが多く，調査した時点と決定した時点で状態に大きな隔たりが出てくることもあります。介護保険の介護度は，決定されても随時「区分変更」が可能ですので，がん終末期では利用するサービス量や利用者の状態によって，随時変更手続きをしていくことがあります。

　がん終末期の場合，サービスの中の「訪問看護」や「訪問診療」については介護保険より医療保険が優先となります。

Q50 生活保護を受けている場合はどのようなサービスが受けられる?

A >>> 生活保護法による最低生活の保障は7種類の扶助があります。「生活保護は最後の砦」といわれており，他の法律，制度，人など本人を支援するありとあらゆるものを活用し，なお足りないところを補うという考え方であることを再度おさえておきましょう。

Point 1 | 7種類の扶助があることについて知っておこう!

生活保護法による最低生活の保障には7種類の扶助があり，「生活扶助」「住宅扶助」「教育扶助」「医療扶助」「出産扶助」「失業扶助」「葬祭扶助」があり「金銭」で給付する場合と「現物」で給付する場合があります（表1）。

Point 2 | ストーマ装具に関する「医療扶助」について知っておこう!

生活保護を受けているストーマ保有者の中でも，すべて必要な医療を生活保護法の「医療扶助」で受けている場合と，ストーマ装具の購入について生活保護法の「医療扶助」で助成を受けている場合とがあります。生活保護法では，法律すべてを活用しても，なお，その人の最低生活を支えることができない部分を「生活保護法」で支援するという考え方をするため，身体障害者手帳を取得しているストーマ保有者の場合は，「身体障害者福祉法」が優先となります。

また，在宅療養中で栄養補給やオムツを必要とする人には，生活保護法で「加算」や「一時扶助」される場合があります。このような必要性がある場合は，生活保護担当者に報告し，加算等の対象になるかどうか尋ねましょう。

Point 3 | 死後に受けられる「葬祭扶助」について知っておこう!

死後は「葬祭扶助」を受けることができます。生前は「生活保護」を受けて生活を支援していても，死後の葬祭やお墓のことは親族で対応する場合もあり，親族がいる場合は，親族の意思を尊重した対応をします。

6 | 社会福祉サービス

表1｜生活保護法による7種類の扶助

最低生活費		
	生活扶助	第1類　個人単位の経費（食費・被服費など） 第2類　世帯単位の経費（光熱費・家具什器など）＋地区別冬期加算 **入院患者日用品費　人工栄養費** **各種加算**　①妊産婦加算，②老齢加算，③母子加算，④障害者加算，⑤在宅患者加算（在宅の傷病者で栄養補給を必要とする者），⑥放射線障害者加算（原爆被爆者に対するもの），⑦児童養育加算 **期末一時扶助**　年末における特別需要に対応 **一時扶助**　保護開始時，出生，入学，入退院時などに際して必要不可欠な物資を欠いており，かつ緊急やむを得ない場合に限って支給 ＊オムツが含まれます。介護保険法で一定の要介護度以上で支給される場合は，まず介護保険を活用します。
	住宅扶助	家賃・間代・地代 住宅維持費　現に居住する家屋の補修または建具，水道設備などの従属物の修理のための経費
	教育扶助	**一般基準**　学校給食費　通学交通費　教材代
	医療扶助	入院または通院により治療を必要とする場合，指定医療機関に委託して行う給付。入院，診療，投薬，注射，手術，交通費（移送費），輸血，眼鏡・ストーマ装具等の治療材料など ＊ストーマ装具は身体障害者手帳を取得するまでの間に適応されることが多い扶助です。身体障害者手帳取得者は手帳からの助成となります。
	出産扶助	居宅分娩　施設分娩
	生業扶助	生業費　生計の維持を目的とする小規模の事業を営むための資金又は生業を行うための器具，資料代 技能習得費　生計の維持に役立つ正業に就くために必要な技能を習得する経費 就職支度費　就職のため直接必要とする洋服類，履き物などの購入費用
	葬祭扶助	葬祭にかかわる費用

＊このほか，勤労控除，救護施設，厚生施設入所者についての基準があります。

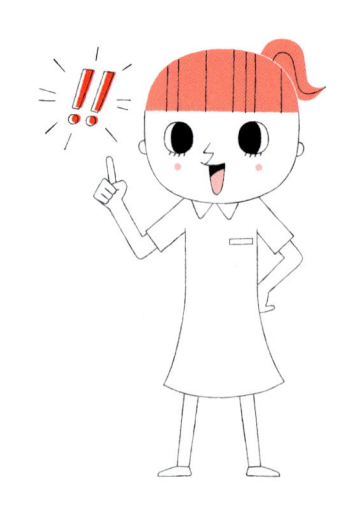

Q51 在宅療養に移行する場合の準備はどのように行えばよい?

A >>> Chapter3のQ46で説明した利用できるサービスを十分個別に検討し，手続きすべきことは行ってみましょう．在宅療養に移行する場合は，今の病状がどのようになっているか，退院後はどのような症状が出てくることが予測されるのか，それに対してどのような対応をしていけばよいのか，受診の仕方，相談の仕方などを主治医に十分確認しておきましょう．

Point 1 ストーマ保有者，家族との間で話し合う機会をつくろう!

①今の病状の理解，②退院後に予測される症状の理解，③症状が出現した場合の対応策，④ストーマケアを誰がどのように行うのか，⑤ストーマ管理上の問題が発生した場合の対応策，⑥受診の仕方，相談の仕方，⑦最期をどこで，どのようにして迎えたいと考えているのかなどについてストーマ保有者，家族と医療者との間で話し合う機会を作ります．

Point 2 退院後の生活環境はどのような環境か把握しよう!

①家族構成（昼間と夜間の状況），誰が支援するのか，②排泄や食事，入浴など24時間の生活はどのようになるのか，ストーマ保有者ができなくなったことへの支援を誰が行うのか，③薬や処置，ストーマ管理を含む医学的管理はどうするのか，④電動ベッド，体圧分散マットレス，トイレ，浴室などの住環境はどのようになっているのか，⑤ストーマ保有者や家族の不安点の確認，必要な支援の確認，④死後の対応は誰が行うのかなどを把握しておきます（表1）．

Point 3 院内のコーディネーターとともに支援を行おう!

医療機関の中でのコーディネーター役となるべき相談者（ソーシャルワーカーやがんコーディネーター，退院支援看護師など）を決めてコーディネートします．そして，ストーマ保有者が住んでいる地域の在宅支援関係者とまずは連絡を取り合い，退院前に話し合っ

6｜社会福祉サービス

表1｜退院支援時に確認すべきこと

支援の有無	内容
人・サービス	訪問診療，訪問看護，ヘルパー，訪問入浴など 在宅で支援する人の必要性の評価
薬・処置	通院は可能かどうか 薬剤や材料の調達は誰が行うのか 材料など購入する場合はどこで購入するのか 薬剤管理指導を自宅で利用するかどうか 麻薬管理など誰に指導するのか
医学的管理	在宅酸素，在宅中心静脈栄養，胃瘻，膀胱留置カテーテル ストーマ管理，褥瘡管理など
住環境	電動ベッド，体圧分散マットレス，ポータブルトイレ，シャワーチェア，車いすなど必要な物品は何か

て進めていくという「コミュニケーション＝連携」という支援が準備の第一段階となるでしょう。退院支援では，「介護支援連携指導料」「退院時共同指導料」などの退院前の調整が診療報酬上でも位置づけられていますので，院内の体制整備と同時に，こうした点数の算定も併せて考えて活用していくとよいでしょう。

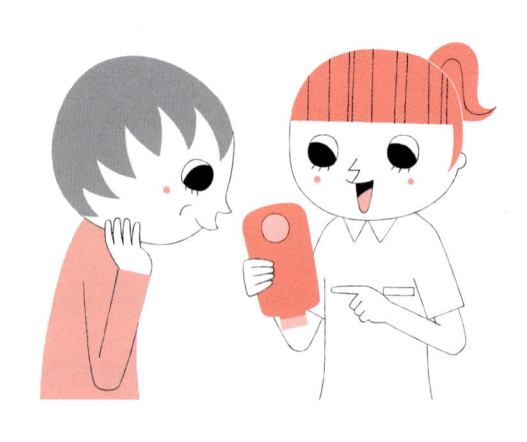

章末写真

3-1 皮膚の乾燥

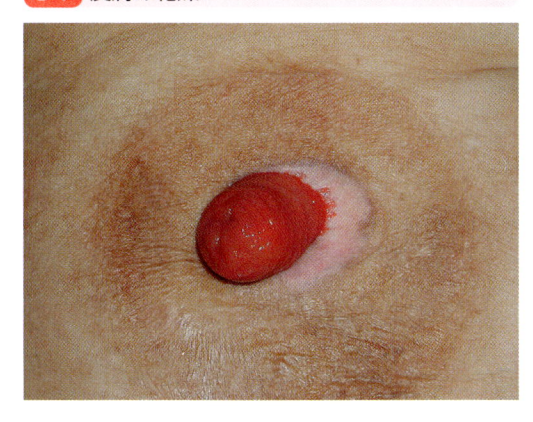

3-2 手指の浮腫

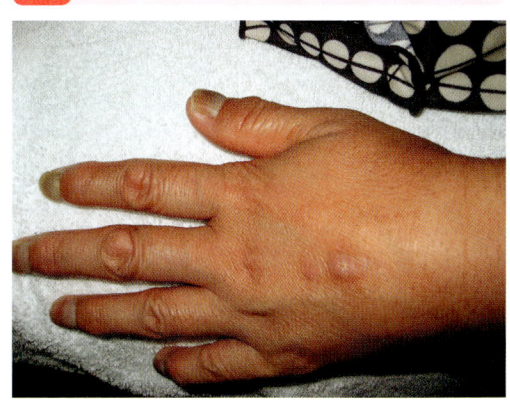

3-3 腹水貯留と浮腫

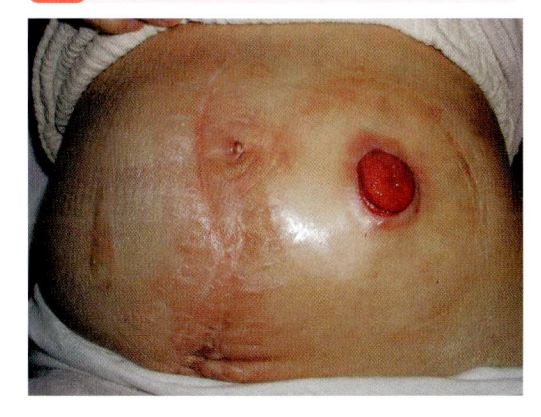

3-4 皮膚のたるみによる複数のしわ

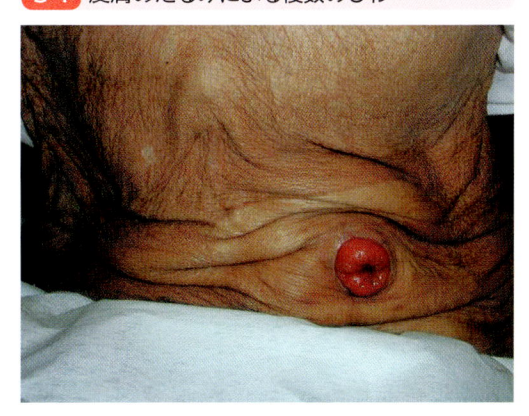

3-5 陥凹型（船底様）の腹壁（右が頭側）

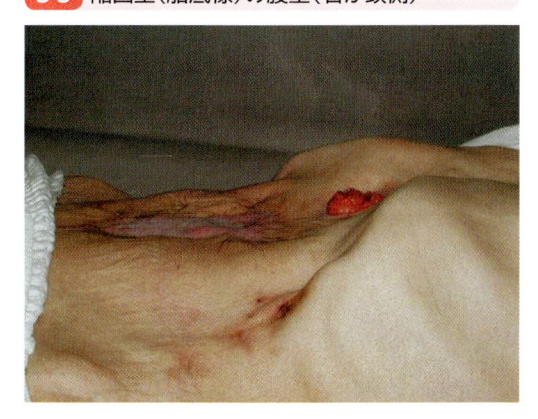

3-6 非アルコール性剥離液を用いた装具の剥がし方

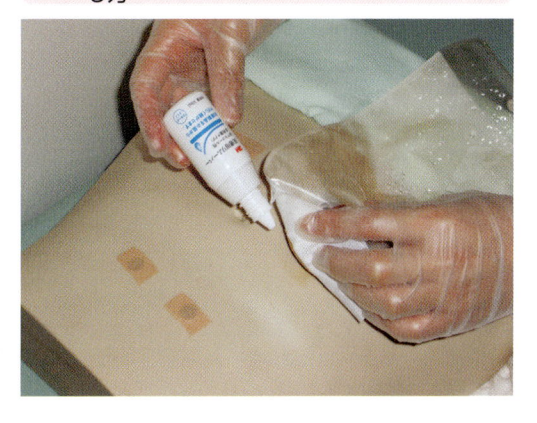

章末写真

3-7 洗浄剤を用いた皮膚の洗い方

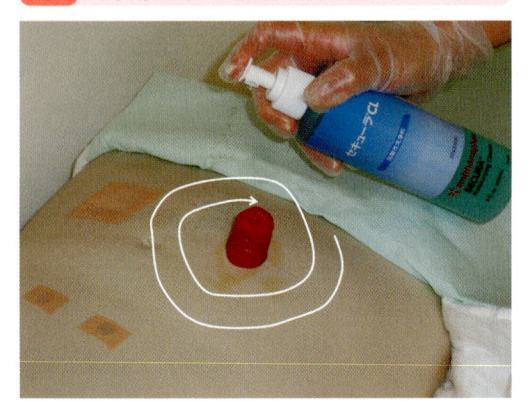

3-8 洗浄剤成分を除去して水分を拭き取る

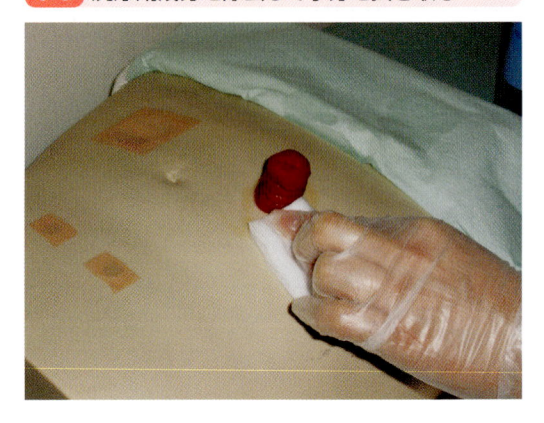

3-9 ストーマケア時に必要な標準予防策

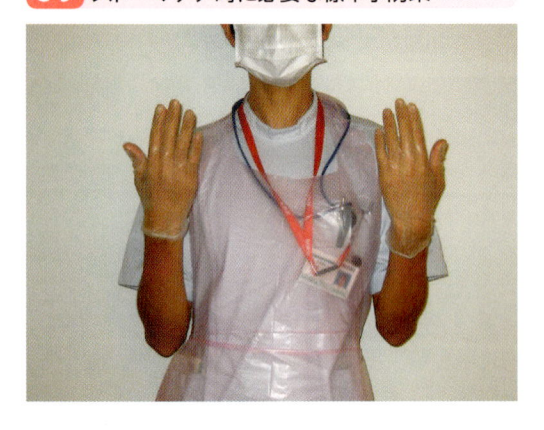

3-10 剥離剤

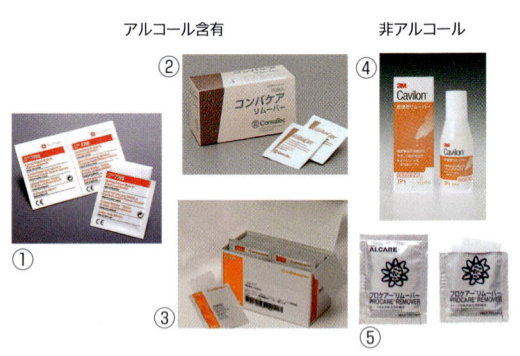

アルコール含有　　　　　非アルコール

▲①剥離剤パック（ホリスター），②コンバケア®リムーバー（コンバテック），③リムーブ®（スミス・アンド・ネフューウンドマネジメント），④3M™キャビロン™皮膚用リムーバー®（3M），⑤プロケアー®リムーバー（アルケア）。

3-11 排泄物除去用洗浄剤と清浄剤

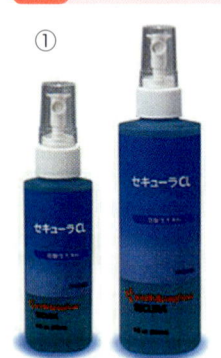

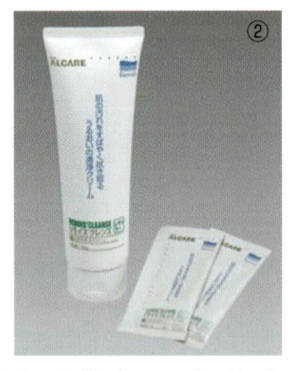

▲①セキューラ®CL（スミス・アンド・ネフューウンドマネジメント），②リモイス®クレンズ（アルケア）。

3-12 衛生材料による機械的刺激の比較

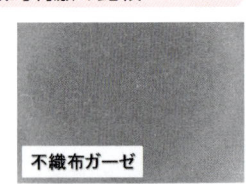

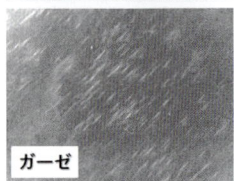

綿花　　　不織布ガーゼ

タオル　　ガーゼ

3-13 皮膚被膜剤

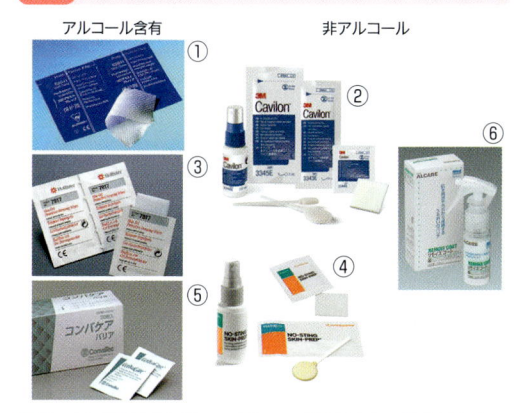

アルコール含有　　　　非アルコール

①コロプラストプレップ（コロプラスト），②3M™キャビロン™非アルコール性被膜（3M），③保護膜パック（ホリスター），④ノンアルコールスキンプレップ™（スミス・アンド・ネフューウンドマネジメント），⑤コンバケア®バリア（コンバテック），⑥リモイス®コート（アルケア）。

3-16 手足症候群

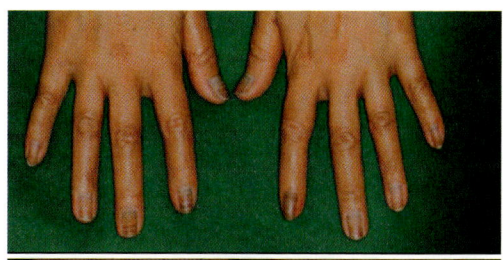

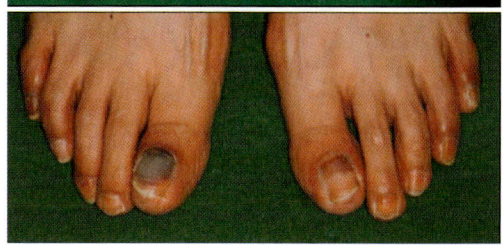

（写真提供：国立がん研究センター中央病院の山﨑直也氏，ブリストル・マイヤーズスクイブ）

3-14 レディースシューバー

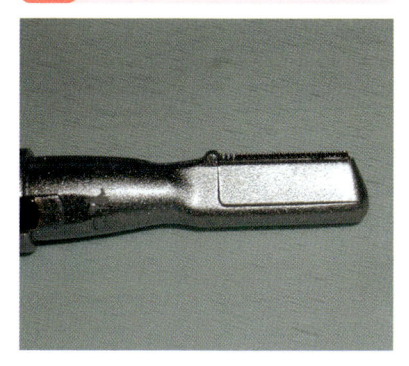

3-15 ざ瘡様皮疹，皮膚の乾燥，爪囲炎

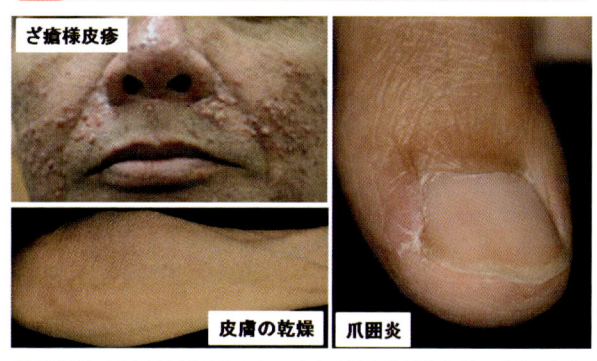

ざ瘡様皮疹　　皮膚の乾燥　　爪囲炎

（写真提供：国立がん研究センター中央病院の山﨑直也氏，ブリストル・マイヤーズスクイブ）

3-17 骨盤腔への照射時の皮膚の変化

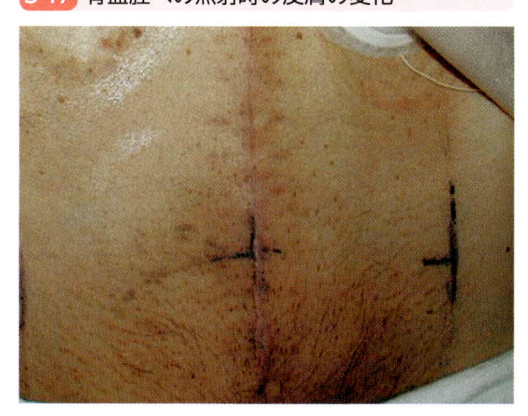

3-18 剥離液の使い方

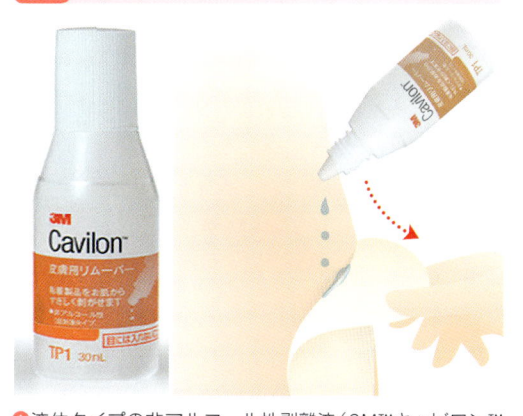

液体タイプの非アルコール性剥離液（3M™キャビロン™皮膚用リムーバー）を面板と皮膚の間に多めに滴下して愛護的に剥離する。

章末写真

3-19 ストーマ周囲でのがんの再発

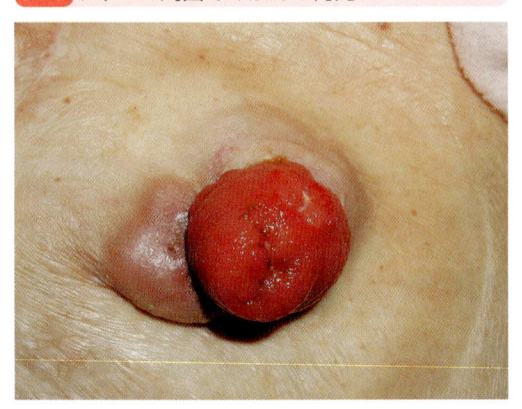

3-20 ストーマ周囲腹壁へのがんの自潰

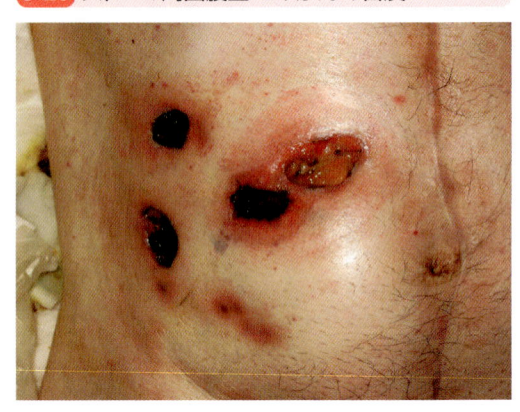

3-21 排泄物の漏れ

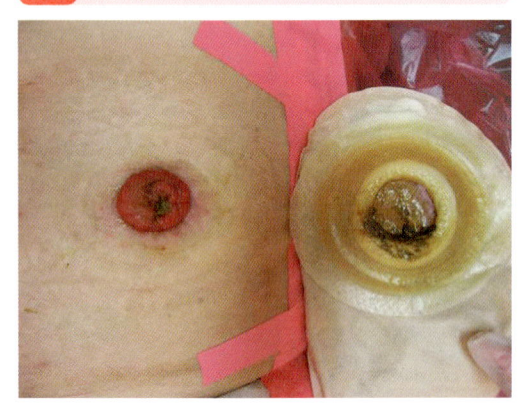

3-22 小腸ストーマ用装具の一例

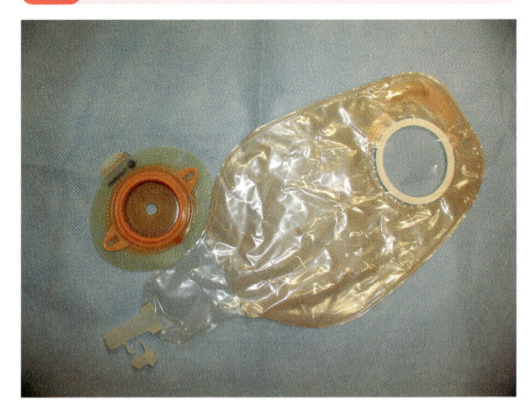

⬆閉鎖具がキャップ式になっており，ストーマ袋と接続ができる。

3-23 面板の耐久性を上げるための補強

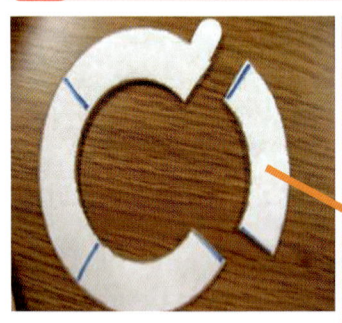

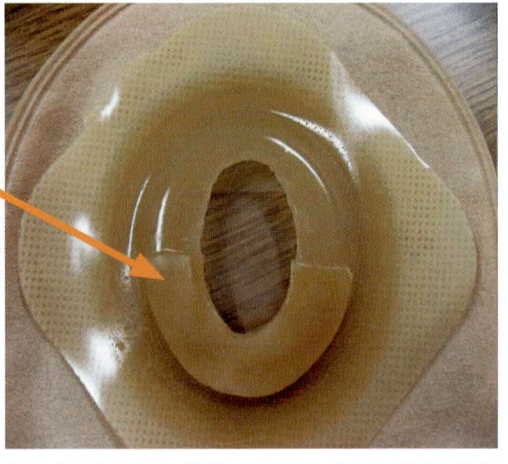

⬆面板の耐久性を上げるための補強は，装具交換を始める前に準備しておくと，効率よく装具交換ができる。写真はリング状皮膚保護剤をカットして，あらかじめ面板の裏につける。

3-24 るいそうによる陥凹型（船底様）の腹壁

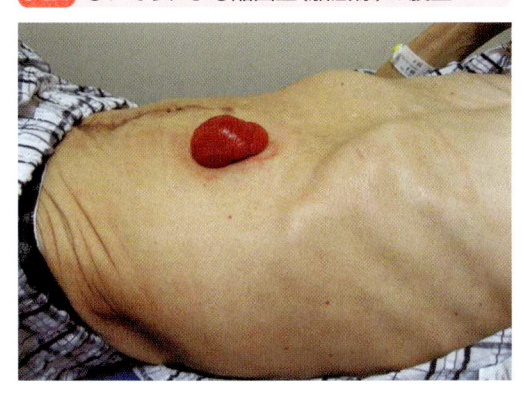

3-25 面板の外縁が柔らかい二品系装具で浮動型フランジの装具

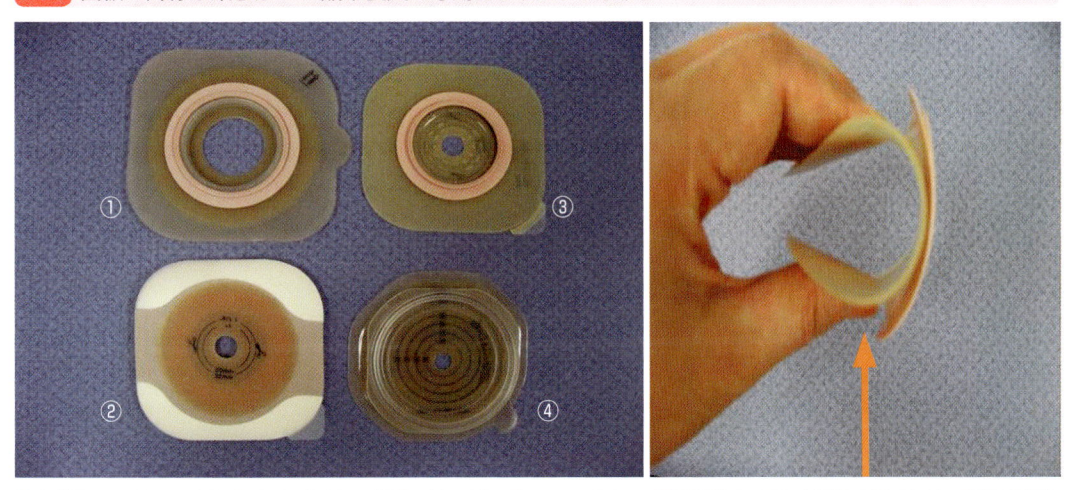

🔺全製品テーパーエッジ：①ノバ2シリーズ（ダンサック），②ニューイメージシリーズテープ付（ホリスター），③ニューイメージシリーズ全面皮膚保護剤（ホリスター），④セルケア®2シリーズ（アルケア）。

🔺浮動型はフランジ部分が浮くため，面板の形状が柔らかくなる。

3-26 柔らかい凸型装具

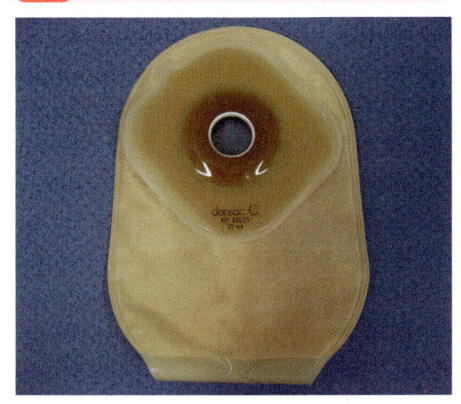

🔺ソフトコンベックス（ダンサック）。

3-27 浅い凸型装具

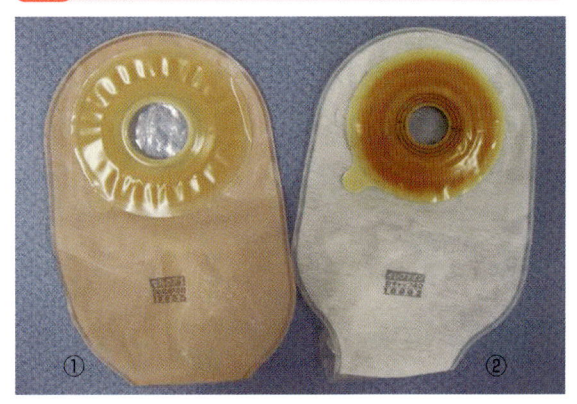

🔺①セルケアシリーズ，②イレファインシリーズ（アルケア）。

章末写真

3-28 腹部膨満によって膨らんだ腹壁

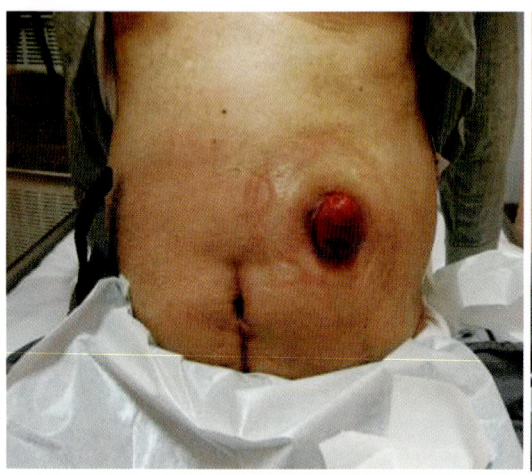

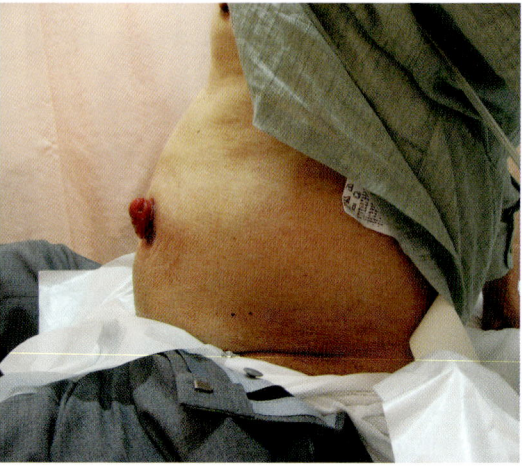

3-29 腹水貯留前後のストーマ周囲皮膚の変化

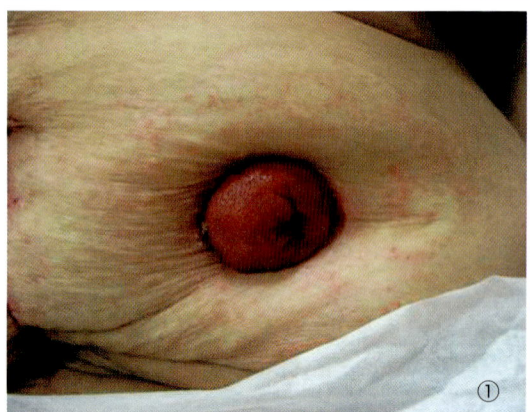

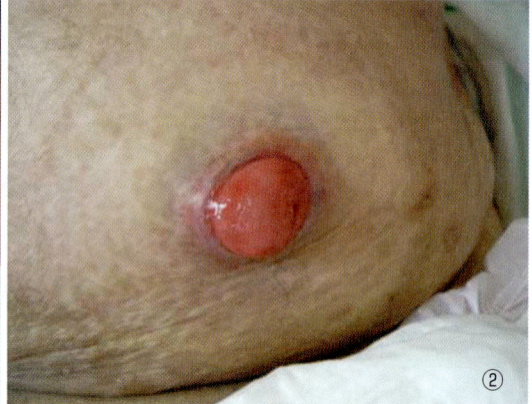

①腹水貯留前：ストーマ周囲にはストーマに連結する浅いしわや陥凹がみられる，②腹水貯留：しわや陥凹はほぼ消失している。

3-30 面板の開孔部に接触して粘膜が損傷している状態

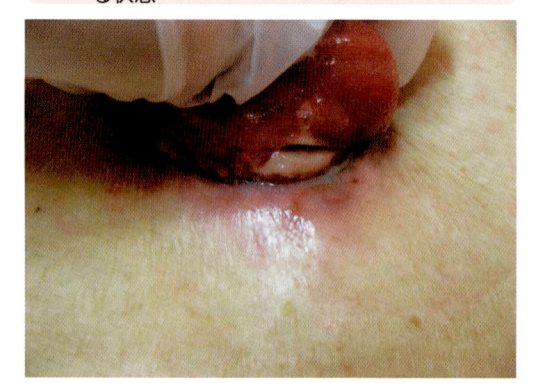

3-33 面板貼用部の外縁の腫瘍による凹凸

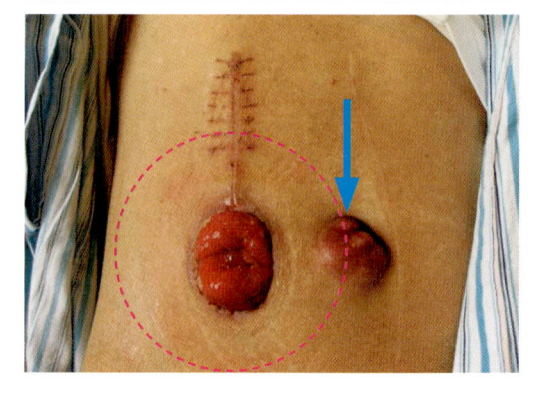

3-31 ストーマ近接部の腫瘍による凹凸がある例

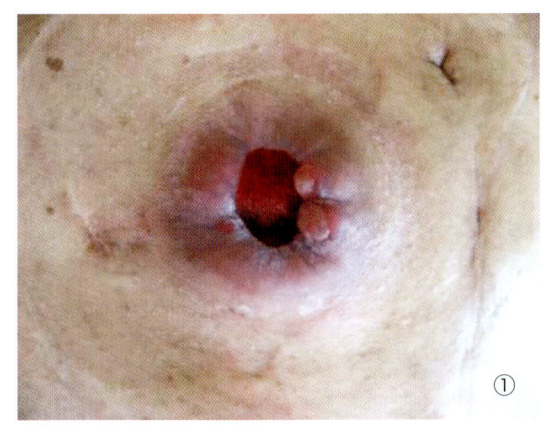

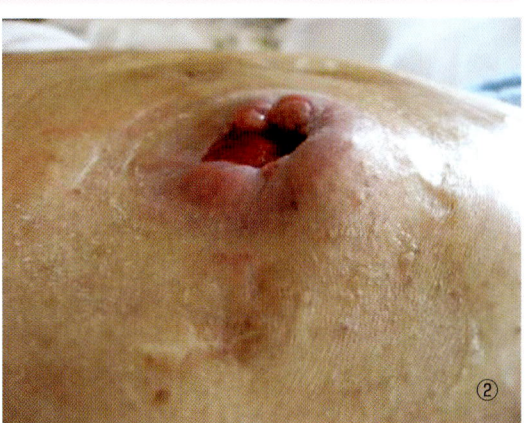

🔺①正面，②側面。

3-32 面板の工夫

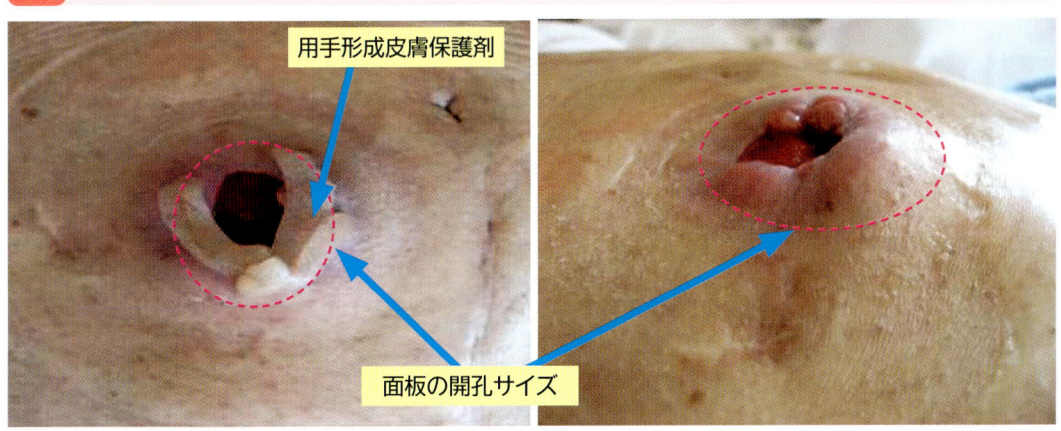

用手形成皮膚保護剤

面板の開孔サイズ

🔺凹凸部に用手形成皮膚保護剤で充填し，面板の開孔は平面が得られる部位まで大きく開ける。

3-34 面板貼用部の外縁に凹凸がある例の面板の工夫

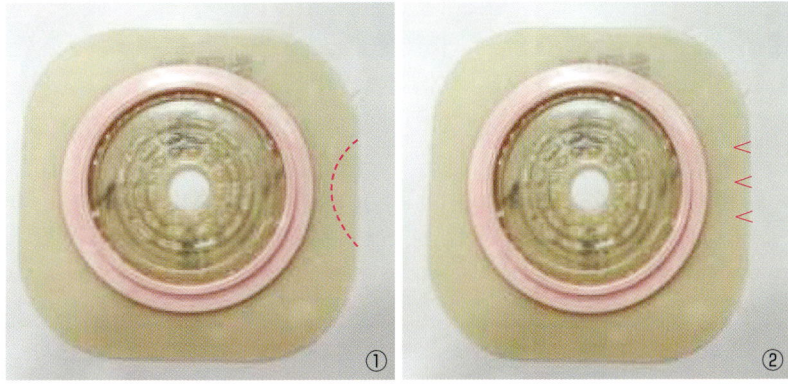

🔺①凹凸を避けてカット，②追従するように切り込みを入れる。

章末写真

3-36 ストーマと骨突出部の距離が3cm以内の場合の一例

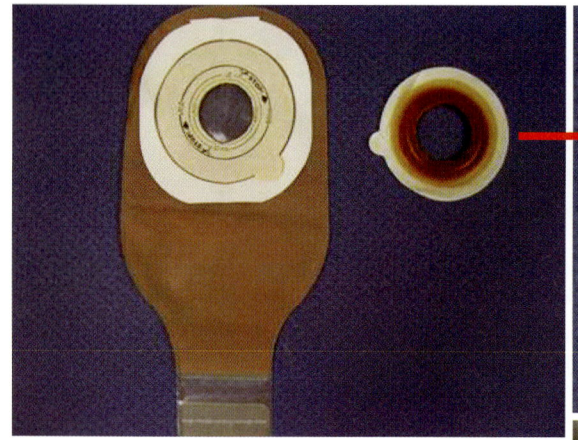

🔺平面装具に凸型リング状皮膚保護剤をつけて柔らかい凸面を作る。

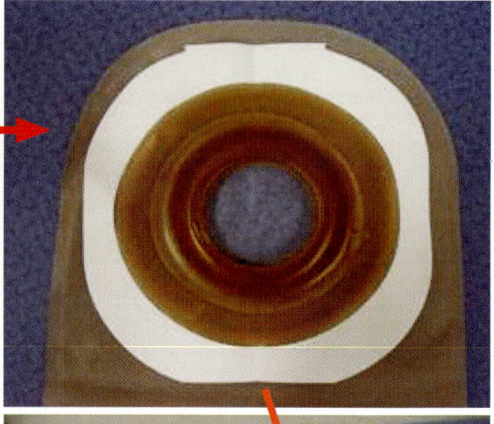

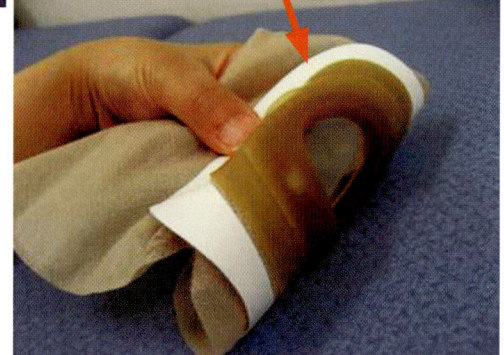

3-35 骨突出部とストーマの距離の計測

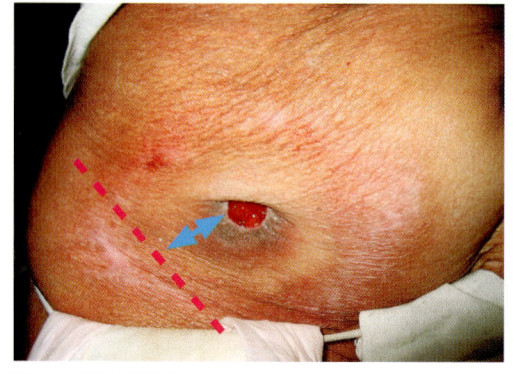

🔺⇔の距離を計測する。

3-37 しわの種類

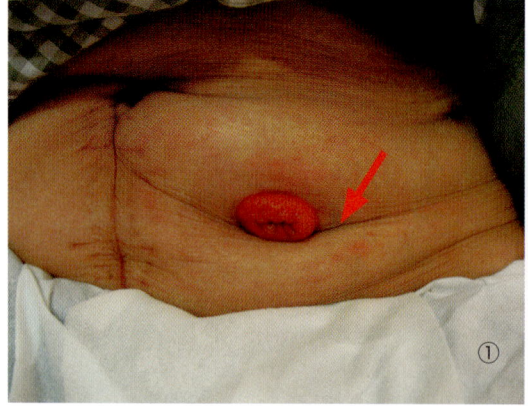

🔺①ストーマに連結するしわ，②ストーマに連結しないしわ。

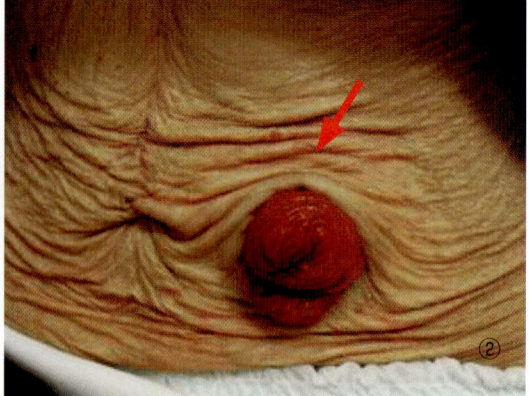

3-38 二品系装具を利用したしわの補正

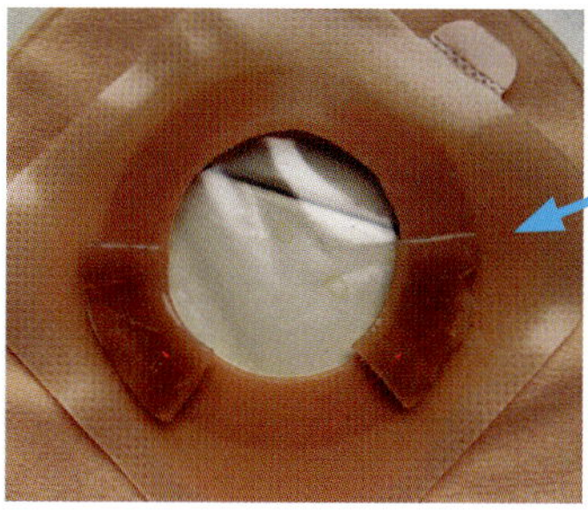

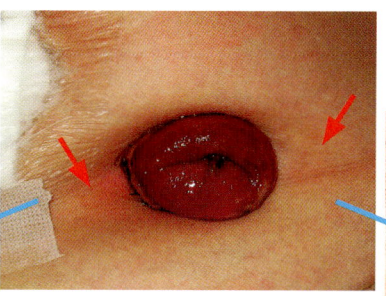

🔺板状皮膚保護剤による部分的な補強。

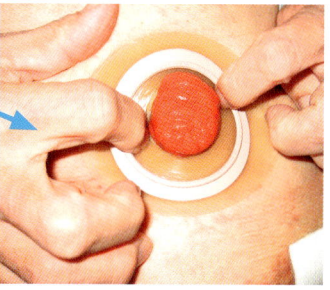

🔺二品系装具のフランジを利用した補強。

3-39 凸型装具によるしわの補正

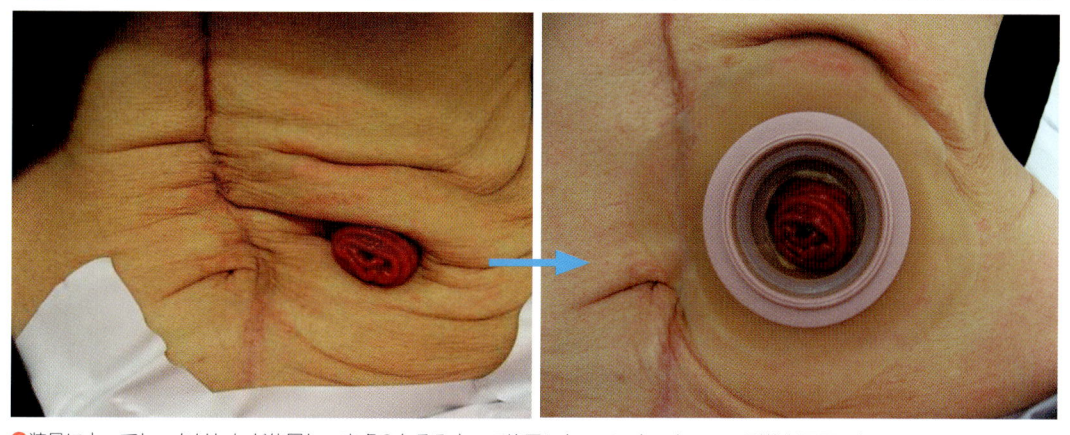

🔺装具によってしっかりしわが伸展し，皮膚のたるみよって楕円になっていたストーマの形状が正円になっている。

3-40 面板の硬さによるしわの補正

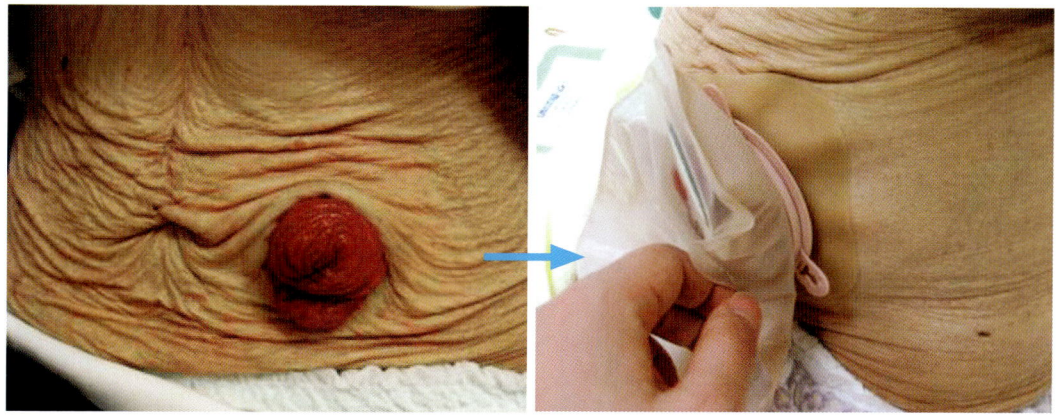

🔺浅いしわは，面板の硬さだけでしわが伸展する。

章末写真

3-41 巨大ストーマ

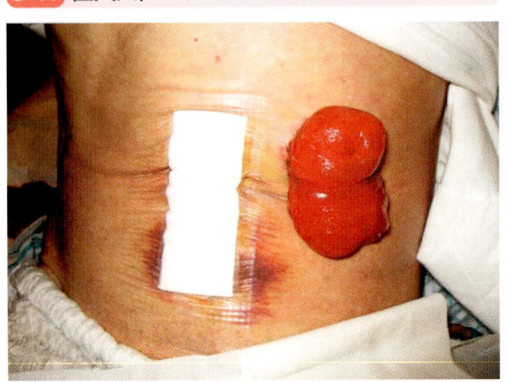

3-42 マッシュルーム状になった巨大ストーマ

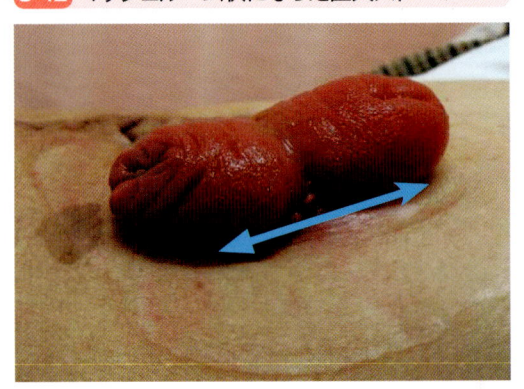

🔺基部のサイズは見た目よりも小さい。

3-43 7〜11時方向の軽度の粘膜皮膚離開

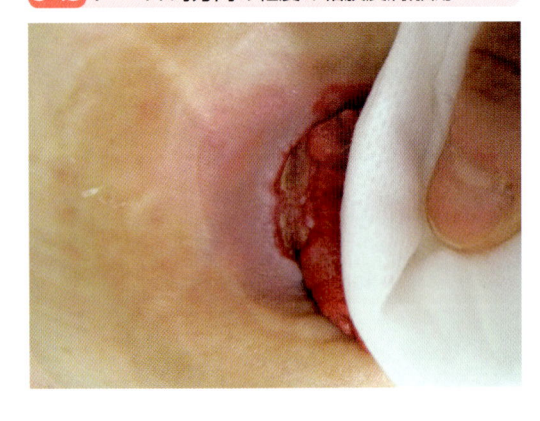

3-44 非アルコール性の練状皮膚保護剤と用手形成皮膚保護剤

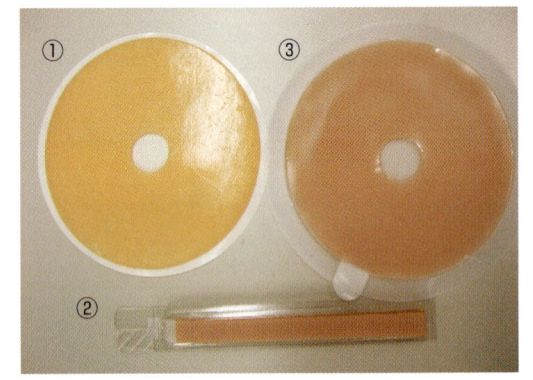

🔺①プロケアソフトウェハーシリーズ/MFパテ（アルケア），②スティックペースト（コロプラスト），③アダプト皮膚保護シール（ホリスター）。

3-45 ストーマ周囲3〜9時方向の重度の粘膜皮膚離開と潰瘍形成

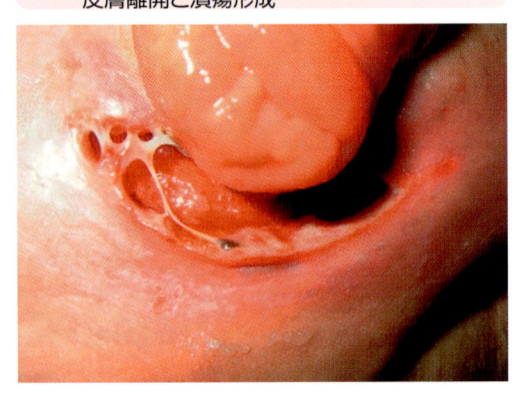

3-46 がんの進行によるストーマ浮腫の持続

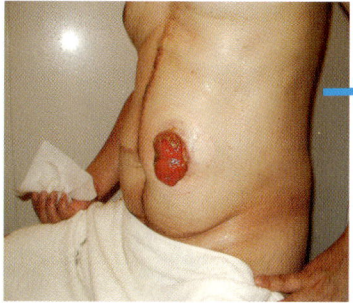

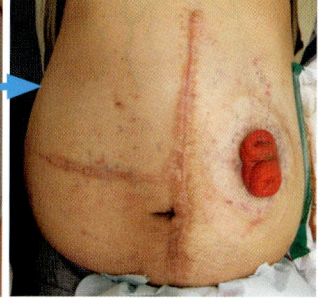

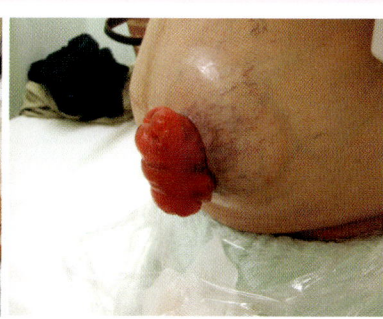

術後の腹壁状態　　　　終末期の腹壁状態

▲左写真の術後と右写真を比較するとがんの進行により腹水や腹部膨満で腹壁が大きく変化し，ストーマ浮腫，ストーマ出血，ストーマ静脈瘤が出現した。

3-47 ストーマ浮腫による二次的合併症：ストーマ粘膜の循環障害，うっ血・潰瘍

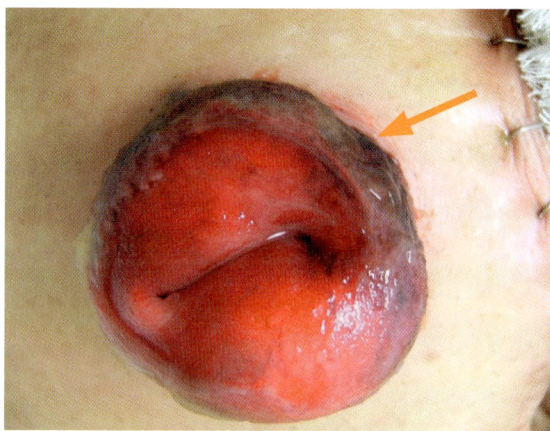

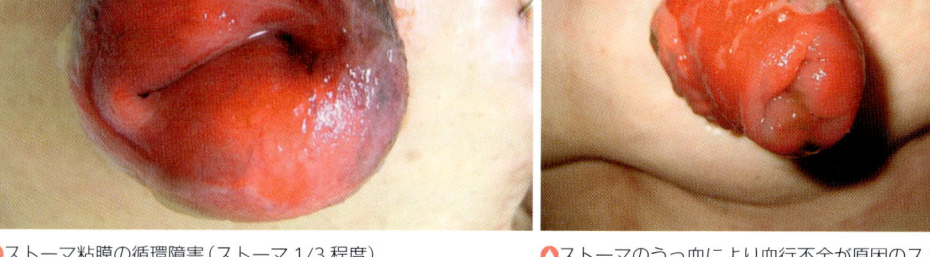

▲ストーマ粘膜の循環障害（ストーマ 1/3 程度）。　　▲ストーマのうっ血により血行不全が原因のストーマ潰瘍が発生している。

3-48 非アルコール性練状皮膚保護剤による被覆

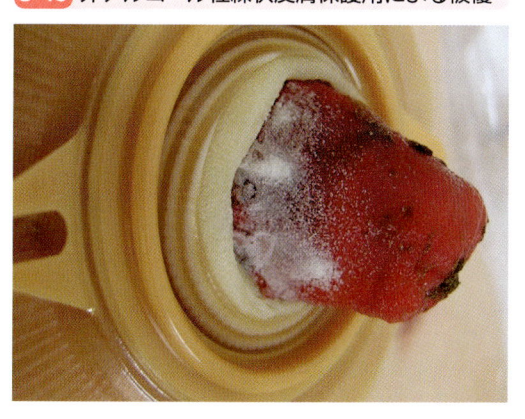

3-49 粉状皮膚保護剤によってストーマ粘膜を保護する

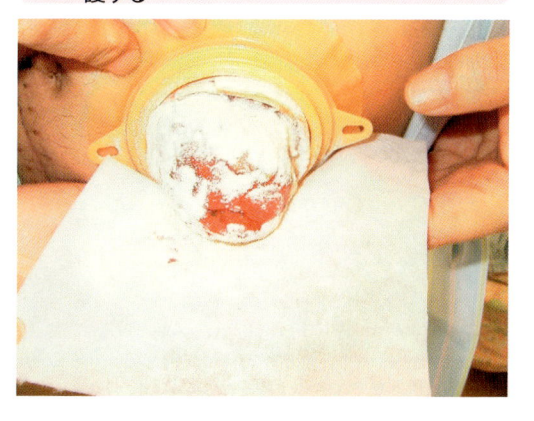

219

章末写真

3-50 ストーマ脱出

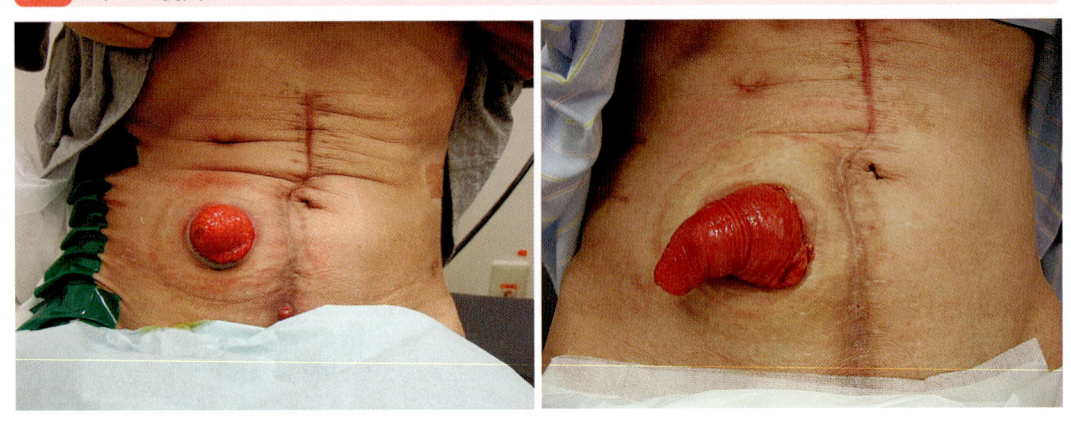

▲ストーマ造設 1 カ月後の状態（写真左）とストーマ造設 6 カ月後の終末期の状態（写真右）。病状の進行により腹部膨満，ストーマ脱出が出現している。

3-51 ①ストーマ脱出のある場合の体位によるストーマサイズの変化

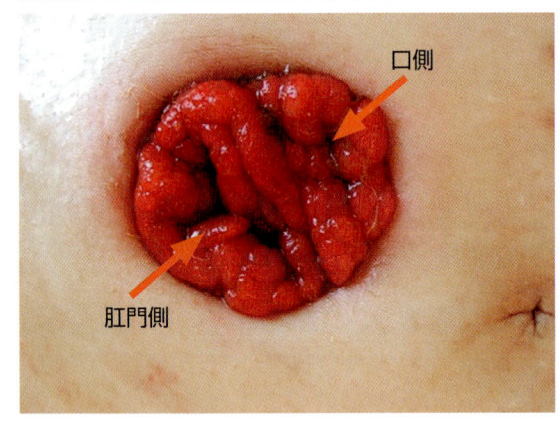

口側
肛門側

▲仰臥位（最小ストーマ，脱出部を完納した状態）。

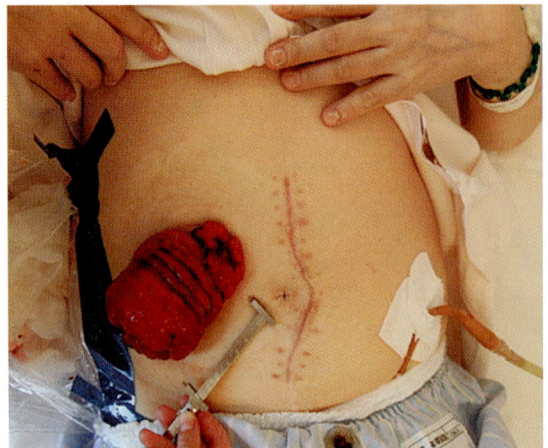

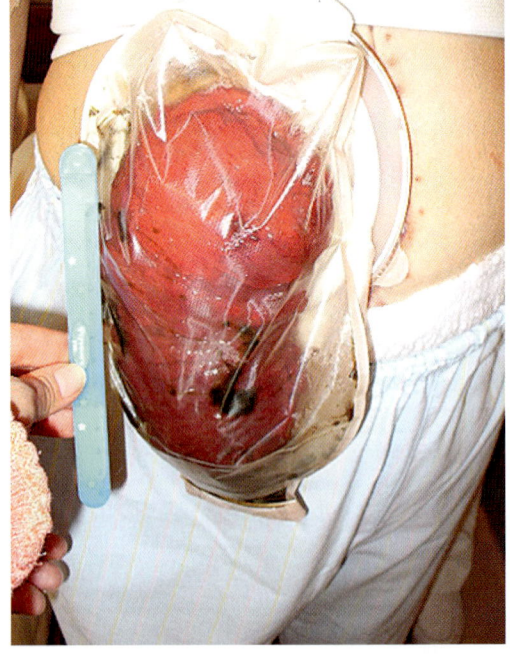

▲立位〔肛門側の脱出サイズ 20cm 以上の最大のストーマサイズになっている。ストーマ袋（横 165 mm × 縦 310 mm）が腸で一杯になっている〕。

▲座位（肛門側が 10cm 以上腸脱出している）。

3-51 ②ストーマ脱出のある場合の体位によるストーマサイズの変化

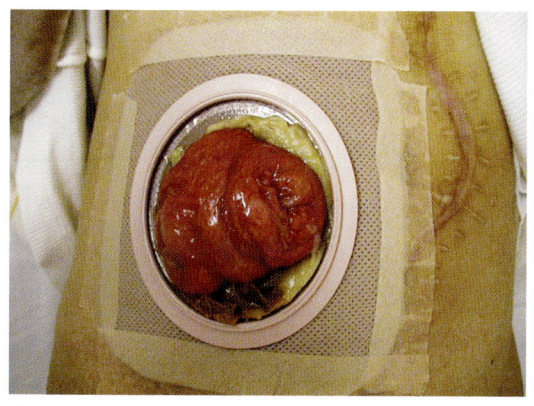

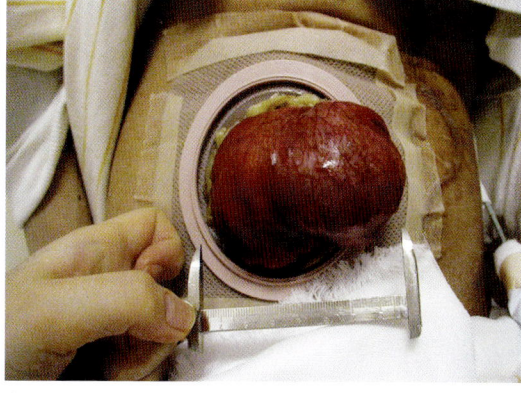

🔺仰臥位で最小のストーマサイズ。

🔺座位で腸脱出が出現し，最大のストーマサイズ。

3-52 ストーマ脱出による二次的合併症：ストーマ粘膜損傷と腸脱出の方向

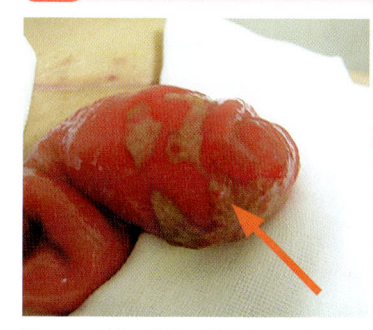

🔺10cm以上の強度の腸脱出で血流障害から潰瘍が発生している。

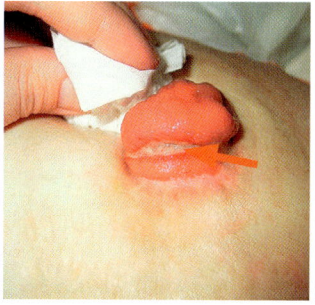

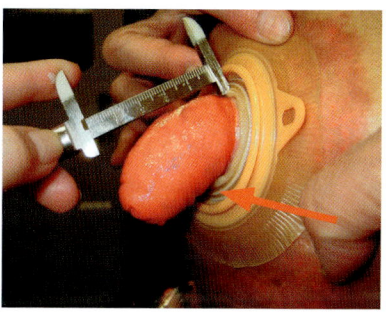

🔺二品系のフランジ部による物理刺激によりストーマ基部に潰瘍が発生している。

🔺二品系装具を使用する場合は，腸脱出の垂れる3〜9時方向の粘膜がフランジ部にぶつかっていないか座位や立位で確認する。

3-53 ストーマ脱出時のケア

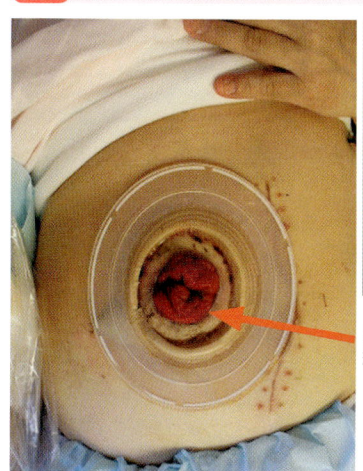

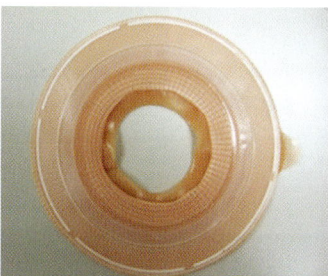

この隙間に非アルコール性練状皮膚保護剤を充填する

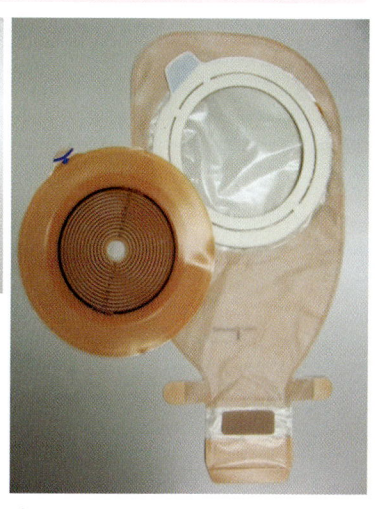

🔺仰臥位ではストーマサイズの変化が大きい。最大になる立位のストーマサイズで面板の開孔し非アルコール性練状皮膚保護剤を多めに開孔内側に充填する。中央と右の写真は巨大ストーマに対応できる（ストーマ最大径85mmに対応でき，面板88mmまで開孔できる）装具選択の一例。イージーフレックスプレートER90，イージーフレックスバックECT90（コロプラスト）。二品系装具のため，ストーマへの直接的な処置も可能である。

章末写真

3-54 二品系装具のフランジ部が粘着式の種類

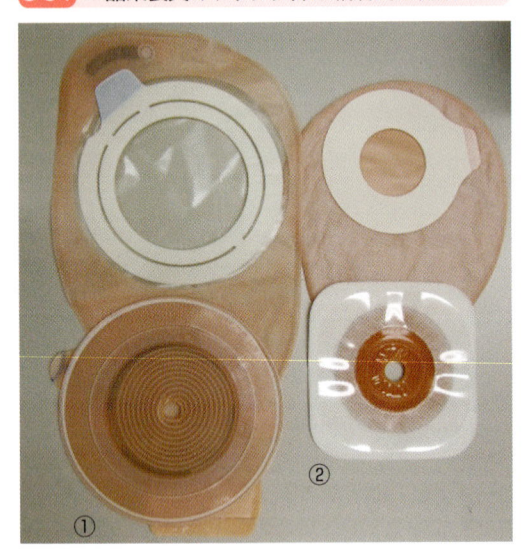

▲①イージフレックスシリーズ（コロプラスト），②エスティームシナジー（コンバテック）。

3-55 ストーマ脱出している場合の粉状皮膚保護剤によるストーマ粘膜の保護方法

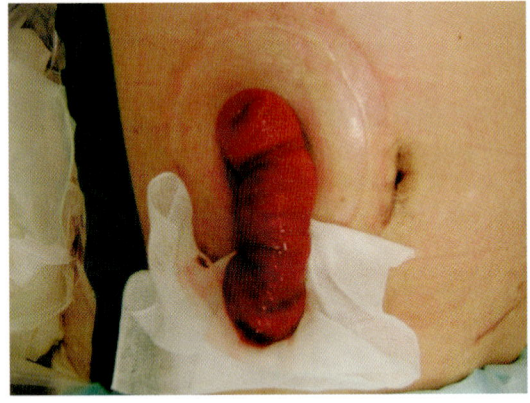

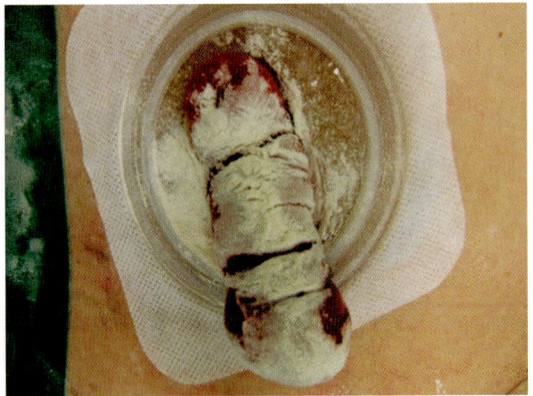

▲粉状皮膚保護剤を使用するときは，面板を装着してから右写真のようにストーマ粘膜全体に散布する。

3-56 ストーマ旁ヘルニア

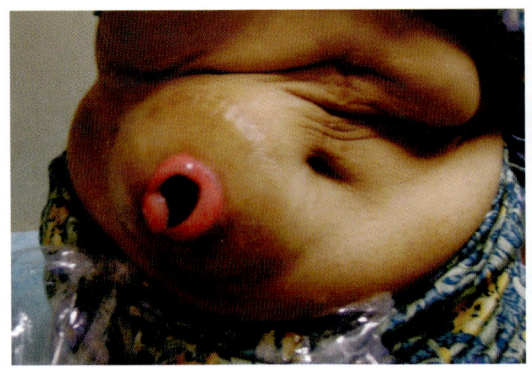

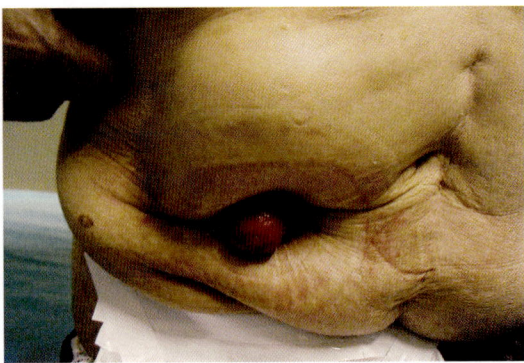

▲左腹壁にストーマ旁ヘルニアが出現している。

3-57 ストーマ旁ヘルニアのCT画像

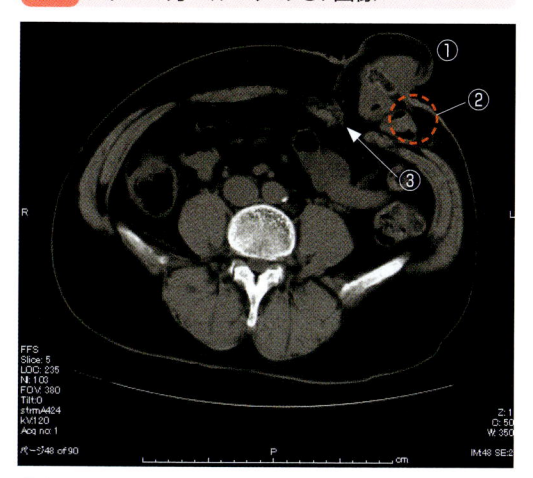

🔺①ストーマ，②ヘルニア嚢，ヘルニア内容（大腸），③ヘルニア門。

3-58 面板の硬さの比較（固定型，浮動型，粘着式）

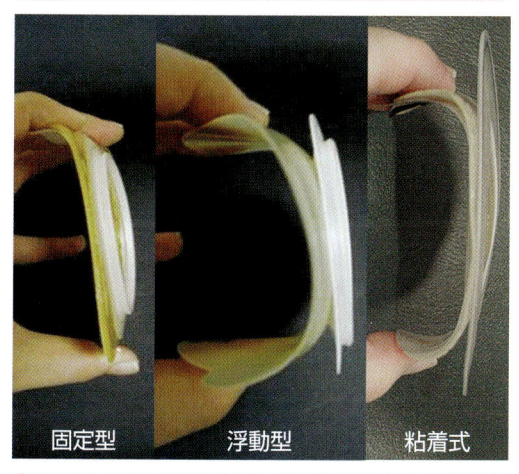

🔺固定型と比較し浮動型や粘着式装具は柔らかく丸く膨隆した腹壁に追従しやすい。

3-59 腹壁に追従しない装具

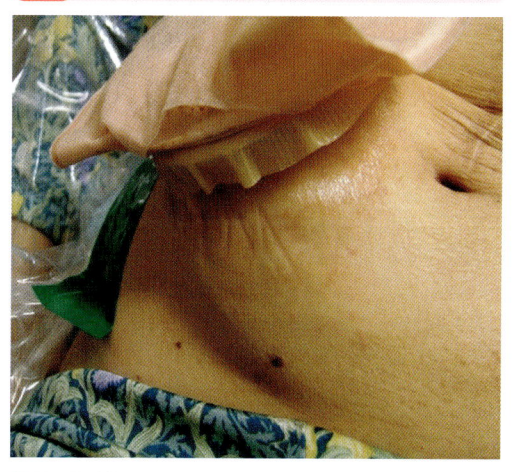

🔺硬い凸型装具が膨隆した腹壁に追従せずに面板外縁が浮いて折れ曲がっている。

3-60 二品系固定型フランジ装具による圧迫潰瘍

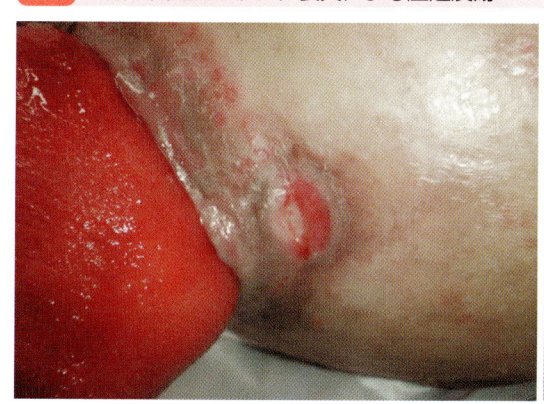

🔺面板の凸型装具や固定型フランジ部の物理刺激で発生した圧迫潰瘍。

章末写真

3-61 ストーマ旁ヘルニアの装具の工夫

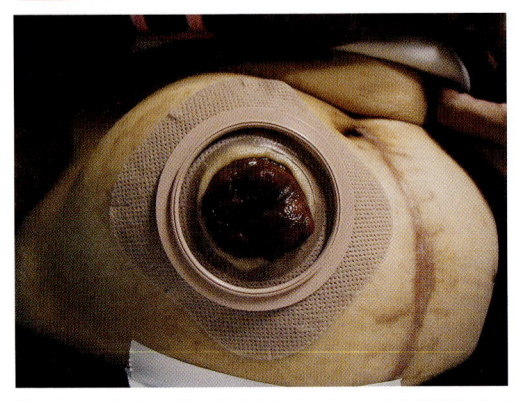

▲ストーマ粘膜皮膚接合部基部を非アルコール性練状皮膚保護剤で充填する。

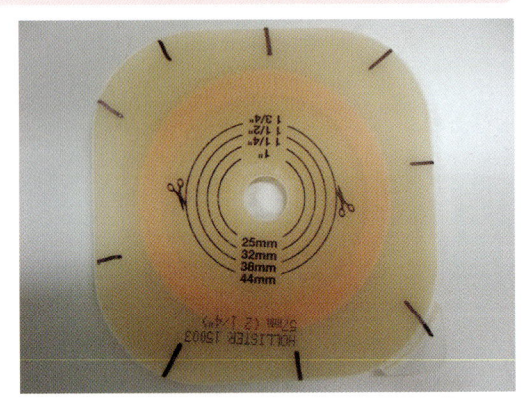

▲膨隆した腹壁に密着しやすいように，面板の外縁部に切り込みを入れ追従をよくする。

3-62 ストーマ旁ヘルニア予防ベルト

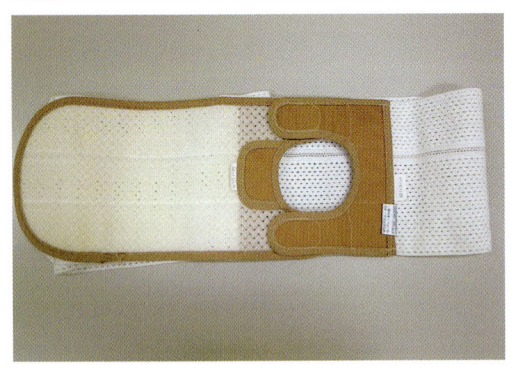

▲ストーマ保護ベルト（ミムロ）。開口部オープンタイプでマジックで開口部の微調整ができる。開口部4サイズとベルト3サイズがあり，オーダーメイドも可能である（¥8,715）。

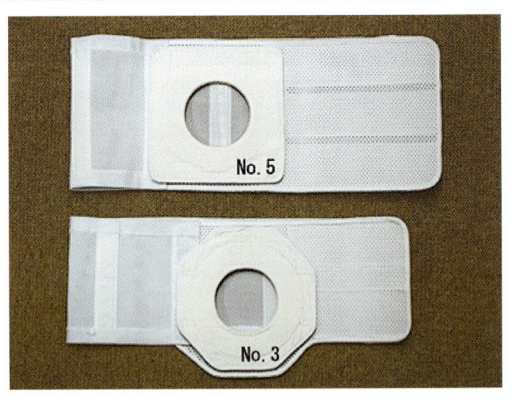

▲MPIストーマベルト（MPI）。ベルトの幅が幅広と幅狭のタイプと開口部のプレートサイズが6種類ある（¥10,290）。

3-63 ストーマ静脈瘤による出血

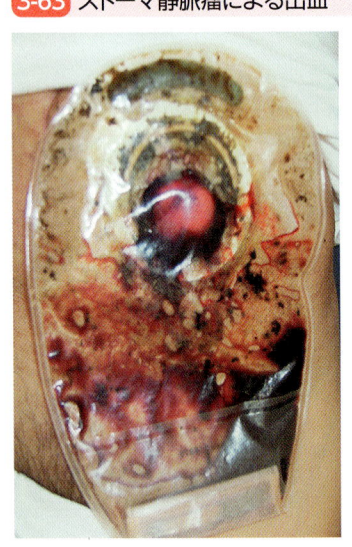

3-64 腸管内のがんからの出血

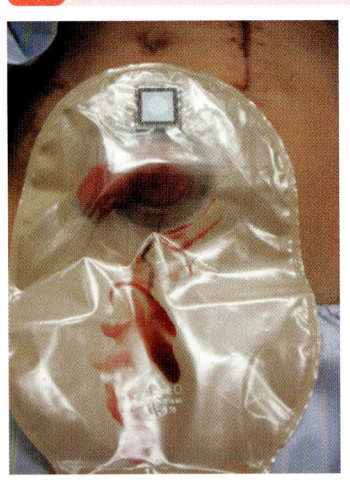

▲緩和的に回腸双孔式ストーマ造設後，ストーマ肛門側の結腸の腸管内のがんから出血が定期的にみられている。

3-65 がんの進行に伴う全身状態の悪化によるDIC

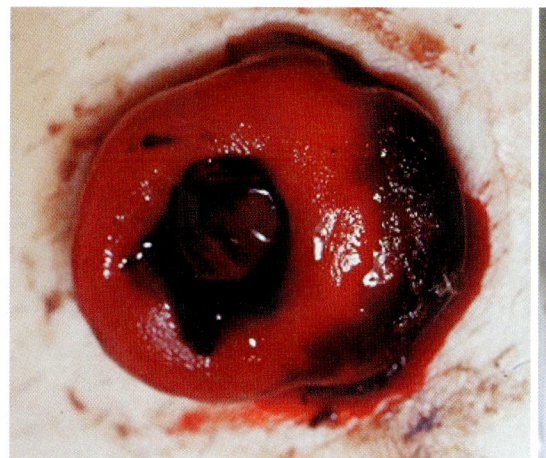

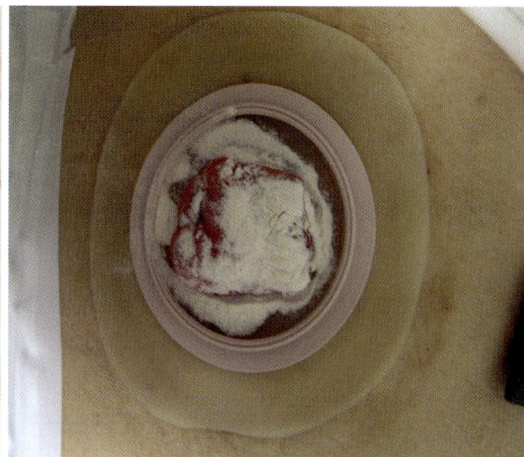

🔺粉状皮膚保護剤を使用するときは，面板を装着してから右写真のようにストーマ粘膜全体に散布する。

3-66 装具の圧迫による皮下出血と潰瘍

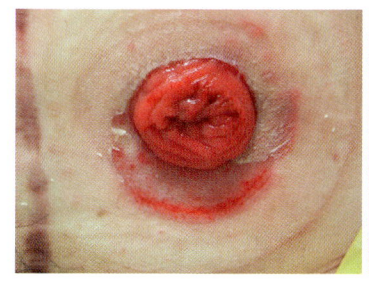

🔺凸型装具の圧迫によりストーマ全周に皮下出血が発生している。

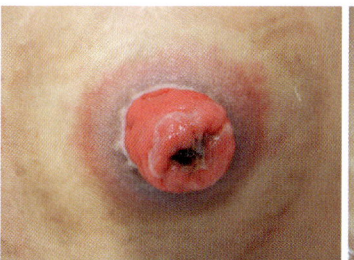

🔺持続する装具の圧迫で組織壊死を起こし潰瘍を形成している。

3-67 滲出液を伴わない皮膚転移がん

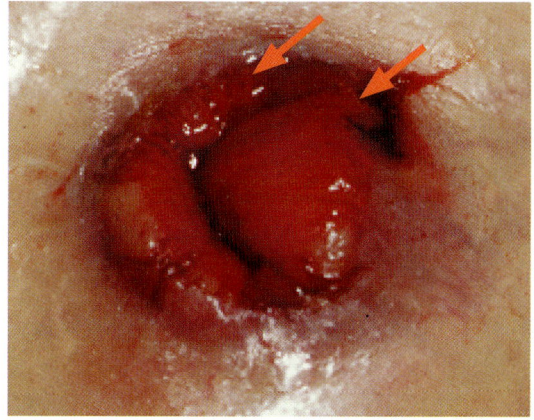

🔺ストーマ造設5カ月後に粘膜皮膚接合部の2時方向に皮膚転移がんが発生した。ストーマ周囲皮膚に硬結や慢性炎症の所見がある。

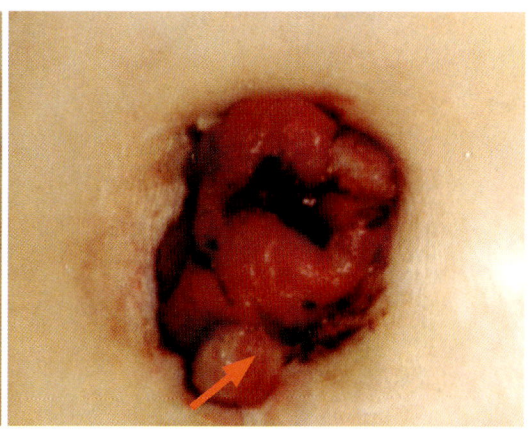

🔺造設後8カ月に粘膜皮膚接合部の6〜8時方向に皮膚転移がんが発生した。

章末写真

3-68 滲出液を伴う皮膚転移がん

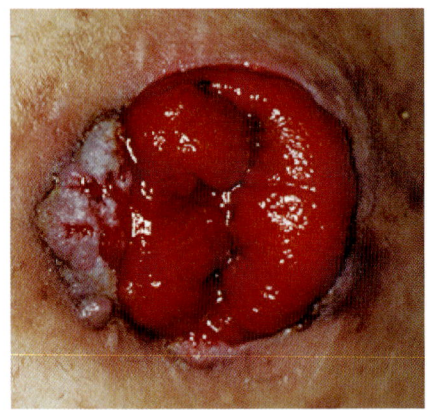

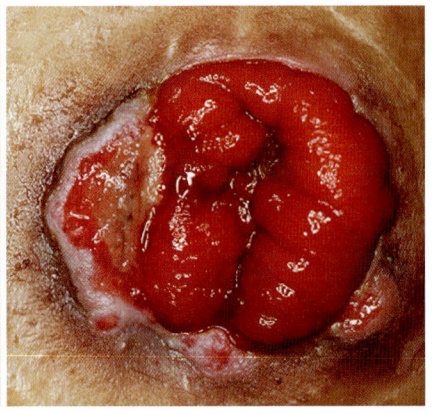

🔺造設6カ月後より7〜10時方向のストーマ粘膜皮膚接合部に皮膚転移がんが発生した。皮膚転移がんには，皮膚の硬結と隆起がみられた。

🔺右写真より1カ月後には転移部がんは滲出液を伴う自潰創に変化した。

3-69 滲出液を伴う皮膚転移がん

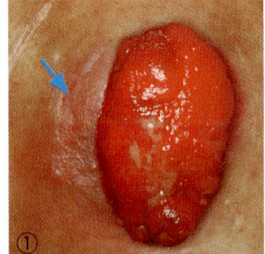

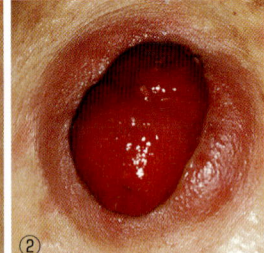

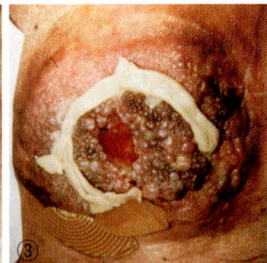

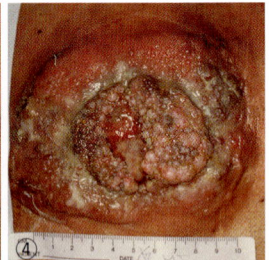

🔺①造設3カ月後より7〜10時方向の粘膜皮膚接合部に皮膚転移がんが発生した。皮膚転移がんは皮下硬結，発赤，慢性炎症がみられた。②造設4カ月後には皮下硬結，発赤，慢性炎症は全周性に拡大し皮膚が隆起しはじめた。③造設7カ月後には皮膚の隆起が10cmサイズになり，面板貼付部の皮膚が凹凸著明になった。非アルコール性練状皮膚保護剤と板状皮膚保護剤で皮膚の凹凸を補正して装具を装着した。④造設1年後には隆起した皮膚転移がんは滲出液を伴う自潰創へ変化した。

3-70 緩和双孔式回腸ストーマ造設部のがん

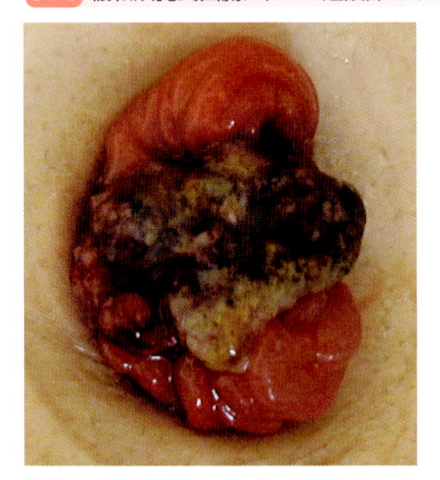

🔺造設2カ月後より口側と肛門側の腸管切開部からストーマ部転移がんが発生した。

3-71 皮膚保護剤への便の付着

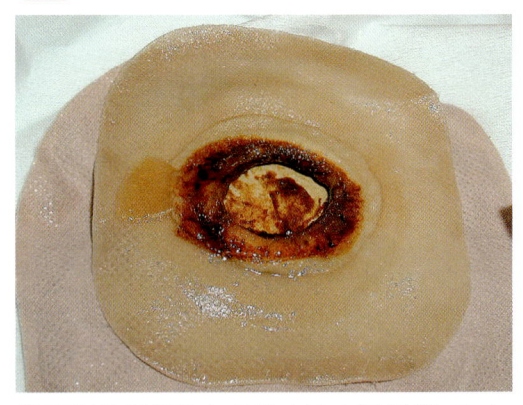

🔺面板裏側に便が漏れ出ており，皮膚にも便が付着していた。

3-72 尿路ストーマの場合（皮膚保護剤の膨潤）の偏り

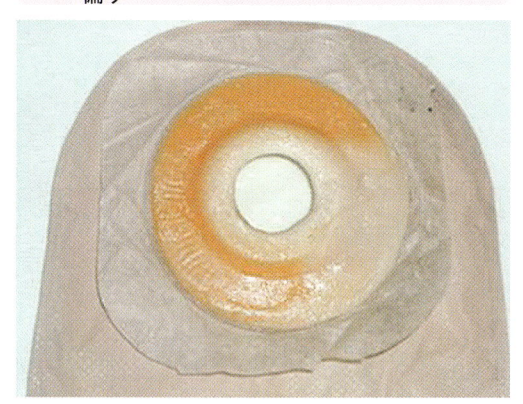

▲面板裏側を見ると皮膚保護剤に偏りがあり，6～9時方向から尿が漏れていた。

3-73 練状皮膚保護剤のアルコール刺激による発赤

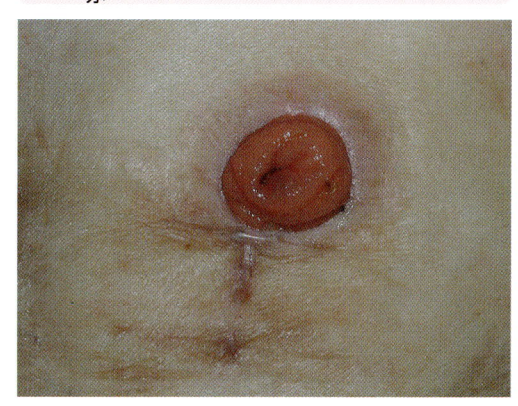

▲便の漏れはみられないが，ストーマ周囲に発赤をみとめた。アルコール含有練状皮膚保護剤使用部位と一致した範囲に発赤をみとめたため原因を特定した。

3-74 ストーマ近接部のびらん

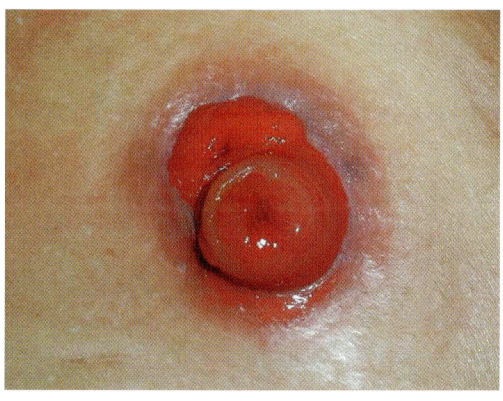

3-75 ストーマ近接部の潰瘍

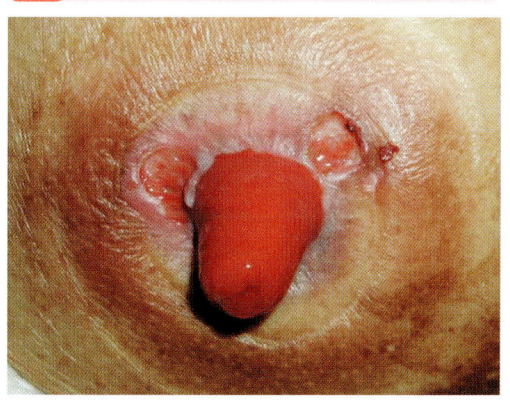

3-76 ストーマ近接部の浸軟

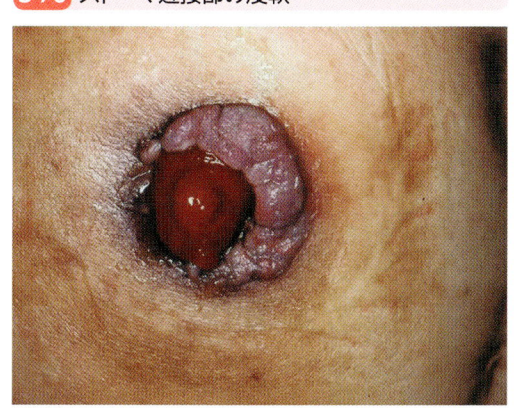

3-77 ストーマ近接部のPEH

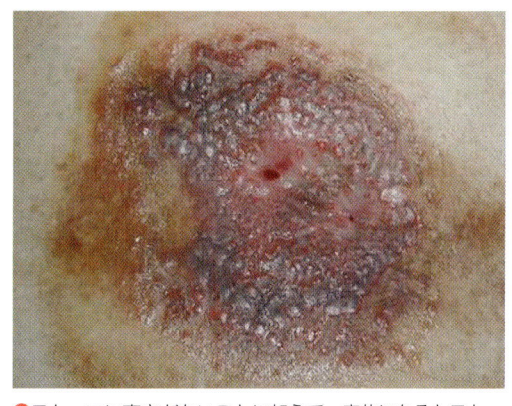

▲ストーマに高さがないことに加えて，座位になるとストーマ周囲にはストーマに連結するしわをみとめるが，単品系平面装具を使用していたため装具が密着せず尿が常時接触しPEHとなった。

章末写真

3-78 粉状皮膚保護剤に水を加えることによるゲル化

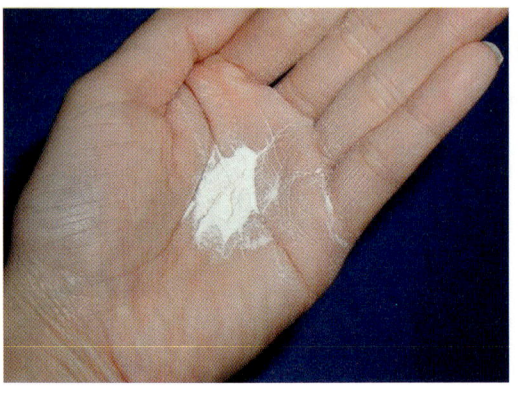

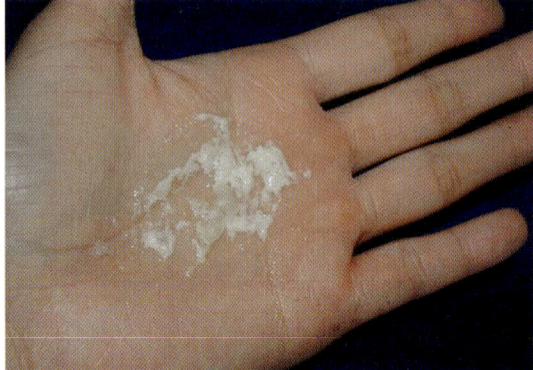

🔺粉状皮膚保護剤に水を加えてみると，粉状皮膚保護剤はゲル化し被膜を形成する。

3-79 びらん部に粉状皮膚保護剤を散布

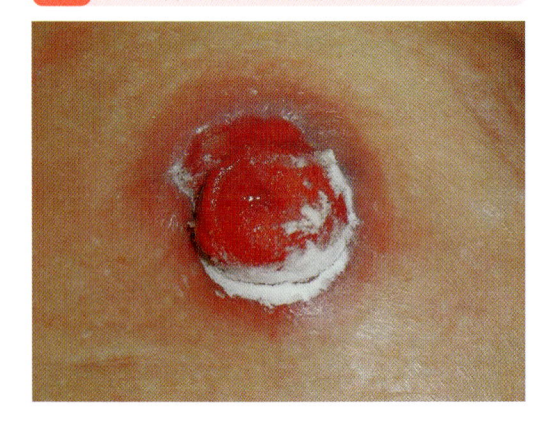

3-80 PEH（びらん，潰瘍，浸軟も同様）のケア

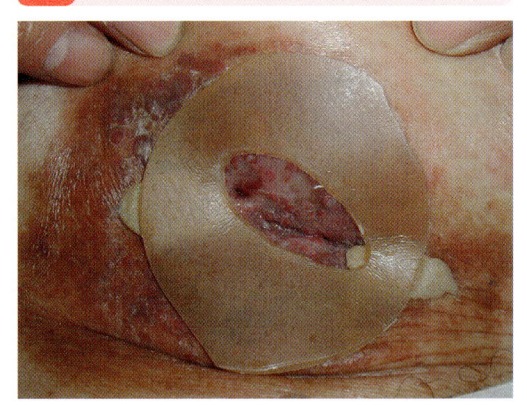

🔺3-77の事例のケア。しわの部分に用手形成皮膚保護剤を充填し，水分コントロールの目的でフレックステンド皮膚保護シート（ホリスター）を貼付したところ。凸面はだウロ（ホリスター）を使用し，2日ごとの交換とした。

3-81 フレックステンド皮膚保護シートの膨潤・崩壊の状態：2日目

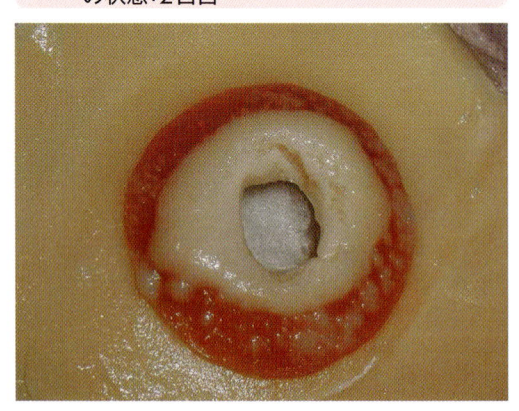

3-82 2週間後PEH治癒

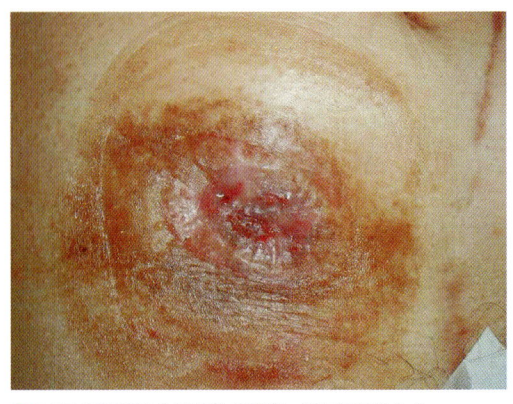

🔺3-77の事例の2週間後の状態。ほぼ平坦化した。

3-83 粘膜移植

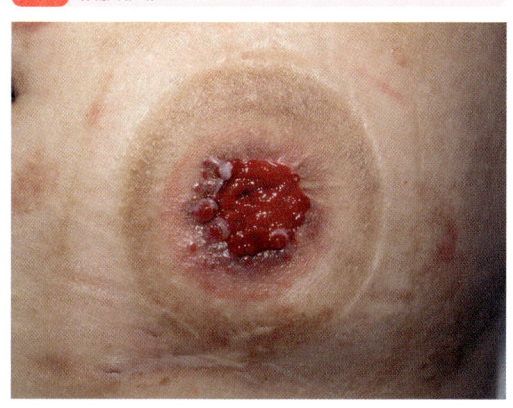

3-84 粘膜侵入

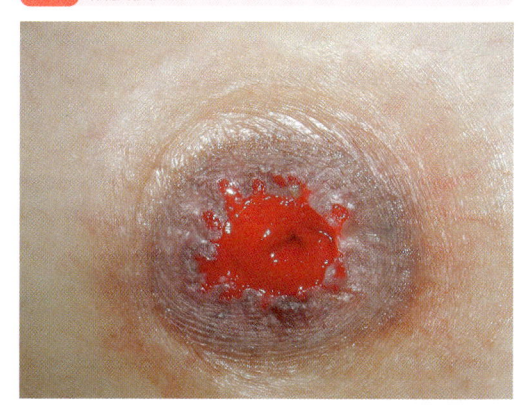

3-85 小丘疹と膿疱

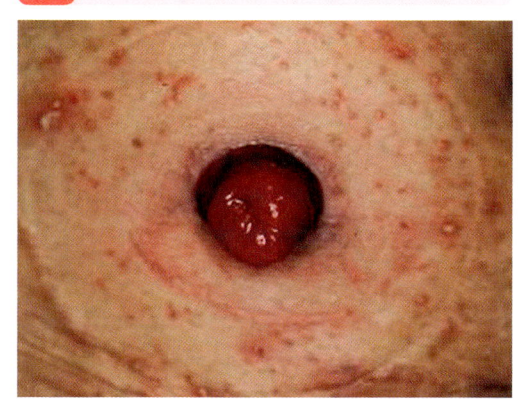

3-86 装具の剥離刺激による皮膚障害

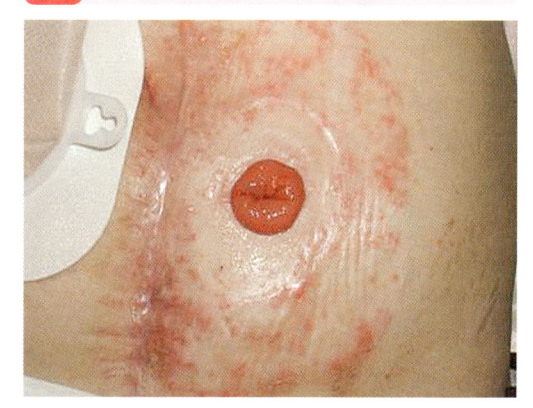

△ストーマ近接部には症状がなく，皮膚保護剤貼付部に丘疹をみとめる。

3-87 不適切なスキンケアによる皮膚障害

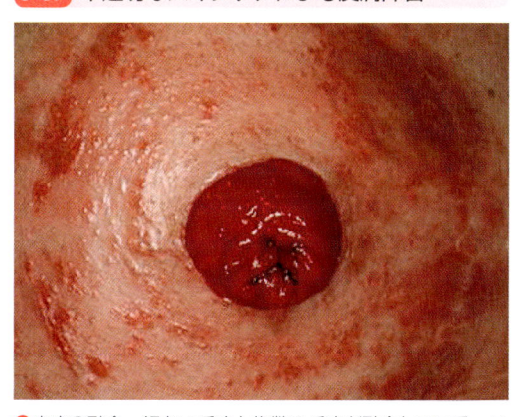

3-88 剥離刺激による皮膚保護剤貼付部の小丘疹や膿痂疹のケア

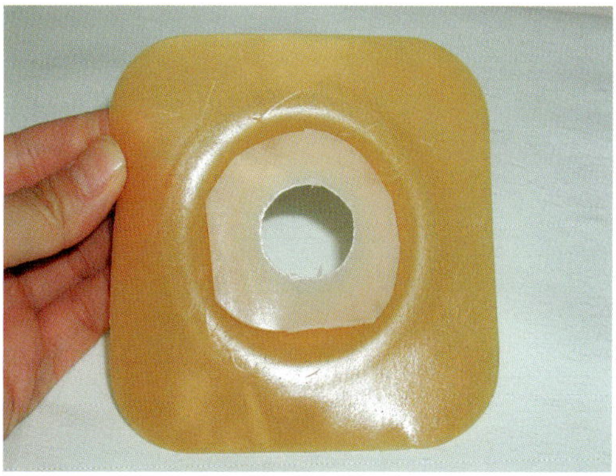

△皮疹の融合。細かい丘疹と複数の丘疹が融合している。スキンケア時に起こっているため丘疹がつぶれたと考えられる。

△耐久性のある皮膚保護剤（コロプラストウエハーなど）をリング状にし，近接部の耐久性を高める。周囲皮膚は皮膚の安静が保てるよう低粘着性の装具を選択し，4日ごとに交換した。

章末写真

3-89 副腎皮質ステロイド剤を長期連用することによって生じた皮膚の菲薄化

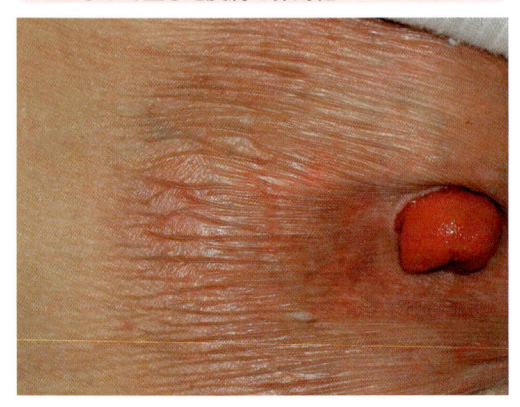

🔺副腎皮質ステロイド剤を3年間使用し続けていたため，ストーマ周囲皮膚全体に皮膚の菲薄化と皮膚の乾燥をみとめる。

3-90 粘着テープ貼付部の真菌感染

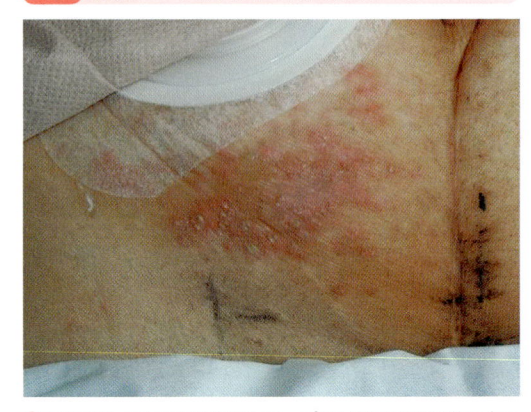

🔺入浴時の水分の残留や粘着テープ貼付部の剥離刺激による皮膚の損傷によって蒸れが生じ，粘着テープ貼付部から皮膚保護剤貼付部外にかけて真菌感染をみとめる。

3-91 粘着テープの剥離刺激による角質の損傷

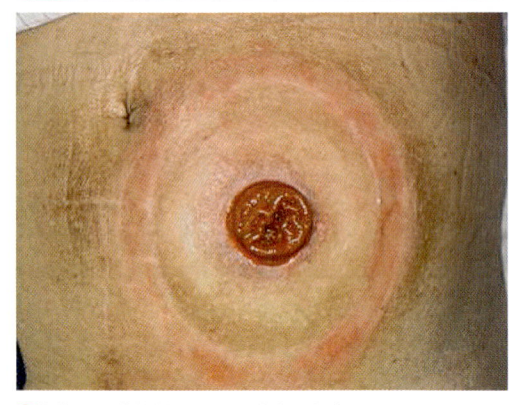

🔺粘着テープ貼付部にのみ発赤をみとめる。

Chapter 4

臨死期・死後の
ストーマケア

[
1 臨死期ストーマ保有者のストーマケア
2 エンゼルケアにおけるストーマケア
]

1 臨死期ストーマ保有者のストーマケア

Q1 臨死期の患者と家族はどのような状態なの？

A >>> 臨死期とは，死に近づいている時期をいいます。一般には，余命数時間を指しますが，ここでは余命数日～数時間について述べます。余命数日には，著しいるいそう，全身倦怠感，傾眠などをみとめます。余命数時間では，昏睡状態，尿量の減少，努力様呼吸や下顎呼吸，死前喘鳴などをみとめます[1]。そして，エネルギー消費量や酸素消費量が多くなり，体位変換や清拭も患者にとって苦痛につながります。

　この時期の家族は安らかに死を迎えてほしいという気持ちと1日でも長く生きてほしいと思う気持ちとで葛藤していたり，呼吸状態の変化をはじめとする苦痛を感じている患者の姿を見ることがつらくなり，精神的苦痛が強くなります。また，不眠や食欲低下など身体疲労も強くなります。

Point 1 余命数日の患者の全身状態について知っておこう！

　余命数日になると，がん悪液質症候群が進行してるいそうが著明となります。余命数週のときに比べると明らかに痩せたということがわかることが多いです。また，臓器不全が進行し，腎機能障害，肝機能障害などをみとめ，全身倦怠感が著しくなります。身体に触れられることも煩わしいと感じる人も多いです。終日傾眠傾向となりますが，意識がある場合は，全身倦怠感によって起きていることがつらく，「眠らせてほしい」「早く終わりにしたい」と訴えます。全身倦怠感や呼吸困難感の緩和が困難となり，最終セデーションを考慮する時期です。口腔内の乾燥が著しくなるのも特徴です。

Point 2 余命数時間の患者の全身状態について知っておこう！

　余命数時間になると，意識障害をみとめ，昏睡状態となり，尿量の減少，努力様呼吸あるいは下顎呼吸となります。また，余命数日～数時間で死前喘鳴も出現します。死前喘鳴とは，主として下咽頭の分泌物の振動によって「ゼイゼイ」「ゴロゴロ」という雑音が呼気，吸気の両方で生じることをいいます。吸引しても痰が引けないことが多く，吸引する

ことでかえって患者に苦痛を与えてしまうこともあるため，吸引を控えます[2]。

また，高サイトカイン血症によってエネルギー消費量，酸素消費量が多くなり，体位変換や清拭など身体を動かすことで体力を消耗してしまいます。過去に清拭や寝衣交換，体位変換を行ったら，その後，しばらくして患者が死亡したという経験をしている方もいると思います。体位変換や清拭などで血圧が下がったり，血中の酸素飽和度（SpO_2）が下がったりするのもその影響です。そのため，この時期には，体位変換や清拭などのケアを控え，残された体力を消耗しないようにし，安楽を優先にする必要があります。

Point 3 患者の苦痛が家族の苦痛につながることについて理解しておこう！

この時期の患者の家族は，少しでも苦しまず，安らかに最期を迎えてほしいと思う気持ちと1日でも長く生きてほしいと思う気持ちとで葛藤します。患者の苦しむ姿を見ると家族の精神的苦痛が増強します。

この時期にみられる呼吸状態の悪化はとくに不安となる症状です。また，死前喘鳴をみとめると，「痰がたまっていて苦しそう」と家族にとっては耐え難い苦痛となることがあります[2]。しかし，患者にとっては苦痛ではないことも多いので，家族が安心できるようその旨を説明することが大切です[2]。死前喘鳴に対しては気管内分泌物の産生を抑制する目的で，臭化水素酸スコポラミン（ハイスコ®）を1日2〜4回舌下投与し，患者だけでなく家族の苦痛緩和を図ることもあります。

また，いつ，亡くなってしまうのかという不安から食欲低下や不眠などをみとめ，身体疲労や精神的苦痛が増します。さらに，患者の意思を確認できない場合には，家族に最終セデーションや心肺蘇生などの意思決定を委ねなければならないので，その精神的負担もあります。

がん終末期患者の家族は，患者に死が迫ったときに知らせてほしいと思っているため[3]，患者の余命が数日あるいは数時間であると感じることを必ず家族に伝えます。時に最期の看取りに間に合わないということが後々の後悔や罪悪感などにつながってしまうこともありますので，説明のタイミングを逃さないようにします。急変する可能性がある，いつ亡くなっても不思議ではない状態という説明のみでは，いつ頃，死が訪れるのかわからないこともありますので，注意が必要です。さらに，最期の看取りをどのように行いたいのかということを確認しておくことも必要です。心臓が止まる，呼吸が止まるといった瞬間に立ち会いたいと思っている場合もありますし，その過程も一緒にいたいと思っている場合もあります。それによって付き添う時期も異なってくるため，十分に話し合っておきます。

❖引用・参考文献
1）浅野美知恵：臨死期の理解と援助，佐藤禮子監：絵でみるターミナルケア─人生の最期を生き抜く人へのかぎりない援助，pp.8-82，学研メディカル秀潤社，2006.
2）田中直美，他：呼吸器の諸症状の緩和，東原正明，他編，緩和ケア，pp.206-219，医学書院，2000.
3）Hampe SO.（中西睦子，他訳）：病院における終末期患者および死亡患者の配偶者のニード，看護研究，10(5)：386-397，1977.

1 | 臨死期ストーマ保有者のストーマケア

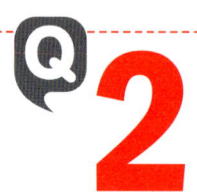

Q2 臨死期のストーマケアでは どのようなことに気をつければよい？

A >>> この時期にはchapter4のQ1で述べたように，身体に触れられることも煩わしかったり，エネルギー消費量や酸素消費量の増大によって体位変換や清拭が身体的苦痛につながります。そのため，装具の交換間隔を延ばし，スキンケアを行う機会を減らしたり，すばやく確実に装具交換を行うようにしたり，騒音を立てずに行うなどの配慮が必要です。

Point 1 装具の交換間隔を調整しよう！

　Chapter4のQ1で述べたように，臨死期は，身体に触れられることも煩わしかったり，エネルギー消費量や酸素消費量の増大によって体位変換や清拭が身体的苦痛につながります。そのため，ストーマケアにおいてもできるだけ装具の交換間隔を延ばし，スキンケアに伴う身体的苦痛を回避します。この時期には，尿，便ともに排泄量が減少するため，ストーマ近接部の皮膚保護剤の溶解や膨潤も普段より少なくなる傾向にありますので，その状況に合わせて装具の交換間隔を延ばします。また，今まで使い慣れた装具を変更する必要はないので，ストーマ近接部に板状皮膚保護剤やSIS（Styrene-Isoprene- Styreneblock copolymer；スチレン・イソプレン・スチレンブロックコポリマー）を含む練状皮膚保護剤などを追加して耐久性を高め，交換間隔を延ばすこともあります。

Point 2 装具交換を行う場合はできるだけすばやく確実に行うようにしよう！

　先に述べたように，臨死期の患者の身体状況からこの時期には，できるだけ短時間で装具交換を行う必要があります。すばやく装具交換を行うためには，第一に忘れ物をしないことです。必要物品を揃えることは基本ですが，とくにこの時期には身体的苦痛の増強につながる危険性が高いので忘れ物がないか十分確認します。そして，板状皮膚保護剤や練状皮膚保護剤などを使用する場合は，これらを準備してから，スキンケアを開始するようにしましょう。また，できるだけストーマケアに慣れた看護師が行うように配慮することも必要です。さらに，この時期には臥位が中心のため，しわの補正やくぼみなどの補正が

不要になることもあります。装具交換の際に補正の必要性について評価して，不要と判断された場合は中止し，シンプルなケアにします。

　排泄物の漏れをきたすと，寝衣交換やシーツ交換が必要となる危険性もあります。この時期に何度も体位を変えて寝衣交換やシーツ交換を行うことはストーマ保有者の死を早める危険性を高めてしまうことにもつながるので，より確実なストーマ管理が必要です。

Point 3 便の処理はストーマ保有者の身体の向きを変えずに行うようにしよう！

　尿路ストーマの場合は，ストーマ袋を接続するため，排泄はストーマ袋の排出口からスムーズに行うことができます。消化管ストーマの場合は，ストーマ袋に差し込み便器を近づけて処理するのが一般的です。その際にストーマ保有者の身体の向きを変えなくてもよいように，ストーマ袋の角度は体軸に対して垂直にしておくことが大切です。先に述べたように，体位変換そのものが患者の死を早めることもあるからです。

Point 4 できるだけ静かに装具交換をしよう！

　この時期はストーマ保有者の身体的・精神的苦痛だけでなく，家族も身体的・精神的苦痛が増強します。たとえば，ベッド柵を倒して騒音を立てたり，ワゴンの上に物品を勢いよく置いたりすると，ストーマ保有者にも家族にも不快感を与えます。また，ベッド柵にもたれて振動を加えたりしないよう注意しましょう。

　ただし，意識障害があっても患者に声をかけてからストーマケアを実施するのは基本です。ストーマ保有者に不快感を与えないためにも，「今から装具を変えますね」「お腹を触りますね」など何を行うのかわかるように，声をかけるようにしましょう。

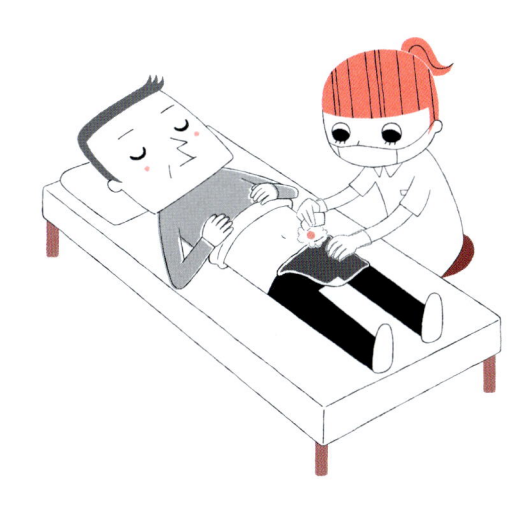

2 | エンゼルケアにおけるストーマケア

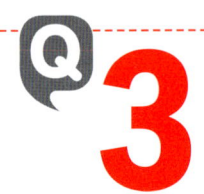

Q3

[ストーマ保有者へのエンゼルケアはどのように行えばよい?]

A >>> ストーマ孔に綿をつめたり，縫合はせずに防臭と防水効果のあるストーマ装具で対応します。最後の排泄ケアです，尊厳のあるケアを提供しましょう。

Point 1　エンゼルケアの意味について知っておこう!

　エンゼルケアは，故人が今生での最期にふさわしい姿になるために，看取りに携わる者が手助けをするケアです。一生懸命，人生を生き抜いてきた方の最期の姿が台無しにならないように，人格や尊厳を損なうことにならないように行うための処置を提供します。

　近年，死亡後の遺体のケアは「エンゼルケア」と呼び，「死後処置」と区別されるようになってきました。エンゼルケアは遺体を清潔にして，埋葬までに損傷が進むのを防ぐための死後処置にとどまらず，希望により遺族が末期の水取り，シャワー浴や清拭，口腔ケアに参加し，身衣交換を行いながら整容とエンゼルメイクを行い，最後のセレモニー（通夜や告別式）へと移っていくケアの過程であり，現実を受けとめながら立ち直っていくグリーフケアとしての意味があります[1)2)]。

Point 2　近年，肛門に綿をつめない傾向があることについて知っておこう!

　エンゼルケアは，チューブ類や医療機器の抜去，吸引，咽頭と口，鼻の清潔ケア，創部のケア，ストーマの装具交換，ひげ剃り，身体の清潔（清拭，シャワー浴），口腔ケア，身衣交換（装束着用など），整容，エンゼルメイクなどをします。

　近年，一般的に下半身（肛門）に綿をつめない傾向にあります[1)]。その理由は，①臨終直後は死後の弛緩が関連して便が出る人が少なくありませんが，その後は多少腸内に便があるとしても排便に必要な反射や腸の蠕動運動の条件が揃わないので死後は基本的には出ないと考えること，②腐敗が進み内圧の高まりで便が出る場合もありますが，綿は栓の役割をしないため，つめていても便が出る場合もあること，③綿をつめるよりも紙オムツや紙パットなどを肛門に隙間なくあてたほうが便の出るのを防げる[1)]などがあります。

Point 3　ストーマ孔に綿をつめたり，縫合はせずにストーマ装具で対応しよう!

　消化管ストーマの場合は，ストーマ排泄孔やその付近では好気性細菌が関与して比較的早くから腐敗や変性が起きるため，タンパク質固定効果のある薬剤や製品〔ホルマリン固定液やグルタルアルデヒド（ステリハイド®）〕を表面部分に塗布したのち，ストーマ縫合をすることを遺体管理の専門家で勧めている人もいます[1]。しかし，がんが原因で死亡した場合は，腹部の変化（腹膜播種，腹水，腸閉塞で腹部膨満や皮膚が伸展し脆弱化している状況）やストーマの変化（ストーマ脱出，ストーマ浮腫）などで皮膚の縫合がうまくできないことや遺体に傷をつけてしまうこともあります。

　排泄経路が変化しストーマになっても，人間としての大切な排泄の出口ですし，縫合することで肛門の出口が失われるのは不自然だと思います。

　ストーマがあることも，その人らしさの一つであることをみとめることも大切です。家族も「今までお世話になった大切な排泄の出口だったので，きれいにしてお棺にもストーマ装具を入れてあげたい」と希望する方もいます。基本は，ストーマ孔に綿をつめたり，縫合はせずに防臭と防水効果のあるストーマ装具で管理します。

Point 4　新しいストーマ装具に取り替え，ストーマ装具が目立たないように工夫しよう!

　ストーマのエンゼルケアは，まずストーマ周囲の皮膚を石鹸とお湯で清潔にします。そして，今まで使用していた新しいストーマ装具と取り替えます。できればストーマ装具の袋は肌色が好ましいです。生前に透明の袋を使用していてストーマが見えることが気になるのであれば，ストーマ袋をハンカチで覆うなどして直接ストーマ袋が見えないように工夫します。消化管用の袋に用いる閉鎖具（事務用の金具クリップなど）を使用していた場合は火葬後に残るため，輪ゴムやテープで排泄口を止めます。

　また，肌色のドレッシング材（サージカルテープや絆創膏など）を貼付し目立たないようにすることもできます。排泄物やガスの流出でドレッシング材が剥がれないように大きめのものを使用します。ただし，ストーマ周囲皮膚転移がんやストーマ脱出，ストーマ浮腫などのストーマの状況によってはドレッシング材では対応できないこともあります。

　残ったストーマ装具は使用しないからと病院（施設）にすべて寄付して帰宅することもありますが，帰宅後に排泄物の流出や装具の剥がれに対応できるように遺族に2～3枚程度の予備を渡し，交換の対処方法を説明します。

　生前と同じような尊厳のある最後の排泄ケアを提供し見送ります。

❖引用・参考文献
1）小林光恵：死後の処置からのエンゼルケアへ，プチナース，17（10）：52-53, 2008.
2）前川厚子：ストーマ保有者への尊厳のあるエンゼルケアの推進，消化器外科NURSING, 14（3）, 2009.

Index

英数

10段階からなるアプローチ	43
Disseminated Intravascular Coagulation(DIC)	161
DJカテーテル	59
IFN	2, 80
IL-1	2, 80
IL-6	2, 80
Non-Steroidal Anti-Inflammatory Drugs(NSAIDs)	4, 106
Numerical Rating Scale(NRS)	102
Palliative Prognostic Index(PPI)	3
percutaneous nephrostomy(PNS)	59
Performnace Status(PS)	5, 55, 91
pH緩衝作用	125, 171, 182
QOL	23, 30, 33
SHARE	43
SIS	96, 112, 180, 234
TNF-α	2, 80

あ行

悪性腸閉塞	28, 31
圧迫痕	137
圧迫斑	137
圧迫法	154
医学的要因	167
意思決定	53
板状皮膚保護剤	92, 96, 135, 139, 141, 142, 234
痛み	3, 17, 101, 107, 118
医療扶助	205
医療用粘着テープ	167
胃瘻	27
インフォームド・コンセント	36, 40, 47, 50, 52
衛生材料	88
栄養管理	74
塩酸モルヒネ製剤	6, 108
エンゼルケア	236
大村の原則	57
悪心・嘔吐	5, 56, 63, 189
オストメイトマーク	193
オピオイド	4, 106, 189

か行

介護支援連携指導料	208
介護保険	198, 201, 203
潰瘍	98, 149, 152, 176
下顎呼吸	232
化学的刺激	170
化学的要因	166
化学療法	91, 161
家族のニーズ	16
がん悪液質症候群	2, 11, 83, 111, 174, 232
がん悪液質症候群関連サイトカイン	80
肝機能障害	67, 80
関係存在	19, 118
患者の権利	36
肝性脳症	114
がん性腹膜炎	29, 30, 31, 148
感染対策	86
がん対策基本法	74
緩和ケア	26
機械的刺激	94, 96
偽上皮腫性肥厚	176
逆行性尿路感染症	30
丘疹	179
吸水作用	124, 182
急性放射線皮膚炎	95
胸水	109
巨大ストーマ	142
グリーフケア	236
クリーブランドクリニックの原則	57
経口摂取	188
経皮的胃瘻	59
傾眠	189
下痢	2, 91, 95, 97, 172
減圧胃瘻	188
減圧療法	187
抗がん剤	91, 98, 168, 171, 200
抗精神病薬	10, 114
呼吸困難感	6, 17, 24, 108, 118, 123
骨転移	4, 95, 105
骨突出	55, 81, 136, 139
粉状皮膚保護剤	149, 150, 154, 159, 161
コミュニケーション	41, 43

さ行

最終セデーション	5, 111, 232
在宅療養	207
ざ瘡様皮疹	92, 168
時間存在	18, 118
死後処置	236
自己適応	20
死前喘鳴	232
社会的苦痛	12, 15, 18
社会福祉サービス	198, 200
弱酸性洗浄剤	84, 88, 94, 100
障害年金	199
消化管狭窄	187
静菌作用	124
消臭剤	192
食事療法	38, 185
食欲不振	4, 11
自立支援制度	198
自律存在	19, 118
しわの種類	140
真菌感染	184
神経障害性疼痛	4, 101, 106
親水性ポリマー	126, 167
身体障害者手帳	51, 198, 201
身体的苦痛	11, 14, 17
浸軟	124, 176
水疱	98, 182
水様便	71, 134, 146, 186
スキンケア	69, 81, 101, 167, 180
スキンケアの原則	83
ストーマオリエンテーション	49, 52
ストーマ潰瘍	144, 150
ストーマ外来	22, 51, 196, 200
ストーマ合併症	56, 71, 144
ストーマ管理	17, 23, 73, 235
ストーマサイトマーキング	21, 51, 54, 57, 63, 65
ストーマ周囲スキンケア	24, 83, 122
ストーマ周囲の痛み	101
ストーマ周囲皮膚障害	39, 166, 169
ストーマ周囲皮膚転移部がん	165
ストーマ周囲皮膚の区分	170
ストーマ出血	56, 144, 161
ストーマ静脈瘤	56, 86, 144, 158, 161
ストーマセルフケア	22
ストーマ装具選択	128, 132
ストーマ脱出	17, 39, 85, 117, 133, 144, 152
ストーマに連結しないしわ	141, 146
ストーマに連結するしわ	140, 146
ストーマ粘膜皮膚離開	39, 144, 146, 148
ストーマ皮下出血	144
ストーマ・フィジカルアセスメントツール	131
ストーマ浮腫	39, 56, 85, 133, 137, 144, 150
ストーマ旁ヘルニア	17, 39, 56, 117, 133, 144, 155
ストーマ旁ヘルニアベルト	157
ストーマリハビリテーション	36, 73
スピリチュアルケア	119
スピリチュアルペイン	7, 9, 12, 15, 18, 117, 122
生活保護	205
精神的苦痛	11, 14, 17, 122, 233
成年後見制度	199
生理的要因	167
絶食	38, 187
接触性皮膚炎	124
切除ハルトマン手術	31
背抜き	110
セルフケア	55, 73
洗浄剤	84, 87, 103, 166
全身合併症	67
全身倦怠感	5, 24, 111, 123, 174
全人的苦痛	11, 17

せん妄 …………… 10, 24, 86, 113, 189	粘膜移植 …………………………… 178	便臭 ………………………………… 191
爪囲炎 ……………………………… 93	粘膜侵入 …………………………… 178	便秘 ……………… 2, 11, 91, 185, 190
創感染 ……………………………… 68	膿疱 ………………………………… 179	蜂窩織炎 ……………… 39, 146, 148
装具の交換間隔 …………… 112, 234	膿瘍 ………………………………… 68	縫合不全 …………………………… 68
葬祭扶助 …………………………… 205		訪問看護 …………………… 198, 204
創傷被覆材 ………………………… 183	■は行	訪問診療 …………………… 198, 204
疎水性ポリマー …………… 126, 167	排尿障害 …………………………… 30	放射線皮膚炎 ……………………… 95
	排便コントロール ……… 97, 185, 190	放射線療法 …………… 84, 95, 168,171
■た行	剥離刺激 …………… 83, 89, 115, 170	保湿剤 ……………………………… 89
退院時共同指導料 ………………… 208	播種性血管内凝固 ………………… 161	発赤 ……… 68, 98, 101, 158, 164, 173,
退院支援 …………………………… 208	バッドニュース …………………… 43	179, 182
体性痛 ……………………………… 4, 101	晩期放射線皮膚炎 ………………… 96	ボディイメージ …………… 7, 12, 40
代用臓器 …………………………… 21	非アルコール性剥離液	
脱臭剤 ……………………………… 192	…………… 84, 87, 94, 96, 100,103	■ま行
脱臭フィルター ………… 161, 185, 191	非ステロイド性抗炎症薬 ……… 4, 106	マーキングディスク ………… 59, 63
腸炎 ………………………………… 68	悲嘆 ……………………………… 8, 14	摩擦刺激 …………………………… 170
腸管麻痺 …………………………… 68	皮膚障害のアセスメント ………… 171	末梢神経障害 …………………… 93, 98
腸閉塞 …………… 35, 38, 65, 68, 185, 187	皮膚の乾燥 ………… 80, 89, 91, 94	看取り ……………………………… 233
腸瘻 ………………………………… 27	皮膚のバリア機能 …………… 84, 166	モーズ軟膏 ………………………… 163
手足症候群 ……………………… 93, 98	皮膚被膜剤 …………………… 89, 115	
デルマトーム …………………… 101, 106	皮膚保護剤 …… 69, 71, 89, 97, 123, 124,	■や行
デルマドローム ……………………… 166	126,132, 134, 170, 173, 180, 183	遺言書 ……………………………… 199
電解質異常 ……………………… 80, 111	皮膚保護剤の分類 ………………… 127	有害事象共通用語規準 …………… 99
天然保湿成分 ……………………… 89	標準予防策 …………………… 86, 90	有害反応 …………………………… 95
疼痛スケール ……………………… 102	びらん …………………… 24, 176, 182	用手環納法 ………………………… 154
トータルペイン ………… 11, 14, 19	フィジカルアセスメント ………… 128	用手形成皮膚保護剤 … 92, 96, 139, 142
努力様呼吸 ………………………… 232	フェイススケール ………………… 102	予防的スキンケア …………… 94, 96
	不穏 ………………………………… 113	
■な行	副腎皮質ステロイド剤 …… 5, 108, 181	■ら行
内臓痛 …………………………… 3, 101	腹水 …………………… 137, 155, 162	臨死期 ……………………………… 232
尿毒症 ……………………………… 114	腹部膨満 ……… 5, 56, 65, 71, 137, 148	るいそう ……………… 7, 66, 80, 136
尿閉 ……………… 20, 30, 33, 38, 50	腹膜播種性病変 …………………… 163	レスキュー …………… 6, 103, 106, 109
認知症 ………………………… 10, 113	浮腫 ………………………………… 80	
練状皮膚保護剤 …… 69, 104, 135, 138,	物理的刺激 ………………………… 170	■わ行
141, 142, 149, 150, 170, 174, 234	物理的要因 ………………………… 167	悪い知らせの伝え方─6 段階のアプ
粘着作用 …………………………… 124	不眠 ……………………… 11, 14, 24	ローチ ……………………… 43, 46
粘着テープ ……………… 89, 123, 169, 182	分子標的治療薬 ……………… 92, 168	

がん終末期患者のストーマケア Q&A

2012年 4月20日　第1版第1刷印刷
2012年 4月30日　第1版第1刷発行

定価（本体 2,800円＋税）
〈検印省略〉

編　集	祖父江正代・松浦信子
発　行	株式会社 日本看護協会出版会
	〒150-0001 東京都渋谷区神宮前 5-8-2　日本看護協会ビル 4 階
	〈営業部〉TEL / 03-5778-5640　FAX / 03-5778-5650
	〒112-0014 東京都文京区関口 2-3-1
	〈編集部〉TEL / 03-5319-7171　FAX / 03-5319-7172
	〈コールセンター：注文〉TEL / 0436-23-3271　FAX / 0436-23-3272
	http://www.jnapc.co.jp
イラスト	榎本はいほ
	有限会社 彩考
デザイン	齋藤久美子
印　刷	株式会社 フクイン

本書の一部または全部を許可なく複写・複製することは著作権・出版権の侵害になりますのでご注意ください。
©2012 Printed in Japan　　　　　　　　　　　　ISBN978-4-8180-1650-7